主 编 简 介

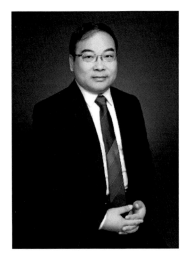

许凤全，主任医师，科主任；临床医学博士，医学博士后，硕士研究生导师；中国中医科学院广安门医院心身医学科学科带头人。全国第三批名老中医药专家学术经验优秀继承人，荣获突出贡献专家称号。

社会兼职：中国中医药研究促进会心身医学专业委员会主任委员；世界中医药学会联合会中医心理学专业委员会常务委员；中国中医药研究促进会痰瘀同治专业委员会常务委员；世界中医药学会联合会计算医学专业委员会常务理事；中国健康促进基金会"中老年保健知识管理平台建设"公益项目委员；北京中西医结合学会第三届精神卫生专业委员会委员；国家、北京市自然科学基金及首都特色项目评审专家。

科研及获奖：经近 10 余年的研究，许凤全教授团队在心身疾病研究领域获得了较大进展，发现了抑郁症的中医药治疗特点和机制。创立补肾疏肝化瘀法治疗围绝经期抑郁症的临床治疗方案，并对其单胺类神经递质的调节机制进行深入研究。在国内外发表论文 50 余篇，主持或参与在研或完成各类课题 10 余项。主编《中医特色治疗抑郁症》，参编各类心身医学相关论著、书籍 10 余部。获中华中医药学会、中国中医科学院科技进步奖 2 项。

中医特色治疗疑难病系列丛书

中医特色治疗失眠症

许凤全　主　编

科学出版社

北京

内 容 简 介

本书全面介绍了中、西医对失眠症的认识。失眠症的中医病因、病机，中医辨证分型，包括八纲辨证、脏腑辨证、六经辨证及其他辨证。重点阐述了中西医诊疗方案，包括检测评定、治则治法、辨证思路等，还介绍了常用中药、方剂，中医心理治疗方法，针灸、按摩推拿、拔罐、刮痧等非药物疗法及防治失眠症的食疗方法等内容。

内容丰富，理论与实践充分结合，涵盖名医诊疗医案及经验。本书适合中医师、普通大众参考阅读。

图书在版编目（CIP）数据

中医特色治疗失眠症 / 许凤全主编. —北京：科学出版社，2020.7
ISBN 978-7-03-065549-3

Ⅰ.①中… Ⅱ.①许… Ⅲ.①失眠－中医治疗法 Ⅳ.①R277.797

中国版本图书馆CIP数据核字（2020）第105147号

责任编辑：郝文娜 / 责任校对：张 娟
责任印制：赵 博 / 封面设计：龙 岩

科 学 出 版 社 出版
北京东黄城根北街 16 号
邮政编码：100717
http://www.sciencep.com

北京凌奇印刷有限责任公司 印刷
科学出版社发行 各地新华书店经销

*

2020 年 7 月第 一 版 开本：720×1000 1/16
2020 年 7 月第一次印刷 印张：16 3/4 插页：1
字数：320 000
POD定价： 69.00元
（如有印装质量问题，我社负责调换）

编者名单

顾　问　冯兴华

主　编　许凤全

副主编　李　健　郑　瑀　许琳洁　张　成　刘　超　青雪梅
　　　　　张　莹　施　蕾　庞　礴

编　者（以姓氏笔画为序）

丁承华　王　健　王文星　王红星　王志青　王建成
王彩凤　方继良　卢　伟　田梦影　冯子芹　朱世杰
刘　超　刘文军　刘向东　刘向哲　关运祥　许凤全
许琳洁　孙书臣　苏敬泽　李　军　李　健　李艳彦
宋竖旗　张　成　张　莹　张　捷　张金霞　张京华
张慕慧　陈　颖　陈晶晶　青雪梅　金香兰　庞　礴
郑　瑀　施　蕾　洪　兰　洪　霞　黄兴兵　扈新刚
韩文宝　谢乾梅　翟靓帆　薛慧英

前言

QIANYAN

进入 2020 年，大众对心身健康的要求提升到了一个新的高度，诸多心身健康的概念也逐渐进入大众的视野。随着国家对中医支持力度的增加，以及中医药事业法制、规范等政策的完善，中西医结合调治心身疾病成为当下的研究热点。另一方面，社会生活水平的提高亦伴随人们多方面压力的增大，使情绪障碍相关躯体症状愈演愈烈，而失眠则成为压力导致的主要心身疾病之一。

现代心身医学对失眠症有较深入的研究，其从睡眠周期、影响睡眠相关神经递质水平及失眠相关内科疾病等多个方面对失眠症进行诊治，但是大部分的助眠药物存在副作用及依赖性，这在一定程度上限制了治疗的范围。中医学对失眠症的认识较早，《黄帝内经》认为："卫气不得入于阴，常留于阳。留于阳则阳气满，阳气满则阳跷盛；不得入于阴则气虚，故目不瞑矣。"张仲景将"不寐"分为外感与内伤两大类，提出"虚劳虚烦不得眠"的论述。《景岳全书》则将失眠分为有邪、无邪两大类，认为"有邪者多实证，无邪者皆虚证"。从病因病机角度而言，中医学认为，情志所伤、饮食失节、劳逸失调、久病体虚诸多因素导致脏腑功能紊乱，继而气血失和、阴阳失调，最终导致阴虚不能纳阳，或阳虚不得入于阴，造成失眠。其主要病位在心，与肝、脾、肾密切相关。采用中西医结合治疗失眠症，一方面能够降低西药的不良反应，另一方面能治疗失眠症兼具的其他诸多症状，并且不易复发。本书汇聚笔者多年临床经验，从病机、治法、药物及非药物等方面系统地阐述中医对失眠症的诊疗。

《中医特色治疗失眠症》共 16 章。第 1 章介绍了失眠症的基本概念，中、西医对失眠症的认识。第 2 章介绍了失眠症的中医病因、病机。第 3 章介绍了失眠症的中医辨证分型，包括八纲辨证、脏腑辨证、六经辨证及其他辨证。第 4 章介绍了失眠症中西医诊疗方案，包括中西医检测评定、中医治疗概述、治疗原则、辨证思路等。第 5 章介绍了失眠症的中医心理治疗方法。第 6 章介绍了失眠症的针灸治疗方法。第 7 章至第 9 章介绍了按摩推拿、拔罐、刮痧等非药物疗法治疗失眠症。第 10 章介绍了失眠的食疗原则及饮食建议。第 11 章介绍了几种。保健功法八段锦、五禽戏、太极拳等。第 12 章为失眠症的中医调护。第 13 章介绍了失眠症常用中药及其干预机制研究。第 14 章介绍了失眠症常用方剂。第 15 章介绍了特殊类型失眠症的中医治疗。第 16 章介绍了名医失眠症诊疗经验。

　　本书充分结合理论与实践，内容丰富，涵盖中医学对失眠症的诊断和治疗，具有独特之处。本书既是日常失眠调养保健的工具书，更是一部失眠诊治临床应用与研究的参考书。

　　由于编写人员水平有限，书中出现的疏漏之处，恳请专家及广大读者批评指正，同时希望每一位读者都能从本书中受益。

许凤全

中国中医科学院广安门医院

2020 年 1 月

目 录　CONTENTS

第1章 概 述

第一节 失眠症概述

失眠症是一种常见的、多发的睡眠障碍，随着人们生活水平的提高、社会活动环境的改变，失眠越发成为影响机体生理、心理健康的重要因素，因此，失眠的治疗已成为医学的一大课题。

人生有 1/3 的时间是在睡眠中度过的。睡眠是一个可以逆转的知觉与外界环境分离和无反应的行为状态，也是复杂的生理和行为过程。正常的睡眠时意识水平降低或消失，大多数的生理活动和反应进入惰性状态。通过睡眠，可使疲劳的神经细胞恢复正常的生理功能，精神和体力得到恢复。

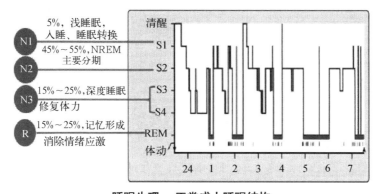

睡眠生理 – 正常成人睡眠结构

N：非快速眼动睡眠周期（NREM）；R：快速眼动睡眠周期（REM）

失眠症（insomnia）是指一种持续相当长时间的睡眠的质和（或）量令人不满意的状况。包括睡眠始发（sleep onset）和睡眠维持（sleep maintenance）发生障碍，致使睡眠质量不能满足个体生理需要而明显影响白天活动（如疲劳、注意力下降、反应迟钝等）的一种睡眠障碍综合征。

睡眠起始性失眠是指在房间里的灯熄灭后超过 30 分钟才能入睡。睡眠维持困难性失眠是在入睡后频繁醒来和（或）夜间醒来超过 30 分钟，或晚上睡眠时间不足 6.5 小时，而且早上提前醒来。由于每个人要达到的白天工作能力良好的睡眠数量是不完全相同的，因此在诊断时应排除天生短睡者。

临床上，根据 ICD-10 和 CCMD-3 的描述，非器质性失眠症是指一种以失眠为主的对睡眠质量不满的状况，其他症状应均继发于失眠，包括难以入睡、睡眠不深、易醒、多梦、早醒、醒后不易再睡、醒后不适感、疲乏或白天困倦等。失眠可引起患者焦虑、抑郁，或恐惧心理，并导致精神活动效率下降，妨碍社会功能。结合 ICD-10 和 CCMD-3 关于非器质性失眠症的诊断要求，可以得出关于失眠症的诊断要点。即患者必须具有如下临床特征。①主诉或是入睡困难，或是难以维持睡眠，或是睡眠质量差；②这种睡眠紊乱每周至少发生三次并持续一个月以上；③日夜专注于失眠，过分担心失眠的后果。

CCMD-3 中除列举关于非器质性失眠症的症状标准、病程标准外，还确定了失眠的严重程度标准，即取决于对睡眠数量、质量的不满引起的明显的苦恼或社会功能受损的程度。ICD–10 对失眠症的诊断进行了补充说明，即失眠患者对睡眠的质和（或）量的不满意是其唯一的主诉，如果失眠是基本症状或失眠的长期性及严重性使得患者把它看作是基本症状时，即使存在其他精神症状（如抑郁、焦虑或强迫等），并不能否定失眠症的诊断。如果伴随的症状显著、持续存在，必须采取相应的治疗时，也应予以编码。

关于失眠症的原因和分类，根据国际上 3 个睡眠障碍分类 [精神障碍诊断和统计手册（DSM-4）——美国精神病协会，1994 年国际疾病分类第 10 版（ICD-10）——世界卫生组织，1993 年睡眠国际分类（ICSD）——美国睡眠医学研究学会] 可以看出如下诊断特点：DSM-4 将失眠的诊断和鉴别诊断重点放在区别原发性失眠和由于精神障碍或各种医学问题所引起的继发性失眠；ICD-10 是按失眠原因分类的，分为由于情绪紊乱所致的失眠、神经科疾病或是其他躯体疾病所致的失眠；ICSD 也主要是区别原发性失眠和继发性失眠。

原发性失眠主要是指一类与精神障碍或躯体疾病无明显直接关系的长期失眠。包括心理生理性失眠、主观感觉性失眠（睡眠状态错觉）、特发性失眠（儿童期失眠）。

继发性失眠主要是指一类由精神障碍或躯体疾病伴发的长期性失眠，以及酒精、药物依赖、环境因素、睡眠所致的呼吸损害，睡眠 – 觉醒周期障碍等伴发的失眠。伴抑郁障碍的失眠属精神障碍伴发的失眠，为继发性失眠。

Christophe 著文将与失眠有关的伴发因素做如下分析。①精神疾病：包括抑郁（躁狂）、焦虑和惊恐发作；②躯体疾病：包括慢性疾病（慢性心力衰竭、哮喘等）、慢性疼痛、神经系统性疾病（帕金森病、痴呆等）及睡眠时伴发的运动（不宁腿综合征、周期性腿动、夜间发作腿痛性痉挛等）；③酒、药的因素：主要指酒精、兴奋剂和催眠镇静药；④环境因素：包括噪声、床不舒服、卧室过热或过冷、通风不良、同卧室的人打鼾和睡眠环境的过敏原；⑤睡眠所致的呼吸损害：主要指与睡眠相关的肺部疾病（周围性或中枢性阻塞性睡眠呼吸暂停综合征等）；⑥睡眠 – 觉醒周期障碍：包括睡眠时相延迟或提前、不规律 24 小时周期睡眠相、工作改变等。

由于不同因素伴发的失眠各有其相应的特征 [如抑郁（躁狂）、有心境高涨（低落）]，与其处境有不相称的表现；焦虑和惊恐发作有以焦虑情绪为主的神经症性表现；躯体疾病会有其相应病史与表现，如不宁腿综合征时同睡的人可被患者的腿动而踢醒等；阻塞性睡眠呼吸暂停综合征主要临床表现为打鼾和白日嗜睡等；而睡眠 – 觉醒周期障碍中睡眠时相延迟或提前主要见于老年人睡眠节律的改变，不规律 24 小时周期睡眠相见于轮班工作、跨时区旅行等；酒、药物因素包括甲状腺素制剂、黄嘌呤诱导剂（茶碱、氨茶碱等）、咖啡因等，还有一些嗜好（如吸烟、嗜酒和常饮咖啡、茶等）也会造成失眠；其他如强光、噪声、高温等环境因素也可影响睡眠；因此，失眠的原因虽然复杂，但是根据患者的不同表现和详细的问诊、临床和实验室检查，医师是能够区分各种原因并加以鉴别的。

第二节　中医学对失眠症认识的历史沿革

许多睡眠诱导剂或镇静催眠药起效快、作用强，但存在一定的副作用，具有潜在的成瘾性，而且部分药物价格昂贵且疗效不够稳固，为此很多医师和患者致力于寻求中医或中西医结合治疗本病。祖国医学对于治疗本病有着悠久的历史和宝贵的临床经验，并散见于许多古代医籍中，内容极其丰富。

一、命名

关于不寐的病症名称，早在秦汉之时即有了明确的记载。如《黄帝内经》(简称《内经》)列有"目不瞑""不得卧""不得眠"等不同的名称。著名医家秦越人在其撰著的《难经》中正式以"不寐"命名并予以论述。晋隋唐以后，诸医家根据本证症状的差异，对其命名不尽相同，如《外台秘要》称"不寐"，《圣济总录》称"少睡"，《太平惠民和济局方》称："少睡"，《杂病广录》称其为"不睡"，又有许多医家统而言之为"失眠"。凡此不同的各类，盖指"不寐"而言。究其含义，不寐是泛指经常性的睡眠减少，或不易入睡，或寐而易醒，醒后不能再度入睡，或通宵达旦，彻夜不眠。此外，不寐还与"郁证"有着密切的关系。

二、正常睡眠的基础

中医学认为，人体内的阳气在由动态转变为静态时，人就会进入睡眠状态。反之，阳气由静态转化为动态时，人就会进入清醒的状态。睡眠是重要的生理现象之一，《黄帝内经》认为：睡眠的生理机制与卫气的循行有着密切的关系，认为卫气正常运行的规律，是昼行于阳而夜行于阴，而目的开合则是由跷脉所主。《灵枢·寒热病》中言："阴跷阳跷，阴阳相交，阳入阴，阴出阳，交于目锐眦，阳气盛则瞋目，阴气盛则瞑目。"同时跷脉的盈虚又取决于卫气的运行。《灵枢·营卫生会》中指出："卫气行于阴二十五度，行于阳二十五度，分为昼夜，故气至阳而起，至阴而止。"因此，人的正常睡眠是由于体内的阴阳之气自然而又有规律地进行转化的结果，当这种阴阳转化的平衡状态被打乱，就会引起失眠。

三、历代医家对失眠病因病机的认识及发挥

1.《黄帝内经》对失眠病因病机的认识 《内经》作为我国现存的最早的一部医学典籍，为中国数千年来的医学发展奠定了坚实的基础。中医睡眠学说奠基于《内经》，源远流长，《内经》中以阴阳、营卫学说对"瘤寐"进行了深刻、唯物而科学的阐述，形成了中医完整而独特的睡眠理论，具有丰富的内涵。①阴阳不交是失眠的总病机。《灵枢·大惑论》中曰："夫卫气者，昼日常行于阳，夜行于阴，故阳气尽则卧，阴气尽则瘤。"通过卫气昼夜运行变化的规律，人体则出现寐、瘤不同的生理活动；《灵枢·大惑论》中认为，失眠的病机为"卫气不得入于阴，常留于阳。留于阳，则阳气满，阳气满则阳跷盛，不得入于阴，则阴气虚，故目不瞑"，说明阳不交阴是失眠的总病机。②正气不足是发病的内在基础。《内经》对一切疾病的发生，都强调了正气的重要性。如《素问·遗篇·刺法论》曰："正气存内，邪不可干"；《素问·评热病论》又曰："邪之所凑，其气必虚"；《灵枢·营卫生会》曰："老者之气血衰，其肌肉枯，气道涩，五脏之气相搏，其营气衰少而卫气内伐，故昼不精，夜不瞑。"③邪气侵袭是导致失眠的重要因素。邪气又分为外邪内侵和内邪相干。《灵枢·淫邪发梦》论述曰："邪从外袭，而有定舍，反淫于藏，不得定处，与营卫俱行，而与魂魄飞扬，使人不得卧而安梦。"指出邪气侵袭是引起失眠的重要原因之一。由于情志不畅、饮食失节而致气血逆乱，脏腑功能失调，导致体内水饮痰浊等病理性代谢产物的产生，致使水火失济、胃气失和，引起失眠。"胃不和则卧不安"是《内经》阐述失眠病机的重要观点之一，见于《素问·逆调论》。

综上所述，《内经》认为，导致失眠的病因可以是外淫，也可以为内邪，但卫气运行的失常是各种失眠病机的基础。将营卫失和引发失眠的病机概括为：一为邪气内扰，卫不入阴；二为营卫衰少、卫气内伐，气血衰少导致营卫运行不利也是引起

失眠的一个因素。前者为实证，后者为虚证，实则多为内外邪气，如火热、气血之壅塞，干扰卫气的正常运行；虚者则多为气、血、津、液之不足，心脾两虚，肝肾阴亏，导致患者脑脉失于滋润、荣养。

2. 《伤寒论》对失眠病因病机的认识 汉代医家张仲景的《伤寒杂病论》，丰富和发展了《内经》中治疗失眠的理论和方法，其确立的辨证论治思想体系，为后世医家们治疗失眠开拓了新的思路。张仲景在《伤寒杂病论》中对失眠的论治虽未独立成篇，但是记载了一系列治疗失眠的方剂，并且以虚实病机为总纲统领失眠的分类与治法，临床依据经方论治失眠时往往可以执简驭繁，获得事半功倍之效。姜瑞雪对《伤寒杂病论》中有关失眠的条文进行归类分析，指出《伤寒杂病论》中论述失眠的病因病机主要分为：阴虚致失眠、血虚致失眠、阳虚致失眠、热邪致失眠、腑实致失眠，以及阴阳离决烦躁而不得卧等，同时指出失眠的病位有高低之分，病情则有虚实之别，治法则或清或下，或滋或温，因证而异。

3. 后世医家对失眠病因病机的认识及发挥 后世历代医家们依据《内经》及《伤寒论》中的睡眠理论，同时结合自身的临床经验，从不同的角度丰富了失眠的病机证治，如隋代巢元方《诸病源候论·卷三·大病后不得眠候》中曰："大病之后，脏腑尚虚，营卫不和，故生于冷热。阴气虚，卫气独行于阳，不入于阴，故不得眠。若心烦不得眠者，心热也。若但虚烦，而不得眠者胆冷也。"指出失眠的病机主要在于脏腑功能失调与营卫不和。王冰注曰："肝藏血，心行之，人动则血运于诸经，人静则血归于肝脏。"如果因于五志过极、起居劳逸失度等因素，导致肝脏疏泄和藏血的功能失调，人动但血不能归于肝脏，这种节律性就会被打破，人就不能按时入眠。张景岳论治失眠则分为虚、实两端，尤其重视脏真亏虚所致的失眠，如《景岳全书·不寐》曰："思虑劳倦，惊恐忧疑，及别无所累而常多不寐者，总属真阴精血之不足，阴阳不交，而神有不安其室耳"；"劳倦思虑太过者，必致血液耗亡，神魂无主，所以不眠。"《张氏医通·不得卧》中阐释《内经》"胃不和则卧不安"的机制为"脉数滑有力不眠者，中有宿食痰火，此为胃不和则卧不安也"等；《医方辨难大成》中谓"气血之乱皆能令人瘳寐之失度"，即言邪气阻滞者，多是由于气郁、痰阻、瘀血等因素影响气血的正常运行而导致失眠。明代李中梓在《医宗必读》中论述失眠的病因多为："一曰气虚、一曰阴虚、一曰痰滞、一曰不和、一曰水停，大端虽五，虚实寒热，互有不齐，神而明之，存乎其人也。"清代名医王清任善治诸瘀血病证，其在《医林改错》中明确指出"夜寐多梦是血瘀"，并在"血府逐瘀汤所治之症目"中指出："夜不能眠，用安神养血药治之不效者，此方若神。"由此可见，瘀血与失眠的关系十分密切，因瘀血不但可以影响心神气血的正常出入循行，尚可致虚而使心神失于濡养。清末医家汪必昌言："不寐，夜常寤也，阴虚神清不寐，痰扰神昏不寐，不瞑，夜目不闭也，卫气不入于阴目不瞑；阳邪入于阴，烦躁不得瞑；汗后虚烦不得瞑，不得卧；身不得卧也，水气，卧则喘之，故不得卧；卧不安，反侧不得安卧也，邪热在阳明。"《杂病源流犀烛》中所记载"心胆俱怯，触事易惊，梦多不详，虚烦不寐"的心胆气虚等证，皆是由于气血阴阳脏真亏损，不能濡养心神所导致。《古今医案按》中曰："如人并无外邪侵扰、亦无心事牵挂，而常彻夜不眠者，其神与精必两伤，大病将至，殊非永年之兆。"即说明精血、阴阳不足之人，易于无故发生失眠，或者出现睡眠表浅，这是根本不固之表现，故不是长寿的体质。其他者如《辨证录》云："有人昼夜不能寐，心甚烦躁，此心肾不交也，盖曰不能寐者，乃肾不交于心；夜不能寐者，乃心不交于肾也；今日夜俱不寐，乃心肾两不相交耳。"

综上所述，历代医家对失眠的认识是不断发展深入的，众多理论极大地丰富了失眠的证治病机，扩大了失眠病因病机的研究范围。不同医家对失眠病机研究的角度和侧重点多有不同，但大多承认其病理机制总属阳盛阴衰，阴阳失交；心、肝胆、脾胃、肾、脑与失眠的发生均有密切的关系；其病理因素则有火、热、痰、湿、食、瘀、年龄、性别、体质、性格的不同，失眠病机因此亦可有所不同。从以上可以看出，大致可将失眠的病因病机归纳如下：①营卫失和导致失眠。《内经》中认为：睡眠，即"寐"，"寐"与"寤"是人体为顺应自然界的昼夜变化而产生的一种生理性的调节行为，这种调节行为主要依赖于卫气有规律的出阳入阴，营卫之间的协调运行；同时认为睡眠的生理机制与卫气的正常循行有密切的关系，卫气正常运行的规律是昼行于阳而夜行于阴。《灵枢·营卫生会》云"营卫之行，不失其常，故昼精而夜瞑"，任何影响营卫的正常循行，引起营卫失和的因素，均可引起失眠。②气血亏虚导致失眠。思虑劳倦过度，心脾受损，心伤则阴血内耗，脾伤则化源不足，气血亏虚，心失濡润滋养而致失眠，且气血两虚，营卫之气化源不足，营血失充，不能濡养经络，进而影响卫气之运行而引发失眠。③脏腑功能失调导致失眠。肝脏病变时常可出现睡眠异常的症状表现，《素问·痹论》曰："肝痹者，夜卧则惊，多饮数小便，上为引如怀"，《素问·大奇论》则言"肝壅，两胠满，卧则惊，不得小便"；脾胃是人体内气机升降之枢纽，脾主升清，胃气以降为顺，若其不和，必然导致营卫之气不能循其常道而运行，从而产生相应的病理变化，《素问·逆调论》曰："阳明者，胃脉也，胃者六腑之海，其气亦下行，阳明逆不得从其道，故不得卧也。"其他病理因素，如先天禀赋不足，或者久病之人，耗损肾精，水火失济，导致心肾不交、阳不入阴，亦可引起失眠。正如《景岳全书·杂症谟·不寐》中曰："真阴精血之不足，阴阳不交，而神有不安其室耳。"由上述可见，失眠的发病与心、肝、脾、肾等诸脏腑关系密切。

4. 现代中医对失眠病因病机的研究　现代医家在古代文献原有睡眠理论的基础上，对失眠的病机和证治进行了进一步的拓展和研究。刘仕昌认为，失眠多是由于精神过度紧张，思虑过度，耗伤心脾，或是久病伤精耗阴，或由饮食失节、痰湿内停、气机失畅所致。王翘楚则认为，脏腑功能失调所导致的机体气血失和，是失眠发生的关键因素，而情志因素是引发失眠的主要诱因，失眠的主要病位在肝，常可影响心、脾、肾等脏腑。周乃强认为，失眠与脾胃密切相关。脾胃虚弱，气血化源不足，营血失充，则使心失所养，心脉不畅而致心悸失眠、神疲、眩晕等一系列症状。张珍玉则认为，七情内伤是导致失眠发生的主要原因，其中尤其以思虑过度伤及心脾及情志不畅致肝气不舒最为常见。颜德馨教授指出，失眠的病因病机虽涉及五脏六腑，但主要与营卫气血运行的失常密切相关，盖失眠患者多以情志变化为主要原因，气血为之失衡，故治疗失眠当以调畅气血为宜。傅春梅认为，肾为先天之本，主人体之生长发育及衰老的过程，随着人体逐渐衰老，肾本逐渐亏虚，脏腑功能逐渐衰退，故老年人失眠的病机可涉及心、肾、脑、肝、脾等脏腑，但核心在于肾本虚损。邓铁涛指出，失眠的病因病机极其复杂。病因有七情内伤、饮食失节、劳逸失常等，但以情志所伤最为多见；病位则以心、肝胆、脾胃等脏腑为主；病机总属阳盛阴衰、阴阳不交，在临床上将其病机总概为虚、实两大类，虚证多以心脾血虚、心胆气虚、心肾不交为主；实证则多见痰热、瘀血、内火，其中尤以痰阻者最为多见。

四、中医治疗失眠

1.《内经》治疗失眠论述　《内经》以营卫的运行来阐释人体睡眠的生理机制。卫气的循行受自然节律的影响，也决定着机体的寤寐周期，是形成睡眠最为重要的调节机制。卫气昼日行于阳经，阳经气盛而主动，神动出于舍则寤；夜间行于阴经，阴经气盛而主静，神入于舍则寐。《灵枢·大惑论》曰："卫气不得入于阴，常留于阳。留于阳则阳气满，阳气满则阳盛，不得入阴则阴气虚，故目不瞑矣。"又指出："卫气留于阴，不得行于阳，留于阴则阴气盛，阴气盛则阴跷满，不得入于阳则阳气虚，故目闭也。"提出阴阳失交是失眠的主要病机。由于卫气出阳入阴，营卫循行有度是形成优质睡眠的基础，故调和阴阳营卫即成为治疗睡眠障碍的着眼点。《内经》不但明确了失眠与阴阳失调有关，还提出了具体的治则和方药，《灵枢·邪客》中记载了"补其不足，泻其有余，调其虚实，以通其道而去其邪，饮以半夏汤一剂，阴阳已通，其卧立至"的治疗原则。半夏汤即半夏秫米汤，为"泻其有余"而设立，有祛除肠胃湿痰壅滞、调和营卫的功用，方中的半夏有将卫气从阳分引入阴分的独特功效。翟丽丽认为，阳盛阴衰、阴阳失调乃是失眠发生的基本病机，治疗则以补虚泻实、调整阴阳为法，用生龙牡、生石决明、生地黄、炒黄芩、远志、生白芍、茯神、香附、白蒺藜、炒酸枣仁、首乌藤、合欢皮诸药组成基本方，随证加减治疗，临床总有效率为94%。许凤华选取刺五加、桂枝、白芍药、炙甘草四味药为主药，采用分调阴阳法以治疗失眠，即时（5：00～7：00）口服助阳出阴方，酉时（17：00～19：00）则服用引阳入阴方，临床疗效满意。仲景尊《内经》之要旨，以和营补阴、调和营卫、摄纳心神为法，创桂枝加龙骨牡蛎汤用以治疗失眠，以桂枝汤滋阴敛阳、调和营卫，使得营卫充盈、循行有度而五脏得养；加入龙骨、牡蛎可以潜镇安神，使得神气内收，夜卧安宁。由此可见，失眠的治疗与调和营卫密切相关。

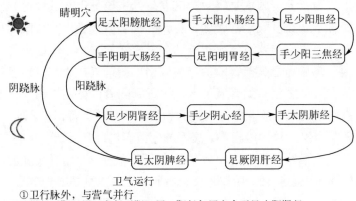

卫气运行
①卫行脉外，与营气并行
②昼行于阳25周，夜行于阴25周，阳行每周交会于足少阴肾经
③卫散行于肌肉、皮肤、胸腹、脏腑

同时，经络乃是卫气循行的通路，经络的畅通与否直接影响卫气能否正常循行，因此，疏通卫气运行之通路，同样是治疗睡眠障碍的重要治则，故《灵枢·邪客》又提出"决渎壅塞，经络大通，阴阳和得"的治疗原则。阴阳跷脉的生理功能主要表现为司眼睑的开合而调节睡眠，而跷脉的病候有"阳气盛则瞋目，阴气盛则瞑目"之说。

近年来，有的医家提出治疗失眠的新思路，即顺应睡眠－觉醒的周期节律性，根据时辰理论进行指导，结合临床辨证用药施治，疗效显著。《灵枢·口问》中云，"卫气昼日行于阳，夜半则行于阴，阴者主夜，夜者主卧，阳气尽，阴气盛则目瞑，阴气尽而阳气盛则寤矣"；而《灵枢·营卫生会》则曰"气至阳而起"，即寤，"至阴而止"，即寐。因此，《内经》认为人体内营卫二气的运动变化，决定着寤－寐周期，并且直接受到自然界中昼夜节律的影响而与自然相通应。根据此理论，齐向华、张洪斌提出"昼不精、夜不瞑"的失眠理论，认为"昼精而夜瞑"是广义之神的自然体现。"昼不精"的主要表现是白天精神萎靡、烦躁焦虑、惊悸不安、思虑过度等证候；"夜不瞑"的主要表现则是夜间"终夜不寐""忽寐忽醒"及"神魂不安"三种形式，用中医基础中的五神、情志失和及体质理论学说，对导致失眠的特定易感因素、促成因素及维持因素进行了相应的探讨分析，奠定了研究失眠机制新的理论基础。刘渊根据《素问·四气调神大论》提出：春夏养阳，秋冬养阴的理论，对顽固性的失眠患者，在午前阳气生发之时，予药以助之，而于午后阳气收藏之时，给予验方涵阳入寐饮以助阳入阴，不让卫气滞行于阳分，而阳入于阴则可寐，即可使患者安眠入睡。肖仙祥等认为，在昼夜阴阳的交替中，有两个关键的时辰，即卯时（5：00～7：00）和酉时（17：00～19：00）。因此选择在酉时，即在阳气收藏之时，口服中药安眠汤以药助之，不让卫气滞行于阳分，阳入于阴即可安寐；再于睡前（21：00～22：00）给予乌灵胶囊口服以助阳入阴，从而使患者按期入睡。黎少尊等则以阴阳分调法论治顽固性的失眠，认为取效的关键在于，必须严格按阴阳消长运行的规律及人的睡眠-觉醒周期规律，来确定服药的时间。调阳：服药的时间为早、午餐后30分钟各服1次，每日1剂；调阴：服药的时间为晚饭后30分钟及睡前连服2次，每日1剂，服2剂中药。日间调阳，阳得阴助而振奋；夜间调阴，阴得阳辅而化生，阴阳分治而疗效显著。

根据营卫运行的规律，采取分时给药的治疗方法，这种方案不仅可以延长患者的夜间睡眠时间，并且可以提高患者的睡眠质量，同时立足于改善患者机体昼日的功能状态，使患者白天的觉醒状态、注意力及专心程度得到更大的提高，这正是理想的镇静催眠药物所应具备的特点，也为治疗失眠提供了新的思路与方法。

2.《伤寒论》治疗失眠论述及后世医家对其演变　张仲景在《伤寒论》中对失眠的临床证候、病机及治法进行了更为详细的研究，充实并发展了《内经》中的内容，其所论述的失眠，多系由误治所引起。其病机主要有热扰胸膈、阴虚火旺、阴血亏虚、内热炽盛、胃津亏损及阴盛阳脱等，采用栀子豉汤、百合地黄汤、黄连阿胶汤等方药治疗，在《金匮要略》中还指出"虚烦不得眠，酸枣仁汤主之"，这是关于酸枣仁汤治疗阴虚型失眠的最早记载。老中医施今墨先生将其在临床中所见的失眠分四种情况，并且依照其病因分成九类以辨证施治：①心肾不交；②脑肾不足；③血不上荣；④阴虚不眠；⑤心阳亢盛；⑥阳虚不眠；⑦胆热不眠；⑧胃实不眠；⑨肝经受病。在辨证论治的同时佐以宁心安神类的对药，临床疗效确切。武氏等将仲景治疗失眠的辨治规律总结为七法：①清宣郁热、除烦安神，栀子豉汤主之；②滋阴清热、润燥安神，用百合知母汤、百合地黄汤、百合鸡子汤主之；③养阴清热、利水安神，猪苓汤主之；④交通心肾、降火安神，黄连阿胶汤主之；⑤养血调肝、宁心安神，酸枣仁汤主之；⑥和解枢机、重镇安神，柴胡加龙骨牡蛎汤主之；⑦益心潜阳、涤痰安神，桂枝去芍药加蜀漆牡蛎龙骨救逆汤主之。

3.从脏腑辨证论治失眠

（1）从心论治：心主神明，为君主之官，神安则寐，神不安则不寐，心神失调，阳不入阴，神无所主，即可导致失眠。引起心神失调的原因有很多，如心之气血阴阳不足，痰浊、瘀血、实火等邪侵袭，脾、胃、肝、肾等，他脏疾病传变或相兼，均可影响心神，导致失眠。严石林认为失眠当从心论治，从心论治包括心之实证与心之虚证两大类。其中心之实证主要包括邪热扰心、痰热扰心、瘀血内阻等三种类型，分别采用栀子豉汤、温胆汤、血府逐瘀汤等加味治疗；而心之虚证则包括心气虚、心阳虚、心血虚、心阴虚等类型，采用安神定志丸、桂枝甘草龙骨牡蛎汤、养心汤、甘麦大枣汤、天王补心丹等方药加减治疗；同时还要兼顾脏腑的兼夹状况，分为心肾不交、心肝血虚等证型，以交泰丸、酸枣仁汤等方药以加减治疗，因此，从心论治，并不是单独治心，而是以心为主，同时涉及肝、脾、肾等脏腑。

（2）从肝论治：肝主调节情志，具有疏调气机、调节情志、藏血安魂等生理功能。肝为刚脏，喜条达而恶抑郁，情志不舒、气机郁滞、血行瘀滞不畅导致心失血养，或暴怒伤肝、气郁化火伤及阴血，或肝经血虚、心失所养、神明失主、魂不守舍等，均可影响心神，导致神不安其室而病失眠。正如《张氏医通》中所说："平人不得卧，多起于劳心思虑，喜怒惊恐。"李晓辉等认为，肝气郁结，日久气郁化火，火邪扰及心神，是目前临床上失眠的主要病机之所在，其使用丹栀逍遥散加味方治疗失眠患者共 120 例，临床总有效率为 91.67%。施今墨先生则以柴胡加龙骨牡蛎汤或逍遥散等方，治疗肝郁型失眠，临床疗效满意。徐明涟观察到失眠患者多以情志变化、精神刺激为主因，而肝主疏泄气机，畅达情志，故此类病证多以从肝论治为主。其调肝五法主要包括：肝火上炎，治以清肝泻火安魂为法；胆郁痰热上扰，治以清热化痰除烦为法；肝郁血瘀，则通调血气以安神；肝血亏虚气郁，则治以养血开郁；肾阴阳俱虚，则以补肾调肝安神为法。

（3）从脾胃论治：脾胃与心络相通，为气血生化之源，脾胃的运化功能正常，其化生血液的功能才能旺盛。脾旺则血足，血液充盈则心有所养，若脾胃功能虚弱，气血化源失充，心神失养，则可致心悸、失眠，临床上治疗多以归脾汤为主方。苏卫东等提出失眠是由"气血衰、营气衰少而卫气内伐、神不守宅"所引起的。脾胃是后天之本，为气血生化之源，因此，损其心者，当调其营卫，从脾胃着手，将失眠分为脾胃失和、营卫失调、中阳虚衰、中气亏损、中焦阴阳俱损等证型以分别论治。《内经》曰："胃不和则卧不安，此之谓也。"临床医家依据此理论，采用调和脾胃之法论治失眠。王明蓉使用调和胃气之法治疗失眠。中焦湿热证，以甘露消毒丹为主方进行加减；胸膈郁热证，方选用栀子豉汤或者凉膈散加减；痰浊内扰证，方选黄连温胆汤；腑实肠壅证，方以承气汤加减；食滞胃脘证，治以保和丸；中焦虚寒证，方选黄芪建中汤加减；中焦痞结证，方用半夏泻心汤合黄连汤加减；中土阴虚证，则以麦门冬汤治疗。沈氏等认为现代生活节奏的加快及生活压力的增大，易致肝胆不畅而致情志不舒，脾之土易因木郁不舒而不达，加之现代人多嗜食肥甘厚味，也容易伤及脾胃。因此在治疗上，本着"邪去则正安"之理，从胃不和及痰热着手，辨证采用和胃、清热除烦和燥湿化痰等法，选用温胆汤加减以治疗顽固性失眠患者共 90 例，临床总有效率达 86.7%。

（4）从肾论治：患者若先天禀赋不足，素体阴亏，或因房劳过度，耗损肾阴，水火失济，心火独亢，扰乱神明，均可导致失眠。另一方面，肝肾阴虚，阴不制阳，肝阳上亢，肝火上炎，扰及心神，则可致心神不宁，亦可发为失眠。叶氏等采用补肾填精之法，方用地黄饮子合交泰丸加减，两方相合，共奏填精补肾、水火相济、交通心肾、安神宁心之功。

另外，失眠患者一般病程较长，日久不愈，病情由浅入深，导致邪气扩散，由气传于血，由经传入于络，而络主血，脉络阻滞，导致络中之血亦随之而致瘀，此亦即前人所谓"久病入络""久病必瘀"。血府逐瘀汤系清代名医王清任的论著《医林改错》中活血逐瘀法的代表方剂之一，后世医家多用此方来治疗各种瘀血型病症及诸多疑难杂症，每获良效。刘爱玲在临床中选用此方用以治疗瘀血型失眠患者68例，并与西药治疗的50例相对比，效果显著。方以正认为，凡气血精津运行不畅，代谢升降失其常度时，均可滞血碍运，导致瘀血阻络，新血难生，心失血养，引发寤寐异常。故其创立了从瘀辨治失眠四法，即凉血散瘀、清心安神法；疏肝调血、宁心安神法；益气活血、养心安神法；涤痰化瘀、镇心安神法。临床上在治疗顽固性失眠时，可以从痰瘀互结的角度来分析、研究和探讨其病理特点，并可运用活血化瘀通络之法治之，为临床上顽固性失眠的治疗开拓了新的思路和方法。

综上所述，中医药治疗失眠，历史源远流长，思路及方法众多，既有从心、肝胆、脾胃、肾论治，也有从气血、阴阳论治，同时亦有针灸的辨证施治思想，这些学术探讨及临床经验极大地促进了对中医学理论和临床研究的发展。中医药论治失眠，思路方法各有不同，但均着重于改善患者的生活质量和提高远期疗效，终点目标是让失眠患者痊愈，而并非片面地强调帮助患者入睡或增加实际的睡眠时间。

第三节　西医对失眠症的认识

一、失眠症的概念

失眠症通常指患者对睡眠时间和（或）睡眠质量不满意，并持续相当长一段时间，阻碍其白天进行正常的工作活动的一种自我主观体验。患者主要因入睡困难、睡眠不深、夜间觉醒次数增多、早醒，并且导致其白天社会功能的不能正常进行而前来就诊。临床表现主要有难以入睡（入睡时间 >30 分钟）、睡眠质量降低、睡眠维持障碍（梦多，易觉醒，整夜觉醒总次数多于 2 次）、早醒、睡眠后不能恢复精力及总有效睡眠时间减少（通常少于 6.5

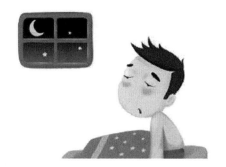

小时），并且都在患者具备充分的睡眠条件和舒适安静的睡眠环境的前提下发生。失眠按病程长短的不同可分为一过性失眠、急性失眠、短期或亚急性失眠、长期或慢性失眠。按失眠的严重程度可分为轻度失眠、中度失眠及重度失眠。而根据病因的不同又可划分成原发性失眠、继发性失眠、共病性失眠。根据不同的发病机制，失眠又有境遇性、心理性、主观性、调节障碍性、抑郁或焦虑障碍相关性之分，或因患者自身不正确的睡眠卫生习惯导致的，或因不宁腿综合征影响睡眠导致的。

二、失眠的病因

1. 躯体疾病 常见如各种疼痛、瘙痒等自身躯体感觉症状，或因咳嗽、气促等肺不适症状，或夜间肌阵挛综合征等不适均可造成失眠。

2. 环境因素 因外界声响、寝室温度不适合、灯光照射等无法为患者提供良好舒适的睡眠条件。

3. 患者自身养成的不正确的睡眠习惯 如不规律的作息时间、白天睡眠时间过长、睡前进食过多、夜间临睡前进行剧烈的体力运动或高强度的脑力活动、睡前阅读小说或观看情节过于繁杂的影视作品等。

4. 精神心理因素 如生活应激事件、调整性失眠（因情绪太过导致的，如兴奋、忧虑、恐惧等，使机体一时不能调整适应而引起的短暂性失眠）、焦虑抑郁、心理生理性失眠（因心理精神压力过大，长期处于高度的精神紧张状态或对失眠本身过多的忧虑导致）。

5. 药物食物因素 含中枢性兴奋剂（如茶碱、麻黄碱、咖啡因等）的药物或食物均可引起失眠，又或长期使用酒精、巴比妥、其他镇静类药品、催眠药，停药后也可能引起戒断症状导致失眠。

三、失眠的西医治疗

目前西医对于失眠的治疗主要包括非药物治疗与药物治疗两个方面。其中，非药物治疗包括：①对患者的教育，侧重睡眠卫生教育。②认知行为治疗（CBT-I）。③其他心理行为疗法，如松弛疗法、芳香疗法、理疗等。CBT-I 是失眠心理行为治疗的核心，一般是认知治疗及行为治疗（包括睡眠限制疗法和刺激控制疗法两种）的综合。认知治疗，通过纠正失眠患者对睡眠本身的不正确的认识和态度，以期改正其极度关注失眠结果的观念。该种疗法在临床上使用时一般嘱患者不间断地进行 6周以上，并常与其他方法一起使用，综合作用于失眠患者。睡眠限制疗法主要通过减少患者的总睡眠时间，以期促使患者对睡眠产生强烈渴望，从而提高患者的有效睡眠时间比。刺激控制疗法通过灌输患者健康的睡眠观念，如不困倦的时候不上床，不在睡床上做除睡眠和性生活以外的其他活动等，帮助患者建立起睡床与睡眠之间的条件反射，使床能起到作为一种睡眠入睡刺激信号的作用，以期能帮助患者重建良好的睡眠－觉醒周期生物节律。但由于认知行为疗法费时较多，且需要专业培训，故临床上尤其在社区或基层医院，还是更多地选择药物治疗。药物治疗方面，目前主要包括苯二氮䓬类（BZD）、非苯二氮䓬类（non-BZD）、褪黑素受体激动药和褪黑素、抗抑郁药四种。急性失眠患者宜失眠早期应用催眠药；亚急性或慢性失眠患者应在使用催眠药的同时配合认知行为治疗（CBT-I），疗效更佳。

1. 苯二氮䓬类 对慢性失眠症有效，治疗指数高。通过优化睡眠结构，尽量缩减入睡时间、减少觉醒次数和每次觉醒时间，从而有效增加每晚总睡眠时间。其作用机制主要是通过非选择性激动 γ-氨基丁酸（GABAA）A 受体上不同的 α_1 亚基，阻断边缘系统向脑干网状结构的冲动传导，减少经丘脑向大脑皮质传递的兴奋性冲动，具有镇静、抗焦虑和抗惊厥作用。常用药物主要包括：咪达唑仑等短效药物、艾司唑仑等中效药物、地西泮等长效药物。长期应用易引起药物依赖及戒断症状，反复用药后，患者对其催眠效果逐渐耐受，中－短效药物停药后可出现反跳性失眠。

2. 非苯二氮䓬类 治疗指数高，具有催眠作用，且无镇静、抗惊厥等额外作用，因此有优化患者的睡眠结构，但不改变其自身正常的生理睡眠结构的特点，是目前市场上一种较新型的治疗失眠的药物，常用药物主要包括唑吡坦、佐匹克隆、扎来普隆等药物，其作用机制主要是通过选择性拮抗 γ-氨基丁酸（GABAA）A 受体上的 α_1 亚基，减少神经元的兴奋传导刺激，从而发挥催眠作用。本类药物主要用于治疗入睡困难或睡眠维持障碍，扎来普隆主要用于治疗入睡困难。本类药物安全、有效，长期服用未见有显著的不良反应事件（如有关耐药性和依赖性、戒断综合征等）的报道，但有文献报道称少数人会因突然停药而发生一过性的失眠反弹。

3. 褪黑素受体激动药和褪黑素 褪黑素受体激动药可用于不耐受上述各种催眠药物的患者，又或可作为一种替代治疗用于对其他催眠药物已产生依赖性的患者身上，于每晚临睡前服用。常用药物有阿戈美拉汀、雷美尔通等。褪黑素又称松果体素，主要通过作用于下丘脑的视交叉上核，激活褪黑素受体，从而调节睡眠－觉醒周期。主要用于治疗睡眠节律失调性睡眠障碍，可改善时差变化引起的症状、睡眠时相延迟综合征和昼夜节律失调性睡眠障碍，可用于倒班工作者及脑损伤者的睡眠问题，但不作为失眠的常规用药。

4. 抗抑郁药 此类药物中有些药物具有较强的镇静作用，可作为治疗失眠症的备用药物，用于治疗抑郁或焦虑症患者伴发的失眠。

（1）三环类抗抑郁药：某些该类药物有比较强的镇静作用，可显著缩短入睡时间和减少每晚睡眠中的觉醒次数和觉醒时间，可不同程度地缩短快速眼动睡眠期（REM）睡眠及增加 REM 的时相活动，因而可增加睡眠时间，提高睡眠质量。常用药物主要有阿米替林、多塞平等。阿米替林对不明原因疼痛导致的失眠效果较好，但该类药物可减短慢波睡眠时间，故一定程度地减少了 REM 睡眠，另外还有副作用多等缺点，故不作为失眠的首选药物。但有报道称小剂量的多塞平具有选择性的单一抗组胺作用，临床上可用于改善慢性失眠患者的睡眠状况，其具有临床耐受性良好且无明显戒断现象的特点，故近年来在国外某些国家，小剂量的多塞平已开始逐渐成为一种针对慢性失眠患者的推荐性用药。

（2）选择性 5- 羟色胺再摄取抑制药（SSRI）与 5- 羟色胺和去甲肾上腺素再摄取抑制药（SNRI）：该类药物临床上主要用于重度抑郁患者，使用镇静性常规剂量可同时缓解失眠症状。SNRI 的主要药物为文拉法辛和度洛西汀。

（3）其他抗抑郁药物：小剂量米氮平能改善抑郁患者的失眠。曲唑酮具有较强的催眠作用，故临床上小剂量的曲唑酮对于由于停用其他催眠药物后出现的失眠反弹现象有较好的疗效。

（4）其他镇静催眠药：该类药物治疗指数低，或容易产生耐药性和依赖性，药物副作用和相互作用较大，近年来已很少使用，仅用于某些特殊患者的特殊情况。如苯海拉明由于其具有明显的镇静和抗胆碱能的作用，故临床上对于失眠伴自主神经功能紊乱的患者有一定的治疗作用；水合氯醛临床上主要针对由于病情需要做特殊辅助检查但因自身原因无法配合医师检查需要的患者，可助患者快速进入睡眠状态以便进行检查；苯巴比妥可作为对其他催眠药品的替换治疗，同时亦可作为服用其他催眠药物减药期间的替换治疗，另外临床上也用于儿童梦游、夜惊等。

（5）联合用药：临床上抑郁等情绪障碍常伴随慢性失眠同期存在，两个疾病常互相影响，互为因果，故在治疗伴有抑郁等情绪障碍性疾病的失眠患者时不能单一考虑，要同时兼治两种疾病，临床上推荐采用联合用药，有益于尽快改善失眠症状，提高患者的用药依从性。

参 考 文 献

崔应麟，王松龄，刘伟 . 失眠的中医诊疗进展 [J]. 河南中医学院学报 , 2008, 23(5): 102-104.

傅春梅 . 论肾为老年失眠病机的核心 [J]. 北京中医药大学学报 , 2007, 30(12): 808-809.

姜瑞雪，马作峰 . 《伤寒论》对失眠证治之析义 [J]. 辽宁中医学院学报 , 2005, 7(2): 112-113.

精神与行为障碍分类 临床描述与诊断要点 [M]. 第 10 版 , 北京 : 人民卫生出版社 , 1993, 9.

毛海燕 . 张珍玉辨治失眠经验 [J]. 山东中医杂志 , 2002, 21(6): 36(9)-37.

潘集阳 . 睡眠障碍临床诊疗 [M]. 第 1 版 , 广州 : 华南理工大学出版社 , 2001, 10.

钱嘉熹 . 刘仕昌教授治疗失眠经验 [J]. 新中医 , 1995, 27(9): 12-13.

孙其新 . 走出五脏气血辨证误区与谦斋医学启示录 [J]. 辽宁中医杂志 , 2003, 30(9): 700.

项志强，荣润国 . 睡眠障碍与睡眠医学 [J]. 上海精神医学 , 1998: 10(3): 185-188.

邢斌，韩天雄，窦丹波 . 颜德馨教授治疗不寐的思路与方法 [J]. 江苏中医药 , 2006, 27(4): 18.

徐建，施明 . 从肝论治失眠症——王翘楚教授学术思想初探 [J]. 上海中医药杂志，1995(7): 1-3.

许凤华 . 分调阴阳法治疗失眠 [J]. 河北中医，2006, 28(6): 436-437.

翟丽丽 . 平肝养阴潜阳法治疗失眠证 50 例 [J]. 光明中医，2003, 18(2): 52.

中华医学会神经病学分会睡眠障碍学组 . 中国成人失眠诊断与治疗指南 [J]. 中华神经科杂志，
　　2012(45): 534-540.

周乃强 . 失眠从脾胃论治 [J]. 中华实用中西医杂志，2007, 20(13): 113.

周运峰 . 失眠症影响因素的研究进展 [J]. 河南中医学院学报，2008, 23(1): 82-83.

第2章 失眠症的中医病因病机认识

失眠是以频繁、持续的入睡困难，睡后易醒，睡眠难以维持，并引起患者对睡眠质量不满为特征的睡眠障碍。这些睡眠问题时常伴随且困扰着患者，甚者引起其他功能的损害，严重影响患者的生活质量。

与失眠对应的中医病名在中医领域有很多，将失眠称之为"不寐"是最多的，通常是指以不能获得正常睡眠为特征的一类病症。在《难经·四十六难》中记载："老人卧而不寐，少壮寐而不寤者，何也？然：经言少壮者，血气盛，肌肉滑，气道通，荣卫之行不失于常，故昼日精，夜不寤。老人血气衰，肌肉不滑，荣卫之道涩，故昼日不能精，夜不得寐也。"而《内经》中失眠则为不卧、少卧、不得安卧、不能卧、不得卧、卧不安、目不瞑、夜不瞑、不夜瞑、卧不得安和不能眠等病名。《伤寒论》和《金匮要略》将失眠称为不得卧、不得睡、不得卧寐、不得眠、不眠、卧起不安和不能卧、但欲寐等。晋代王叔和的《脉经》也沿用了不得眠、卧不能安、不能卧、不得卧寐、起卧不安、卧起不安、不眠、不得卧、不得睡等病名。隋代巢元方的《诸病源候论》在此基础上又多了睡卧不安、眠寐不安、不得卧寐、寝卧不安、卧不安席等病名。唐代《外台秘要》和《备急千金要方》则主要以不得卧和不得眠的名称为最多。在《外台秘要》卷三中还出现了"失眠"的病名，这是中医首次提到失眠的病名。晋至隋唐五代时期和宋辽金元时期对于不寐一类病症，还是以不得眠或不眠的称谓较为多见，明清时期不寐的病名又得到了较为广泛的应用。因此，当前临床多以不寐作为失眠的中医病名，但在此之下，病因和病机多有不同，应在前辈研究的基础上得以发展与创新。

第一节 中 医 病 因

一、自然睡眠的形成

自然睡眠的形成按照《黄帝内经》的论述就是卫气由阳入于阴,《灵枢·卫气行》曰:"黄帝问于岐伯曰:愿闻卫气之行,出入之合,何如?岐伯曰:岁有十二月,日有十二辰,子午为经,卯酉为纬。天周二十八宿,而一面七星,四七二十八星,房昴为纬,虚张为经。是故房至毕为阳,昴至心为阴,阳主昼,阴主夜。故卫气之行,一日一夜五十周于身……阳尽于阴,阴受气矣。其始入于阴,常从足少阴注于肾,肾注于心,心注于肺,肺注于肝,肝注于脾,脾复注于肾为周。是故夜行一舍,人气行于阴脏一周与十分脏之八,亦如阳行之二十五周,而复合于目。阴阳一日一夜,合有奇分十分身之四,与十分脏之二,是故人之所以卧起之时,有早晏者,奇分不尽故也。"明代张景岳在《类经·疾病类》则云:"夫阳主昼,阴主夜,阳主升,阴主降。凡人之寤寐,由于卫气。卫气者,昼行于阳,则动而为寤;夜行于阴,则静而为寐。"卫气同行于脉道,依赖五脏的正常功能运转,并且卫气的通道应该没有障碍。营卫之气来源于胃,受纳水谷之气,其生成和运行与脾的运化、肺的宣肃、心的主血脉、肝的疏泄、肾的潜藏密切相关。因此,只有脏腑功能正常并且相互平衡,营卫之气的生成才不会匮乏,营卫之气的运行才能有条不紊,形成自然的睡眠。

二、失眠的病因

失眠的病机不外乎邪实和正虚两个面。心神失养、营卫失和、脾胃不调、痰湿水饮等病理因素是影响失眠的重要病因。心不能主神志,营卫不和,卫气不能由阳入阴,脾胃对卫气的生化、充养和转输失常,少阴肾脏及经脉的一切失常都会导致卫气不能入藏于肾;肾、心、肺、肝、脾五脏的过虚过亢,导致五脏失衡,使得卫气运行不能顺利交接;以及表邪入里化热,或痰饮水湿,或食积糟粕等有形无形之邪,致卫气正常运行的通道产生障碍,使之营卫交接不顺、阴阳失和,人体的气机逆乱;年老气血虚损,脉道滞涩。以上都是造成失眠的原因。

1. **睡眠与营卫之气** 全身阴阳之气由阴阳跷脉主管交通,营卫二气的运行需要阴阳跷脉气的推动,阳入于阴才能寐。《灵枢》曰:"跷脉者,少阴之别……入鼽,属目内眦,合于太阳。阳跷而上行,气并相还则为濡目,气不荣则目不合。"阴阳跷脉交会于目内眦,所以跷脉可以濡养眼目和司眼睑开合。阳跷脉盛,导致失眠。《灵枢》又云:"卫气不得入于阴,常留于阳,留于阳则阳气满,阳气满则阳跷盛,不得入于阴则阴气虚,故目不瞑矣。"《灵枢·邪客》曰:"卫气者,出其悍气之慓疾,而先行于四末、分肉、皮肤之间，而不休者也，昼日行于阳，夜行于阴，常从足少阴之分间，行于五脏六腑，今厥气客于五脏六腑则卫气独卫其外，行于阳，不得入于阴。行于阳则阳气盛，阳气盛则阳跷满，不得入于阴，阴虚，故目不瞑。"

《灵枢·营卫生会》云："老人之不夜瞑者，何气使然？少壮之人不昼瞑者，何气使然？岐伯答曰：壮者之气血盛，其肌肉滑，气道通，荣卫之行，不失其常，故昼精而夜瞑。老者之气血衰，其肌肉枯，气道涩，五脏之气相搏，其营气衰少而卫气内伐，故昼不精，夜不瞑。"指出造成老年人失眠的原因是营气衰少、卫气内伐。老年人年龄越高，气血越虚，营气日渐衰少，营气与卫气不能相互平衡和谐，会导致卫气克伐于内，昼行于阳之卫气日渐衰少，会表现出日间精神疲惫、夜间不能眠睡。所以老年人失眠的治疗上需要给卫气通道加以润滑，营卫气血要滋养丰足，五脏盛衰才能平衡。

2. 睡眠与五脏

（1）睡眠与心神。《灵枢·邪客》云："天有昼夜，人有卧起……此人与天地相应者也。"自然界昼夜交替是有节律的，人要顺其自然，日出而作，日落而息，人的睡眠－觉醒周期是与其相一致的。这也是天人相应的正常体现。心主神志，心具有主管情志、精神、思维、意识等功能。明代张介宾在《类经·脏象类》中言："心者，君主之官，神明出焉。心为一身之主，禀虚灵而含造化，具一理而万机，脏腑百骸，唯所是命，聪明智慧，莫不由之，故曰神明出焉。"《灵枢·本神》曰："所以任物者谓之心，心有所忆谓之意，意之所存谓之志，因志而存变谓之思，因思而远慕谓之虑，因虑而处物谓之智。"《素问·灵兰秘典论》曰："心者，君主之官，神明出焉。"心与外界相通，以心的"任物"为本源，才能进行人的忆、意、志、思、虑的精神活动。心是"五脏六腑之大主"，人体的五脏六腑、四肢形体、五官九窍都必须在心的主宰和调节下，完成各自不同的生理功能和整体的生命活动。如果心不藏神则导致神不得安宁，营卫气血的运行失常，跷脉的推动无力，无法形成睡眠。所以心主神志在睡眠中起到了主宰和调节作用。

（2）睡眠与脾胃功能。《黄帝内经》云"胃不和则卧不安""逆气不得卧，而息有音者"。营卫出于中焦，脾胃为营卫气血生化之源。胃不和则营卫生成不足，卫气不足，无法形成自然地睡眠；而或阳明逆不得从其道，卫气循行不能走其正常通道，不能形成自然睡眠。"治之奈何？伯高曰：补其不足，泻其有余，调其虚实，以通其道，而去其邪。以饮半夏汤一剂，阴阳已通，其卧立至。黄帝曰：善。此所谓决渎壅塞，经络大通，阴阳得和者也。"

历代医家认为：失眠病位在心，且与脾（胃）密切相关。因心藏神，神安则寐，神不安则不寐，且心与脾在五行中属母子关系，若中焦脾胃气机不利，气血不足，必影响心神，导致神无所归而不寐。如《灵枢·五味》云："谷始入于胃，其精微者，先出于胃之两焦，以溉五脏，别出两行，荣卫之道。"意即脾胃所化水谷精微不仅滋养五脏六腑，还化生营卫之气，若营卫之气充足，卫气昼行于阳，夜行于阴，不失其常，则昼精夜瞑。心的功能活动亦赖脾胃所化之气血，脾虚则化源不足，心神失养，发为不寐，此即脾失健运，子病及母，影响心神而不寐。金元医家李东垣所撰《脾胃论·脾胃胜盛衰论》记载："百病皆由脾胃衰而生也。"若脾胃不和，无以运水谷而化精微，则必至气血生化乏源，无以养心，神不安则不寐。《类证治裁·不寐》所云："思虑伤脾，脾血亏虚，经年不寐。"思虑过度以致脾胃虚弱、气血不足、心神失养而失眠者临床亦常见。明代医家张景岳所撰《景岳全书·不寐》记载："无邪而不寐者，必营血之不足也，营主血，血虚则无以养心，心虚则不守舍。"说明心神的功能活动与后天脾胃的受纳、化生功能息息相关，所化生的水谷精气不断充养心神之性，才能精神充沛、思维敏捷、寤寐相应而形体健康。诚如清代马培之所云："脾处中州，为化生气血之脏，脾虚不能布津于胃，子令母虚，神不归舍，彻夜不寐。"亦是此意。

（3）睡眠与肺气。中医学者认为肺脏功能失调可间接导致失眠，其因概括为四点：其一，"诸气者皆属于肺"，肺主一身之气。肺气宣降失调，气血失于运行，而影响肝之疏泄，肝郁化火，上扰心神而致失眠，故当从肺治郁，郁解则寐安。其二，《灵枢·邪客》中言："卫气者，昼日行于阳，夜行于阴。若卫气独卫其外，行于阳，不得入于阴，故目不瞑。"肺主宣发卫气，卫气白昼行于外，主乎卫阳，顾护体表，夜间入于阴，阴阳交合，则目得瞑，寐得安。卫气的运行有赖于肺，若肺气过盛，则可致卫气的升降出入失常，卫气于体内外循行失常，阴阳失于交合，导致失眠的发生。其三，肺性属金，以肃降为顺，可肃降浮越于上之阳气，使其收藏于阴，阴阳相交，则可夜寐安。其四，肺与其他脏腑的联系，肺朝百脉，主治节，助心行血，肺功能正常，则心神得养，寐得安；失眠与情志、精神状态密切相关，肺主一身之气，总调机体气机，影响肝主疏泄的正常发挥，若功能失常，肝失疏泄，肝郁化火，扰乱心神，则可不寐；脾胃为气血生化之源，肺司呼吸，摄纳清气，两者相合是谓宗气，宗气入心化赤为血，濡养心神，心神得以充养，则寐安。"肺气清肃，自能下生肾水"，肾水充足，上济心火，心神安宁。总之，肺功能失调往往间接导致失眠，治疗上当从五脏一体观入手，以调和阴阳气血为中心。

（4）睡眠与肝。《内经》中记载："肝者，将军之官，谋虑出焉。肝藏魂，主情志，喜条达，恶抑郁。若数谋不决，或情志不畅则肝气郁结，气枢不转，欲伸则内扰神魂而致不寐。"睡眠具有生物节律性，与肝藏血关系密切，肝所藏之血根据各脏腑的生理需求进行血流量灌溉，若因情志刺激、五志过极导致肝失疏泄、藏血失调，生物节律被打乱，人不能按时入睡。胡磊等在总结王耀献教授论治失眠经验中提到，王老认为百病皆从气而生，肝主疏泄，主调畅气机，失眠的形成不外乎气和血，认为其与肝脏密切相关，将失眠的中医证型概括为肝郁气滞型、心肝火旺型、肝阳上亢型、肝血不足型、肝胆气虚型，无论失眠是肝功能失调引起，还是他因所致，都可通过调肝诊治。再者，肝经循行上连目系，目的开合有赖于肝血充足，而人的觉醒与目的开合直接相关，子午流注理论提出夜间 1∶00～3∶00，气血流注于肝，此时机体活动为肝经所主，若发生失眠，则考虑肝的病变。赖露菊等从现代医学角度研究得出，褪黑素在夜间 9∶00～10∶00 开始分泌，凌晨 2∶00～3∶00 达峰值，褪黑素在人体睡眠－觉醒节律中起重要作用，有促进睡眠的作用，子午流注理论将凌晨 1∶00～3∶00 归为肝经所主，这就将机体睡眠与肝经密切联系在一起。

(5) 睡眠与肾气。《灵枢·口问》曰："阳气尽，阴气盛则目瞑，阴气尽而阳气盛则寤矣。"当代医家大多认同不寐病机为阳不入阴，心肾之间阴阳、水火存在动态平衡，水火相济方可寐安。高奎亮等认为肾性不寐与肾阴不足、肾阳虚衰有关，心阳与肾阴相济，需要肾阳的温煦鼓动，水火相济，睡眠正常，在治疗上注重肾阴、肾阳与肾精，以交通心肾、温阳安神、滋养精血为法则，兼以疏肝，以清代名医陈士铎的理念为指导，"心欲交于肾，而肝通其气；肾欲交于心，而肝导其津，自然魂定而神安"。郑寿全在《医法圆通》中曾阐述："不卧一证，因内伤而致者，由素秉阳衰，有因肾阳衰而不能启水上升以交于心，心气即不得下降，故不卧。"治疗肾虚不寐，需要兼顾肾阴与肾阳。

3. 睡眠与痰、饮、水、湿　痰、饮、水、湿是阻碍脏腑气机活动的重要病理因素，影响气血升降运行的失常，会引发出许多症状，都有导致失眠的可能。在《金匮要略·肺痿肺痈咳嗽上气病脉证治》中论述了"咳逆上气，时时吐浊，但坐不得眠"，痰饮湿浊壅阻在肺中，导致肺的清宣肃降的功能失调，从而引发咳嗽气喘，人体卧位时胸膈之气上升，致使呼吸困难，加重气道受阻，故出现但坐不得眠的症状。《金匮要略·胸痹心痛短气病脉证并治》："胸痹不得卧，心痛彻背者，栝蒌薤白半夏汤主之。"胸中阳气不能振奋，导致痰浊壅塞于心胸，使不得平卧而失眠。《金匮要略·肺痿肺痈咳嗽上气病脉证治》有云"肺痈，喘不得卧"，是指痈邪犯阻于肺，使肺气壅滞满闷，故出现胸部胀满不能平卧而影响睡眠的症状。《金匮要略·水气病脉证治》云"心水者，其身重而少气，不得卧，烦而躁，其人阴肿"，阐述了心阳虚衰，水气凌心所致的心水，平卧时则水逆更甚，心中烦躁导致神志不宁，从而影响入眠。支饮导致失眠的病机在《金匮要略·痰饮咳嗽病脉证治》中有论述，支饮就是水饮之邪停留于胸膈之间，凌心射肺，导致肺气的宣发肃降功能失常，心之阳气被遏制，从而引发咳嗽气逆，短气不得平卧而失眠。"狐惑之为病，状如伤寒，默默欲眠，目不得闭，卧起不安……"，此文见于《金匮要略·百合狐惑阴阳毒病病脉证治》。狐惑病是湿热之邪壅滞于体内，化生虫毒，扰乱心中神志，从而出现了默默欲眠、目不得闭、卧起不安的症状。

4. 睡眠与阴血不足　《金匮要略·惊悸吐衄下血胸满瘀血病脉证治》："夫吐血，

咳逆上气，其脉数而有热不得卧者，死。"阴虚火旺，虚火损伤肺之络脉，出现咳逆吐血，吐血则阴血亏虚，阴虚而热，虚火上浮，阴血不足与虚火上浮互为因果病机，虚火不断扰乱心神，从而虚烦不得眠。妇人以血为本，其经、孕、产、乳的异常皆与阴血亏虚、血瘀有关。妇人月经期间，血水下行生成月经，孕期气血聚集以养胎妊，产后哺乳气血化生母乳以养婴儿，血乳同源，阴血会更加虚少，不足以颐养心神，容易导致失眠症状的发生。还有因虚致癥者，瘀血阻滞气血运行，不养心神，也会导致失眠症状的发生。"大产后腹痛，烦满不得卧，枳实芍药散主之"。《金匮要略·妇人产后病脉证治》中，论及产后恶露未尽，瘀阻气机，气血郁滞，不通则痛，而出现腹痛，从而导致不得安卧症状的发生。

第二节 中医病机

一、失眠的形成机制

《灵枢·邪客》曰："今厥气客于五脏六腑……阳气盛则阳跷盛，不得入于阴，阴虚故目不瞑。"此篇主要是从病理角度来说的，若是厥逆之气侵袭五脏六腑，就会影响正常营卫之气的运行，使卫气只能行于阳分而致阳盛，卫气不得入于阴分而致阴不足。阳气偏盛，使阳跷脉气充满；卫气不得入通于阴分，外盛内衰而形成阴虚，阴气亏虚使阴跷脉气不足，阴阳失交，所以不能合目，导致失眠。正如《临证指南医案》所云："不寐之故，虽非一种，总是阳不交阴所致。"又如《类证治裁·不寐》言："不寐者，病在阳不交阴也。"阐述了失眠的根本病机当属阴阳失交，打破了日夜运行规律，夜间阳不入阴。饮食不节、情志失常、感受外邪、病后体虚或禀赋不足或年老体弱等因素皆可导致阴阳不交、营卫失和、神明失守而致不寐证，病情发展经久不愈。因此，阳盛阴衰、阴阳失交为失眠的病理变化。

二、失眠的病机

1. 因虚而失眠 中医对失眠的病机有诸多解释，虚性失眠属阴虚火旺，而虚火来源有三：一为胆虚肝旺，上扰清窍而不寐；二为心火独旺，扰乱神明而不眠；三为肾水不足，少火乱心而难安。东垣所立阴火理论对此原因有较完整的解释，《脾胃论·饮食劳倦所伤始为热中论》云："脾胃气衰，元气不足，而心火独盛，心火者，阴火也，起于下焦，其系系于心，心不主令，相火代之。相火，下焦胞络之火，元气之贼也。"若饮食劳倦损伤，脾胃元气下陷于肝肾之间，相火离位，上乘土位，干扰心包，所谓之"阴火"，则心神不安而难寐。脾胃乃后天之本，将饮食水谷转化为精微物质滋养全身五脏六腑；若脾胃气足，气化得令，中焦之气运转自如，清气上游灌溉周身，浊阴下溜传导糟粕，运作有序，引火归原，无以扰神，阴阳得合。正如《脾胃论·天地阴阳生杀之理在升降浮沉之间论》记载："盖胃为水谷之海，饮食入胃，而精气先输脾归肺，上行春夏之令，以滋养周身，乃清气为天者也；升已而下输膀胱，行秋冬之令，为传化糟粕，转味而出，乃浊阴为地者也。"张景岳受此启发，言："脾为土脏，灌溉四傍，是以五脏中皆有脾气，而脾胃中亦皆有五脏之气，此其互为相使，有可分而不可分者在焉。"因此，脾胃为后天之本，除滋养脏腑、充盈阳气外，还维持一身阴阳之序。另外，失眠还可由心理情志因素引起，中医学认为，心主神明，主宰精神活动。若脾胃元气不足，气机升降悖逆，则"五志"伤，"七情"致病。李东垣对心火与脾胃元气之间的病理关系进行了解释，《脾胃论·脾胃虚实传变论》记载："此因喜怒忧恐，损耗元气，资助心火。火与元气不两立，火胜则乘其土位，此所以病也。"若脾胃功能不佳，阴火乘虚上灼心神，触动君火，则七神不安，精神紊乱，烦躁，眩晕失眠（如抑郁焦虑状态、双相情感障碍、应激性失眠等）。故脾胃为元气生发之根本，又是制约阴火上乘的关键。

（1）阳虚失眠：睡眠不仅是阴、阳相互协调的结果，还受人体阴阳的盛衰交替、不断出入运动变化的主导。如在《灵枢·口问》曰："阳气尽，阴气盛，则目瞑；阴气尽而阳气盛，则寤矣。"《证治要诀·不寐》认为"有病后虚弱，乃年高人阳衰不寐"。此皆明示了阳气虚衰不能与阴正常交接，而使心神浮越，故而不寐。

《伤寒论》中对于阳虚失眠的描述为后世医家辨证论治失眠提供了有利依据。明代戴元礼就曾经在《证治要诀》中提到，"有病后虚弱及年高人阳衰不寐"，即老年人素体阳气亏损，阳气不能交于阴，而发为失眠。叶天士《医效秘传·不得眠》也提到"心藏神，大汗后则阳气虚，故不眠"，其认为心在液为汗，汗出过多则心阳随汗液外泄，致使神不得藏，故而失眠。此外，医学大家郑钦安作为扶阳派代表人物，也尤为注重阳气在失眠中的作用，《医法圆通》曰："不卧一证，因内伤而致者，由素秉阳衰，有因肾阳衰而不能启真水上升以交于心，心气即不得下降，故不卧。"由此可见，营卫之气的阴阳出入为寤寐的关键，而阳气功能在人体正常睡眠功能活动中更是具有主导作用。

现代社会，人们面临着来自生活、工作、学习等各方面的压力，熬夜、作息等不规律，必然导致身体阳气受损。先天禀赋的不足、后天之饮食不节、劳倦、内伤、久病、年高命门火衰等皆可导致阳虚。同时饮食偏嗜生冷寒凉，衣着不适四季寒温，且久坐喜卧，长期处于空调环境下，阳气渐耗，亦可导致阳虚。近年来由于抗生素及寒凉中药的过度使用而人为造成的元阳亏损也不容小觑。此外，慢性病程，缠绵难愈，折耗正气，致使人体长时间处于应激状态，打破了正常的阴阳关系，而致阳虚日甚，进一步加重失眠，从而形成了恶性循环。杨志敏等经过研究发现，阳虚体质已成为现代人常见的一种偏移体质。

阳虚失眠的治疗原则应遵从《素问·五常政大论》"虚者补之"。在《医学心悟·不得卧》中也有所体现："有寒气在内而神不安者，温之而神自藏。"因此当用温补之法，方可达到"谨察阴阳所在而调之，以平为期"。

整体观念与辨证论治是中医学的优势所在，在治疗时应不忘温补肾阳。肾者先天之本，人体之元阴元阳寄存于内，为五脏六腑阴阳之根源，肾中阴阳充沛，心阳才得以推动血液荣养五脏六腑；又肾藏精，生髓通于脑，脑需要肾精的灌养才能髓海足而神旺。

"善补阳者，当阴中求阳"，温阳方剂中历来不缺滋阴，如桂甘龙牡汤、桂枝汤中芍药、甘草酸甘化阴，桂附地黄丸就是温阳滋阴之代表方，六味地黄丸滋阴，加肉桂、附子以温肾阳，阴中求阳。因此在医治失眠时，调整脏腑阴阳为重中之重，应当贯穿始终。现代名医章次公先生就指出："有些失眠患者，如若单用安神、养阴、镇静等药物疗效欠佳时，可适当加入桂、附等鼓动人体阳气的药物，每获佳效。"中医大家祝味菊先生提出了温热潜阳扶正之法，即"阳不嫌多，以潜为贵"的观点，谓气虚而兴奋特甚者，宜予温潜之药，温以壮其怯，潜以平其逆，引火归原，导龙入海，此皆古之良法，万不能因其外在表面之兴奋，而滥予清滋之药也。

（2）阴虚失眠：引起失眠的阳不入阴病机有虚实之分。明代医家张景岳在《景岳全书·不寐》中说："不寐证虽病有不一，然惟知邪正二字，则尽之矣。盖寐本乎阴，神其主也，神安则寐，神不安则不寐，其所以不安者，一由邪气之扰，一由营气之不足耳。有邪者多实证，无邪者皆虚证。"明确指出不寐病机当分虚实。《灵枢·营卫生会》"壮者之气血盛，其肌肉滑，气道通，营卫之行不失其常，故昼精而夜瞑。老者之气血衰，其肌肉枯，气道涩，五脏之气相搏，其营气衰少而卫气内伐，故昼不精，夜不瞑。"明确指出营卫运行是否正常，决定了是否出现睡眠障碍。而营卫是否能够运行正常，又与气血盛衰及气道通涩有关。

现代城市人生活节奏快、工作压力大，尤其是以从事脑力劳动为主的人，思虑过多、运动过少、饮食起居不规律等习惯是导致失眠的重要原因。一者"五志过极，皆从火化"，思虑过多致气郁化热耗伤阴血；二者脾为水谷之海，气血生化之源，忧思伤脾，气血生化乏源，不唯气血不足，更有影响脾胃升降之虞。故平素多思虑之人失眠多由阴血不足、郁热内生所致，临床多表现为失眠、神疲体倦、饥不欲食、五心烦热、舌红苔少、脉细滑数等。《内经》中所述老年人血气亏虚、营卫行涩导致的失眠也与之相似。

《素问》中对女性更年期时段的描述有"七七，任脉虚，太冲脉衰少，天癸竭，地道不通，故形坏而无子也"和"五十岁，肝气始衰，肝叶始薄，胆汁始减，目不明"。从七七肾气不足、冲任虚衰、生殖之精竭绝，出现肾阴虚证的特征，到五十岁从肝气始衰，出现更年期的众多情志症状。这一过程中，肝、肾两脏起着至关重要的作用，一方面是由于是肾精对女性激素水平调节作用明显，另一方面是女子本以血为先天，肝脏在女性生理过程中占有重要地位。肝与肾本是子与母的关系，肝魂与肾精关系密切，肾精不足易导致肝血亏虚，合并为肝肾阴虚，出现诸如月经不调、五心烦热、潮热盗汗、腰膝酸软、烦躁易怒、抑郁不舒等症。在女性七七或五十这一段生理过程中，因肾不足，导致肝肾不足，故众多医家在论著中强调以补益肝肾为基础，结合从神论治。

《内经》中多以阴阳、营卫学说来阐述"瘛瘲"。后世以其为纲，逐步发展失眠的中医独特诊疗理论。明代张介宾，其著作《景岳全书》中明确提出"盖寐本乎阴，神其主也，神安则寐，神不安则不寐"的观点，明确睡眠本在阴，由神主宰，其失眠病机为阳盛阴衰，心神失养。其中围绝经期失眠有着自身的特点，其病位以肾为根源，以肝为证见。清代《冯氏锦囊秘录·卷十二》指出，"壮年人肾阴强盛，则睡沉熟而长，老年人阴气衰弱，则睡轻微易知"，强调肾精在睡眠中的作用。在七七之年，太冲脉衰少之时，肾精因补给不足而出现虚损，无足以滋养肝，致肝五十而始衰，出现精血亏虚。精血分营卫，营入于内，濡养机体；卫行于外，温煦皮肤；夜合则"人卧血归于肝"，故精血不足，对睡眠影响突出。在现代研究中，在血液温煦上与《内经》相同，认为皮肤散热引起的深部体温下降是导致睡眠障碍的主要因素之一。肝脏虚损，影响生理功能，则血液夜不入肝，营卫失和，营血濡养功能减弱，卫气夜间持续温煦，影响睡眠。

（3）气虚失眠：《灵枢·营卫生会》云"卫气行于阴二十五度，行于阳二十五度，分为昼夜，故气至阳而起，至阴而止""起即寤瘛，止即卧寐"。睡眠与卫气的运行密切相关。卫气为阳气，由水谷之气化生，具有保护机体、抗御外邪等作用，是人体的第一道屏障。《灵枢·禁服》载："审察卫气，为百病母。"失眠病位在心，心藏神，统摄其他四脏之魄、魂、意、志。若卫虚不固，邪气侵袭，可直接病及心神，或侵犯其他四脏，影响心神，导致不寐。张景岳《类经》认为，卫气即为阳气，阳气虚弱可致卫气失常。《类经》云"卫气者，阳气也，卫外而为固也，阳气不固则卫气失常"，《景岳全书》云："人于寐时，则卫气入于阴分，此其时，非阳虚于表者何？"寤时卫气行于阳分以当其用，寐时入阴以得藏养，是正常的生理状态。但倘若长时间失眠，导致卫气行于阳分，不能藏于阴分，必然导致卫气损伤，而出现顽固性失眠。"营行脉中，卫在脉外，营周不休，五十而复大会，阴阳相贯，如环无端"，营卫调和，则寤寐有时，营气亏虚，则导致卫气运行不利，昼夜节律失调。清代《中风论·论营血》云："营气，即营血也"，营气虚，则营血虚。《难经正义·论脏腑》云："血为营而心主血，故营属心"，营气亏虚可直接导致心神失养而发生不寐。肝藏血，血舍魂，王冰在《血证论·卧寐》中指出"人寤则魂归于目，寐则血归于肝"，说明肝脏能够调节人体的寤寐,此生理功能是通过肝藏血来实现的。可见,营气亏虚则血不舍魂,肝魂失养,魂不附体,则多梦、睡眠不安;同时营血不足则肝失所养,疏泄失职,导致气滞、气郁,甚至化火扰及心神,导致失眠。失眠的病机总属营卫失和,而营卫气虚也可单独影响心、肝而致失眠。

《素问》载:"胃不和则卧不安。"失眠与脾胃密切相关。先天不足、饮食不节、情志不遂、劳逸过度、外感六淫等皆可损伤脾胃之气,导致脾胃气虚,运化失常,气血不足,心神失养,或脾虚生痰,痰热互结,扰乱心神,或气机失常,食滞胃肠,胃气不和而引起失眠。李东垣认为,脾胃气虚则阴火上冲,扰乱心神,导致心烦失眠,在《脾胃论·安养心神调治脾胃论》中明确阐述了阴火与心神的关系,"……故曰阴火太盛,不能颐养于神,乃脉病也……脉者神之舍"。李氏认为,脾胃之气充盛是遏制阴火内生的关键,主张通过调脾胃以安心神。《景岳全书·不寐》认为:"劳倦、思虑太过,必致血液耗伤,神魂无主,所以不眠。"劳倦、思虑太过,损伤脾胃,则气血生化不足,不能上奉于心,心神失养,导致失眠。朱丹溪认为"营主血,血虚则无以养心,心虚则神不守舍",主张通过健脾益气、颐养心神治疗不寐。若外感六淫、饮食不节损伤脾胃,宿食停滞,则胃气不和,气机上逆,扰乱心神,引起失眠,即所谓"胃不和则卧不安"。《灵枢·营卫生会》指出:"人受气于谷,谷入于胃,以传于肺,五脏六腑,皆以受气。其清者为营,浊者为卫。"营卫由中焦脾胃化生,脾胃气虚,运化不利,营卫之气化生乏源,导致营卫失调,亦可致失眠。

失眠病位在心,心属火,胆属木,心胆为子母关系,可相互为病。隋唐时期有医家以心胆为中心辨治失眠,巢元方认为心热与胆寒是大病后不寐的重要病机;宋元时期的《太平圣惠方》论述胆虚不寐病机属心胆同病,并做了病机阐述,载"胆虚不得睡者,是五脏虚邪之气,干淫于心,心有忧患,伏气在胆,所以睡卧不安,心多惊悸,精神怯弱。盖心气忧伤,肝胆虚冷,致不得睡也"。说明心胆气虚不寐与情志密切相关。情志过极(如惊恐、忧郁)可损及胆气,胆气受损则使人惕惕不安,进而损及心神,导致不寐、多梦。此外,若素体虚弱,心虚胆怯,则易恐善惊,使心神不宁,可导致失眠;或年老体衰、久病之后,心胆气虚,神衰不用,发为失眠。抑郁、愤怒、惊悸等情志太过可致心胆气虚型失眠,而失眠又可伴随焦虑、抑郁等情绪,进而加重失眠。

《素问·六节藏象论》云:"肾者,主蛰,封藏之本,精之处也。"《类证治裁》云:"神生于气,气生于精,精化气,气化神。故精者气之本,气者神之主,形者神之宅。"肾主封藏精气,而睡眠与心神、卫气、阳气的运行有关,肾气虚则神气闭藏失职,导致失眠。肾气由肾精化生,具体表现为肾阴与肾阳。肾在下为水,上济于心;心在上为火,温煦肾阳。心肾之间水火相济、阴阳互补、精神互用。肾气亏虚可致心肾不交而失眠:肾气亏虚,真阳不足,则温煦失职,水饮上犯于心,则致惊悸不寐;

若真阴不足，则不能上济于心，导致心火亢盛扰神，或致生血不足，心神失养而失眠。肾气为一身气之根本，卫气出于下焦，肾气亏虚可导致卫气亏虚，营卫失和，或鼓动无力或生湿生痰生瘀，阻滞心脉，致心神失养而发生失眠。

2. 因实而失眠　痰饮水湿、食积、瘀血等邪气均可致实证失眠。改革开放后，随着人们生活水平的提高、生活方式的改变，很多人久食肥甘又疏于运动，极易出现痰湿内盛之基本体质，加之生活节奏加快，情志失畅，气机不利而使肝胆失疏，气郁痰湿日久则生热扰神而为不寐。患者临床多表现为失眠、口苦吞酸、胸满脘痞、心悸胆怯、舌红苔黄腻、脉弦滑数等。

(1) 七情内伤。《医宗金鉴》曰："脏，心脏也，心静则神藏。若为七情所伤，则心不得静，而神躁扰不宁也。"情志因素导致的失眠可以发生于各个群体的各个年龄阶段，是急性原发性失眠的重要原因。女性以肝为先天的生理特点，和情志易扰的心理特性，使得失眠的发生率明显高于男性。肝为刚脏，喜条达而恶抑郁；肝主疏泄，主藏血，与女子情志和生殖密切相关。女性更年期，肝阴不足，功能衰退，七情易摆脱肝的调节，出现情志过激的症状；诸如女性因肝的生理功能失常，容易出现肝郁气滞或肝郁血瘀证，引起情志功能失常，出现潮热（五心烦热）、易怒、烦躁、抑郁不舒等情志疾病。

(2)痰饮水湿。古代医家提出"百病多由痰作祟""人之诸疾悉出于痰"的学术见解。痰饮致病广泛，变化多端，五脏皆可有痰病。痰饮停肺，肺失宣降，则出现胸闷、咳嗽、气喘，甚则不能平卧；饮停胃肠，传导异常，则见恶心，呕吐，腹胀肠鸣，饮食减少；痰饮停肾，则身体困重疼痛，肢体浮肿，小便不利；痰阻于心，可见胸闷心悸；饮停胁下，则见胸胁胀满，咳而引痛；痰结咽喉，气道不利，则出现咽中梗阻，如有异物，吐之不出，咽之不下，胸膈胀满，时太息等；痰在经络筋骨，可致瘰疬痰核，肢体麻木，或半身不遂，或成阴疽流注等。

痰饮从形质来分，分为有形之痰和无形之痰。有形之痰指视之可见，闻之有声，触之可及的有形质的痰液；无形之痰指无形质可见，却有征可查，通过其致病特点和临床症状分析而确定的痰。有形之痰易于消除，如停于肺部的有形之痰可通过咳吐、流涕排出体外，停于胃肠道的有形之痰可通过呕吐、二便排出体外，故肺系疾病、胃肠道的疾病往往病程较短，病情较轻。而停于心系的痰饮多为无形之痰，且没有排泄的途径，日久入里化热，痰热内生。心在五行中主火，痰热为阳邪，故而最易上扰心神，出现入睡困难、多梦易醒等心神不宁的症状。且痰热互结、为害多端，痰因热而弥结，热依于痰而难以消散，以致痰热互为依附，致病缠绵，经久难愈。

现代社会中，人们生活水平不断提高，摄入过多的肥甘厚味，烟酒过度，甚至过度滥用保健品和温热药物等，导致脾胃受损，运化失司，水液精微输布失常，聚而成痰。且生活节奏日益加快，工作竞争加剧，都给人们带来巨大的心理压力，情志不遂，气机郁滞，肝郁化火，灼津成痰。不良的饮食结构和过大的精神压力使得痰邪易生，而痰邪日久化热，最易上扰心神，所以失眠患者越来越多。由此，从痰热论治失眠疗效显著。

任何疾病都处于动态演变之中，痰热易耗气伤血，使气血失和，痰饮易阻滞气机，使脏腑失和，故临床上单纯的痰热失眠并不多见，常虚实夹杂，较为复杂。常见的痰热失眠病机演变规律：痰热阻于中焦，脾胃受损，生化无力，日久气血两虚，心神失养而失眠；痰热阻滞气机，肝失疏泄，日久气郁化火，上扰心神而失眠；痰热耗气伤津，日久气阴两虚，心神失养而失眠；痰热之邪易化为心肝之火，上扰心神而失眠；痰热化火，火热生风，风火相煽，风痰火夹杂上扰心神而失眠。

（3）血瘀。清代吴澄在其著作《不居集》中最早探讨了虚损留瘀导致的失眠，首先提出了气虚血瘀失眠的理论和创立补气活血的治法。吴澄在《不居集·不寐》中提到："房劳过多，肾虚羸怯之人，胸膈之间多有积痰留瘀，碍滞道路，皆由肾虚不能约气，气虚不能生血之故……虚损之人，不眠之时则左右之阴阳、气血道路相通；眠则道路阻塞，是以不得眠也。宜补肾和血，予地黄、牛膝、石斛、木瓜、苡仁、桃仁、芎、归、参、芪之属。"认为虚损之人，夜不得眠是因体内瘀血留着。在治疗上最早应用了以补气之参、芪与活血之牛膝、桃仁、川芎等配伍的补气活血治法。而后，王清任在《医林改错》中对血瘀型失眠又进行了更加深刻地阐述，认为"夜睡梦多是血瘀""夜不能睡，用养血安神药治之不效者，此方（血府逐瘀汤）若神""夜不安者，将卧则起，坐未稳，又欲睡，一夜无宁刻……此血府血瘀"，并创制了血府逐瘀汤，以活血与行气相伍、祛瘀与养血同施来治疗血瘀型失眠。

思则气结，气结则血滞；且思则伤脾，气血化生不足，推动无力。《景岳全书》云："凡人之气血犹源泉也，盛则流畅，少则壅滞，故气血不虚不滞，虚则无有不滞者。"《医林改错》亦有言："元气既虚，必不能达于血管，血管无气，必停留而瘀。"气为血之帅，气虚则血行不畅，血滞经脉而为瘀，瘀血不去，血不养心则眠中不安。可见，治疗劳思过度导致的气虚血瘀失眠必然要以补气活血为原则。但其致病根蒂仍在血瘀，因此，方用补阳还五汤为主方，适当加大活血化瘀药的用量，以促进血液循环，并适当加入酸枣仁、首乌藤、龙骨等安神药。根据医案总结出其临床症状特点是睡眠不安、纳呆、头昏、精神萎靡、面色晦暗，舌紫暗有瘀点、苔薄白，脉弦细涩。

《灵枢·五变》曰："怒则气上逆，胸中蓄积，血气逆流……血脉不行。"《血证论》曰："气结则血凝。"情志不畅抑郁，则气机阻滞，肝气不舒，气郁而不行，肝经血瘀，久而化热，且肝为藏血之脏，体阴而用阳，魂藏于内，肝血瘀结，热郁于内，阴血暗耗。因此，肝郁血瘀型失眠在治疗上以疏肝解郁、活血化瘀为治疗原则。方选血府逐瘀汤合丹栀逍遥散以活血化瘀而不伤正，疏肝解郁而不伤气。其临床主要症状是彻夜不寐、烦躁、心悸、头晕、便秘、双目红丝，舌暗红边有瘀点，脉弦。

《灵枢·邪气脏腑病形》云："有所堕坠，恶血留内。"《古今医鉴》亦云："大凡打扑损堕坠，或刀斧所伤，皮未破而内损者，必有瘀血停积。"可见外力扭挫，伤及脉络，血逸脉外，坏血积聚，阻滞气血运行，久而成瘀。而疾病迁延日久、失治误治，则正消邪长，脏腑功能失调，正气亏虚，气血津液营运不畅，以致津液凝聚成痰，血液涩滞成瘀，痰瘀互结，胶着难化，从而导致心脉受阻，心神失养，阳不入阴，神不守舍而失眠。由此可见，无论是外伤，还是迁延难治之慢性病，都会导致体内有虚有痰有瘀，而此时血瘀的临床症状不明显，故治疗此类失眠须详审病机，准确辨证。此类失眠还有一个特点，就是病程较长，服用补心剂、养血剂、安神剂均无作用，"夜不能睡，用养血安神药治之不效者，此方（血府逐瘀汤）若神"，故治以化痰祛瘀，方用血府逐瘀汤加半夏、茯苓、枳实、竹茹、胆南星等，可酌情加用酸枣仁、合欢皮、首乌藤、石菖蒲、炙远志、龙骨、牡蛎等安神药。其临床主要症状是睡眠不安、头昏、舌暗红、苔薄黄，脉弦滑。

（4）饮食起居调摄不周。饮食调摄不当，是脾胃功能损伤的主要原因。饮食失宜损伤脾胃，中焦升清降浊功能失调，水液停聚则变生痰饮，摄入的饮食也会积聚于脾胃之中，痰饮、宿食等浊气上逆造成不寐；痰饮、宿食久留又可化热扰神，神不安则不寐。若平素喜食寒凉生冷，则会损伤人体阳气，导致阴盛格阳之不寐；平素饮食偏嗜辛香燥热的食物，则会使体质偏热，热盛扰神亦会引发不寐。

昼寤夜寐是人体生命活动与天地昼夜阴阳盛衰同步所产生的作息规律，如果违反这种作息规律，经常熬夜，甚至通宵不睡，生活昼夜颠倒，久而久之则会使人体功能紊乱，脏腑功能失调，引发失眠。由于起居无常导致失眠的患者多见于需要昼夜轮班的特殊行业工作者或工作压力较大经常需要熬夜加班的人群。

（5）外感。历代医家论治不寐多从内伤入手，但有一些医家提出外感邪气亦可导致不寐。其实早在《内经》中就有外感邪气导致不寐的相关论述，在《素问·太阴阳明论》中就记载有感受外邪导致"身热不时卧"。此外，如《伤寒论》《诸病源候论》《景岳全书》《症因脉治》《医学心悟》《温病条辨》等书中均有外感不寐的相关论述。四时不正之气（如风、寒、暑、湿、燥、火之六淫）及疟疾、温热疫毒等外感邪气均能导致不寐，六淫之中又风、寒、火、暑四气侵袭人体最为容易引发不寐。其实外感和内伤并不是孤立的，两者之间有密切联系，外感疾病常常引发内伤，如外感暑热耗伤津气，煎熬阴液而出现日渴神疲、头晕乏力、虚烦不寐的气阴两伤证。若外感疾病不及时治疗或失治误治，病邪内传导致脏腑功能失调或耗损人体正气，都可能引发不寐。外感是一个重要却容易被忽视的不寐病因，在临床治疗不寐时，一定要详细询问患者的发病情况，明确不寐的病因究竟是外感还是内伤，以确立正确的治疗方法。在治疗失眠时如果发现患者有表证，则应当选择祛除外邪的治疗方法。

3.体质因素　体质是指在个体生命过程中，由遗传性和获得性因素所决定的表现在形态结构、生理功能和心理活动方面综合的相对稳定的特性。体质的概念早在《内经》中就有提出，后世医家经过不断总结积累，又提出了不同体质的个体对致病因素或疾病的易感性造成所患疾病的证型与疾病的传变、转归的倾向性各不相同。体质是影响疾病发生、传变、转归的内在因素，同时也是决定所患疾病病性和证型的重要因素。现代心理学已经证实，人的某些性格类型容易诱发失眠，人的性格属于人体生理活动中的一种，而生理活动又是体质的组成部分，由此可见，失眠与体质因素密切相关。人体的生命活动需要依托脏腑经络及其他器官组织的正常工作，而阴阳气血精津液是保证它们正常工作的物质基础，同时也是神得化生的物质基础。人的正常寝寐需要依靠脏腑经络及神的功能得以正常发挥才能实现，如果这些物质基础代谢异常，则会影响脏腑经络和神的功能，诱发失眠。按照阴阳气血精津液为纲要划分人的体质，易于引起不寐的体质类型有阳盛体质、气郁体质、痰湿体质、瘀血体质、阴虚体质、阳虚体质、血虚体质、气虚体质八种。

参 考 文 献

高奎亮，解建国 . 从肾论治不寐 [J]. 中国中医药现代远程教育 , 2017, 15(16): 69-70.

贾波 . 温补镇摄法治疗肾阳虚型失眠症临床观察 [J]. 北京中医药 , 2011, 30 (9): 690-691.

朱良春 . 章次公医案 [M]. 南京 : 江苏科学技术出版社 , 1980: 231-232.

第 **3** 章　失眠症中医辨证分型

第一节　八纲辨证

八纲辨证指根据四诊取得的材料，进行综合分析，以探求疾病的性质、病变部位、病势的轻重、机体反应的强弱、正邪双方力量的对比等情况，归纳为阴、阳、表、里、寒、热、虚、实八类证候，是中医辨证的基本方法。各种辨证的总纳，也是从各种辨证方法的个性中概括出的共性，在诊断疾病过程中，起到执简驭繁，提纲挈领的作用。

一、表里辨证

表里辨证是八纲辨证中判断病变部位内外、深浅的两个纲领，表证属邪正交争于肌表，里证泛指脏腑、气血、骨髓等在内部位受病。就表里纲证而言，失眠的病位在里，属里证范畴。至于具体的病位归属，主要有以下观点：①病位在心，基本病机为心神扰动，如《景岳全书·不寐》曰："寐本乎阴，神其主也，神安则寐，神不安则不寐……心为事扰则神动，神动则不静，是以不寐也"；②病位在脾，与忧思劳虑，暗耗气血，血不养神有关，如《类证治裁·不寐》曰："思虑伤脾，脾血亏损，经年不寐"；③病位在肝，与肝主疏泄失职，或藏血失度，或藏魂不及有关，如《血证论·卧寐》曰："肝病不寐者，肝藏魂……若浮阳于外，魂不入肝则不寐"；④病位在胆，与胆虚失于决断有关，如《杂病源流犀烛·不寐多寐源流》曰："有心胆惧怯，触事易惊，梦多不祥，虚烦不寐"；⑤病位在胃，与胃气不和，气机升降失常有关，如《素问·逆调论》言，"胃不和则卧不安"；⑥病位在肾，与肾水不济心火有关，如《医法圆通·不卧》曰，"有因肾阳衰而不能启真水上升以交于心，心气即不得下降，故不卧"；⑦病在经络，多认为与跷脉经气失常有关。卫气昼行于阳二十五周，夜行于阴二十五周，五十而复大会，跷脉为阴阳之气出入的重要通道，故《灵枢·寒热病》说："阴跷阳跷，阴阳相交，阳入阴，阴出阳，交于目锐眦。阳气盛则瞋目，阴气盛则瞑目"，《灵枢·大惑论》又说："卫气不得入于阴，常留于阳，留于阳则阳气满，阳气满则阳跷盛，不得入于阴则阴气虚，故目不瞑也。"

失眠以里证为多见，但并非全无表证。《症因脉治·卷三·不得卧论》就将失眠分为外感证和内伤证两大类，外感证下又分为表热、里热、半表半里热等七个证型。《医法圆通·不卧》也指出："因外感而致者，由邪从外入，或在皮肤，或在肌肉，或在经输，或在血脉，或在脏腑，正气受伤，心君不宁，故不得卧……外感内伤，皆能令人不卧，不可不辨也。"人是一个有机整体，表里之间是相互联系的，不能彼此孤立、绝对对立，若表证未罢又及于里，或里病未愈复感外邪，皆可导致"表里同病"。例如，感受温热火邪或暑热邪气，既可以出现发热、汗出、口渴、头痛、咽喉痛、舌边尖红、苔黄、脉数等表热证，又容易同时伴见烦躁、夜卧不安、失眠等阳热内盛、热扰心神之里热证，属于典型的"表里同病"。

二、虚实辨证

虚实是八纲辨证中辨别邪正盛衰的两个纲领。《景岳全书·不寐》将失眠概括为虚、实两端，"一由邪气之扰，一由营气之不足耳"。有邪者多实证，或由外邪深入扰神，或由内邪滞逆扰神；无邪者皆虚证，"总属其阴精血之不足，阴阳不交，而神有不安其室耳"。

虚证失眠，临床常见者有心血虚证、心阴虚证、肝血虚证、心脾两虚证、心肝血虚证、心胆气虚证、心肾不交证、阴虚火旺证等，核心机制主要责之于神失所养：①血虚，如《景岳全书·不寐》曰："营主血，血虚则无以养心，心虚则神不守舍，故或为惊惕，或为恐畏，或若有所系恋，或无因而偏多妄思，以致终夜不寐，及忽寐忽醒，而为神魂不安等证"；②阴虚，多由精血津液不足，阴不制阳，虚火内生，扰动心神所致，故《医效秘传·不得眠》曰："若阴虚为阳所胜，则终夜烦扰而不眠也"；③阳虚，《伤寒论·辨少阴病脉证并治》所载少阴病"但欲寐"实为阳虚所致的欲睡不能、似睡非睡的失眠状态，《石山医案·阳虚》认为"阳气者，精则养神，柔则养筋。今阳既虚，则阳之精不能养神，而心藏神，神失所养，则飘荡飞扬而多梦矣"。阳虚失眠常见于年老体弱或病后阳虚之人，临床报道亦有增长之势。实证失眠，临床常见肝郁化火证、心火炽盛证、痰热内扰证、胃腑不和证、瘀血内阻证等，《景岳全书·不寐》认为伤寒、伤风、痰、火、寒气、水气、饮食、忿怒等内外之邪，皆可引起"神识扰动"而失眠，成因殊异，难以细述。

实证失眠包括如下。①肝郁气滞型：主症不易入睡，梦多易惊，善叹息或胁痛、呕逆，或腹痛便秘，舌淡苔薄，脉弦，发病每因情志不畅而加重。②肝郁化火型：主症不寐，性情急躁易怒，不思饮食，口渴喜饮，目赤口苦，小便黄赤，大便秘结，舌红，苔黄，脉弦而数。③心火炽盛型：主症心烦不寐，躁扰不宁，口干舌燥，小便短赤，口舌生疮，舌尖红，苔薄白黄，脉数有力或细数。④痰热内扰型：主症不寐头重，痰多胸闷，恶食嗳气，吞酸恶心，心烦口苦，目眩，苔腻而黄，脉滑数。⑤热扰神明型：主症面红目赤，夜难入寐，心烦意乱，身热口渴，胸闷胀满，头昏头痛，口燥唇焦，大便秘结，小便短赤，舌质红，苔黄燥，脉沉数。⑥胃气失和型：主症胸闷嗳气，脘腹不适而不寐，恶心呕吐，大便不爽，腹痛，舌苔黄腻或黄燥，脉象弦滑或滑数。⑦瘀血内阻型：主症烦扰不安，头痛如刺，心慌心跳，夜不成寐或合目而梦，且易惊醒，甚则数日毫无睡意，神情紧张，痛苦不堪，舌紫暗，脉弦细而涩。

虚证失眠包括如下。①心脾两虚型：主症患者不易入睡，或睡中梦多，易醒再难入睡，兼见心悸健忘，头晕目眩，肢倦神疲，饮食无味，面色少华，舌质淡，苔薄白，脉细弱。②心胆气虚型：主症不寐多梦，易于惊醒，胆怯心悸，遇事善惊，气短倦怠，小便清长，舌淡，脉弦细。③阴虚火旺型：主症心烦不寐，入睡困难，手足心热，盗汗，口燥咽干或口舌糜烂，舌红苔少，脉细数。④心肾不交型：主症心烦不寐，头晕耳鸣，烦热盗汗，咽干，精神萎靡，健忘，腰膝酸软，男子滑精阳痿，女子月经不调，舌红少苔，脉细数。

三、寒热辨证

寒热是八纲辨证中辨别疾病性质的两个纲领，寒证证候具有"冷""凉"的特点，热证证候具有"温""热"的特点。

失眠的寒热辨析，主流观点多尊崇于热证失眠，具有躁动烦热的特点，并以下列五类病因为常见：①心火，如《素问玄机原病式·火类》曰："热甚于内，则神志躁动，反复癫狂，懊憹烦心，不得眠也"；②肝火，如《中藏经·论肝脏虚实寒热生死逆顺脉证之法》曰："肝中热，则喘满而多愁，睡中惊悸"；③痰火，如《古今医统大全·不寐候》曰："凡人劳心思虑太过，必至血液耗亡，而痰火随炽，所以神不守舍，烦敝而不寐也"；④脾倦火郁，如《古今医统大全·不寐候》曰："脾倦火郁，夜卧遂不疏散，每至五更，随气上升而发燥，便不成寐。"此外，寒证失眠也有众多文献记载，但主要基于《中藏经》"胆冷则无眠"的观点。如《诸病源候论·大病后不得眠候》曰："大病之后，脏腑尚虚，荣卫未和，故生于冷热……若但虚烦而不得眠者，胆冷也"；《备急千金要方·胆虚实》条下所列"温胆汤"，指出"大病后虚烦不得眠，此胆寒故也"；《太平圣惠方·治胆虚冷诸方》谓"夫胆合于肝……谋虑出焉，若虚则生寒，寒则恐畏，不能独卧……胆虚不得睡者，是五脏虚邪之气干淫于心，心有忧患，伏气在胆，所以睡卧不安"，明确指出胆虚失眠与心关系密切。至明清之后，多从胆郁痰火立论。

四、阴阳辨证

阴阳是八纲辨证中对自然界相互关联的事物或现象对立双方属性的概括，代表着事物相互对立的两个方面,无所不指,又无所定指。根据阴阳的基本属性,阳证通常具有上升、兴奋、躁动、亢进、明亮、温热等特性,阴证通常具有下降、抑制、沉静、衰退、晦暗、寒凉等特性。故失眠伴见易怒、心烦、烦热、口干、口苦、面赤、颧红、目赤、潮热、盗汗等症者,多属阳证失眠;失眠伴见抑郁、喜太息、神疲、健忘、疲倦、乏力、气短、痰多、面色无华、面色淡白等症者,多属阴证失眠。

第二节 脏腑辨证

一、发病机制

1. 从心谈不寐的发病机制 《灵枢·邪客》曰:"心者,五脏六腑之大主也,精神之所舍也。"心为君主之官,五脏六腑之统帅,不仅主宰人体的生理与心理活动,还主宰着各脏腑间的协调关系,心的功能失调,不仅破坏各脏腑间的平衡关系,且易引邪入内而发不寐。蔡向红认为,不寐的病机与脏腑功能失调、气血阴阳失衡所致的心神失养有关,且认为在病理上心火不足、心阳不振、心火怫郁、相火煽动、心火扰动心神均可影响睡眠,导致不寐。严石林等认为,不寐是由心的阴阳气血诸虚不足,或火热痰浊瘀等邪干扰,或肝、胃、脾、肾等脏腑疾病的相兼或传遍所致的心神失调、阳不入阴、神不守舍而发。黄曼认为,不寐的病机可分虚、实,心脾两虚、心虚胆怯和阴虚火旺导致的心神失养之不寐为虚,心火炽盛与痰热内扰导致的心神不安之不寐为实,心主神明功能紊乱是其主要病机的关键所在。李亚金等认为,心神失养、邪扰心神导致的神不安舍于心是心不藏神不寐的主要病机,心气虚损、心血不足、心阴不足、心阳亏虚是导致心神失养的关键因素,心火过盛、痰阻于心、心血瘀阻是造成心神不安的主要病理产物。

2. 从肝谈不寐的发病机制 肝主疏泄情志,七情发病,首推肝郁。在不寐患者中,因情志致病者不占少数,如《症因脉治·不得卧论》曰:"肝火不得卧之因,或因恼怒伤肝,肝气怫郁,或尽力谋虑,肝血有伤,肝主藏血,阳火扰动血室,则夜卧不宁矣。"刘罗冀等认为,肝之疏泄太过、情绪过激易发不寐,肝之藏血功能失调、阴血不足、魂无所居亦可导致失眠。张叶青等认为,肝实、肝虚均可病发不寐,肝实证有肝气郁结、肝胆湿热、肝郁化火、痰热内扰、瘀血内停,肝虚证有阴虚火旺和肝血亏虚。温小鹏认为,不寐的发病与肝的功能失调密切相关,如肝气郁结、疏泄不利,肝气亢逆、疏泄太过,肝火亢盛、灼伤血络,迫血妄行均可发为不寐。张星平等认为,肝阴不足、肝血内虚、肝阳亢盛、肝气横逆、肝火旺盛、肝经瘀血扰动肝魂,可令肝魂不安于舍而夜寐梦多,导致睡眠质量下降。

3. 从脾谈不寐的发病机制 《周慎斋遗书》曰："凡饮食入胃，全赖脾气运之，其精气上行于肺，化为津液，肺复降下，四布入心、入脾、入肝为血，入肾为精；其浊者入于脐下之幽门、转于小肠，达于大肠，会于阑门，糟粕出于广肠。津液泌于膀胱……"脾居中焦，通上连下，为水谷代谢的中流砥柱。赵素丽等认为，脾虚则气血阴阳俱损，最终可致神失所养而病发不寐。脾在志为思，随着社会经济的发展，生活节奏的加快，工作压力的增加，易使人思虑过度，所思不遂，影响机体功能的正常活动，故临床多见失眠、心悸等症状，持此观点的有李景。中焦脾胃乃气机升降之枢，张敏等认为，脾之转输功能失常，阴阳出入的道路不畅，最终可致阴阳失交而发不寐。脾运不利而水谷精微停滞失运，变生痰浊，扰意不安可生不寐，持此观点的有张星平。

4. 从肺谈不寐的发病机制 肺主气司呼吸，《素问·五脏生成》曰："诸气者，皆属于肺。"肺的功能是否正常决定气的功能能否正常运行。肺气调畅，人的精神情志活动如常，故能寐；若肺失宣肃，肺气上逆，发为咳嗽、气喘，呼多吸少，则神被邪扰而不能寐，持此观点的有张良芝、黎民等。曾凡玉等认为，肺气不足或邪扰肺络均能导致卫气营血生成的减少或者运行失常，不能完善昼夜寤寐的变化，阳不入于阴而病发不寐。孔令娟等认为，不寐的论治应从肺之虚、实两个方面切入：因痰浊阻肺而搅扰于魄所致的不寐为实证；因肺阴不足而失养于魄引发的不寐为虚证。魏小东等认为，阴、阳、气、血、痰、瘀、寒、热等可令魄不安舍于肺而不寐，痰湿蕴肺、痰瘀阻肺、肺阴不足与肺气不足是肺不藏魄不寐的主要致病因素。

5. 从肾谈不寐的发病机制 肾藏精，《素问·上古天真论》曰："肾者主水，受五脏六腑之精而藏之"，《素问·六节藏象论》云："肾者，主蛰，封藏之本，精之处也。"肾精是人体生命活动的根本，且为肾阴肾阳提供物质基础；肾阳温蕴脏腑，为机体功能活动提供动力；肾阴濡养脏腑，为人体活动提供营养物质。肾精充盛，肾阴肾阳平衡，则五脏得养，动力有源，脏腑和调，睡眠安和。常学辉等认为，不寐与肾阴亏损有关，肾水不足，一不能滋养肝肾，使肝血不充，肝阳不制，肝火上炎扰动魂神；二不能承于心，使心阳失潜，心火独亢上扰神明，以上由肾阴不足导致的两种情况均可引发失眠。巨晓绒等认为，肾阴虚则水不制火，致心火独亢上扰清窍可发不寐；肾阳虚不能启真水上交于心，使心神失养可致不寐，或肾阳衰于下，君火旺于上，形成上热下寒之不寐。张星平等认为，肾脏阴、阳、精、气的虚损，均能引起肾不藏志而发不寐，志不安舍于肾是肾不藏志不寐的核心病机。

二、常见分型

1. 心火炽盛 烦躁心烦、口干舌燥、小便短赤、舌尖红，可用朱砂安神丸来清泻心火、安神宁心。

2.胃气失和　胃胀不适、胸闷嗳气、大便不顺，可用半夏秫米汤来和胃健脾。

3.肝郁化火　急躁易怒、头昏脑涨、口苦，可用龙胆泻肝汤来清肝泻火、镇心安神。

4.心脾两虚　脸色苍白、四肢倦怠、多梦易醒、心悸、胃口差，可用归脾汤来补益心脾、养心安神。

5.肝郁血虚　难以入睡，即使入睡，也多梦易惊，或胸胁胀满，平时性情急躁易怒，舌红，苔白或黄，脉弦数。

6.心肝火旺　如突受情绪刺激，烦躁不安，久久不能入睡，心烦口苦，舌红苔黄腻，脉弦数等症。

7.心虚胆怯　虚烦不得眠，入睡后又易惊醒，终日惕惕，心神不安，胆怯恐惧，遇事易惊；并有心悸、气短、自汗等症状，舌质正常或淡，脉弦细。

8.肝胆两虚　肝病日久，身体亏虚，虚烦而难以入睡或入睡后容易惊醒，终日惕惕，胆怯恐惧，遇事易惊，舌淡，脉细弦等。

第三节　六经辨证

一、六经辨证的定义

六经指太阳、阳明、少阳的三阳经和少阴、太阴、厥阴的三阴经。七版《中医诊断学》指出：六经辨证，就是以六经所系经络、脏腑的生理病理为基础，将外感病过程中所出现的各种证候，综合归纳为太阳病证、阳明病证、少阳病证、太阴病证、少阴病证和厥阴病证六类证候，用来阐述外感病不同阶段的病理特点，并指导临床治疗。同时指出，六经病证的临床表现，均以经络、脏腑病变为其病理基础，其中三阳病证以六腑的病变为基础，三阴病证以五脏的病变为基础。所以六经辨证不仅适用于外感时病，也适用于内伤杂病。

二、六经论治失眠

1.太阳病概述、常用方、辨证要点　失眠从太阳病论治来源于营卫不和这一病机，基本治则是和调营卫，交通阴阳。常用方有桂枝汤、桂枝加龙骨牡蛎汤、桂枝甘草龙骨牡蛎汤、苓桂术甘汤、苓桂枣甘汤等。以心悸不寐、怔忡不适、四肢不温、气上冲感、汗出恶风、舌淡红或暗红、舌苔薄白、脉细或缓为辨证要点。

2.少阳病概述、常用方、辨证要点　《类证治裁》云："阳气自动而静，则寐；阴气自静而动，则寤。不寐者，病在阳不交阴也。"阳护于外，阴守于内，通过少阳枢机运转而阴阳交配。若少阳枢机不运，乃使表里开合无度，气血运行紊乱而阳气不交于阴而导致失眠。常用少阳病方有小柴胡汤、柴胡加龙骨牡蛎汤、柴胡桂枝汤、四逆散、奔豚汤等。以心烦不寐、口苦、咽干、目眩、往来寒热、胸胁苦满、苔薄、脉弦等见少阳证者为辨证要点。

3. 阳明病概述、常用方、辨证要点 阳明通降失常亦是导致失眠的一个常见因素，姜春华先生在其《中医学术思想研究及临床经验选粹》一书中亦明言："胃家实，腑浊上攻于心，心神受扰而不宁，故不眠。"如用安神镇静之品，是治标而遗其本，服大量催眠药无效即是明证，法当去胃腑之实，实祛浊除，心神得宁，自然安寐。常用阳明病方有大小承气汤、调胃承气汤、白虎汤、百合地黄汤、栀子豉汤、栀子厚朴汤、桃核承气汤等。以心中烦躁、辗转不眠、手足心热、口干多汗、小便短赤、大便干结、舌质红、脉弦数有力见阳明证者为辨证要点。

4. 厥阴病概述、常用方、辨证要点 阴火热在上，水寒在下而阴阳不交，气机升降失常，呈现厥阴寒热错杂之状态，而发为失眠。常用方有乌梅丸、半夏泻心汤、甘草泻心汤、柴胡桂枝干姜汤等。以烦躁焦虑、潮热汗出、四肢末端冷、心烦、口干口苦、喜温饮、舌苔中后根腻、尺脉沉弱弦紧为辨证要点。

5. 太阴病概述、常用方、辨证要点 营卫不和可导致失眠，营卫化生不足亦可导致失眠，而脾主运化，如若脾胃功能较弱，营卫化生亦不足，同样可以导致失眠。常用方有理中汤、皂荚丸、瓜蒌薤白半夏汤、甘麦大枣汤等。以常悲伤欲哭不能自主、睡眠不实、哈欠频作、眩晕、疲乏过度或伴腹痛恶心、呕吐等见太阴证者为辨证要点。

6. 少阴病概述、常用方、辨证要点 "少阴之为病，脉微细，但欲寐也"。欲寐就是那种似睡非睡、精神萎靡、困倦思睡而不得的状况。常用方有麻黄附子细辛汤、真武汤、茯苓四逆汤、黄连阿胶汤、猪苓汤等。以默默欲眠、入睡困难、疲惫无神、怕冷无汗、头痛、腹痛、腰痛、牙痛见少阴证者为辨证要点。

三、六经辨证分论不寐的经方研究

1. 从太阳论治不寐的经方研究 李向红用桂枝汤为主，治疗了35例顽固性失眠患者，李莹鸿以桂枝汤为基础治疗了36例更年期失眠患者，均取得了较好的疗效。姚杰用桂枝加龙骨牡蛎汤为主治疗虚证不寐患者38例，郑艳辉则用该方治疗了30例围绝经期焦虑性失眠障碍患者，均收到了满意的疗效。

2. 从阳明论治不寐的经方研究 郑绍周教授善用仲景方治疗不寐，其中食积不寐可用调胃承气汤来治疗。汪兴生运用调胃承气汤加减治疗了50例不寐患者，王淑娟用此方加减治疗34例不寐患者，均证实了调胃承气汤在治疗阳明型失眠症上的显著作用。

3. 从少阳论治不寐的经方研究 黄晓玲采用柴胡桂枝加龙骨牡蛎汤加味，李莲英采用柴胡加龙骨牡蛎汤，张煜奎运用小柴胡桂枝汤加味治疗不寐患者，临床效果均十分显著，且发现柴胡桂枝汤还有改善抑郁情绪的作用。张文学采用小柴胡汤加减治疗了 37 例更年期失眠患者，总有效率为 90.6%。李婷爱在临证中发现四逆散加味可以治疗气郁型的顽固性失眠患者。此外，大柴胡汤也可以用于失眠症的治疗，其对应的是胃腑郁热证。

4. 从太阴论治不寐的经方研究　曹觉予在临床上善用五苓散加味治疗失眠症。刘赞发现应用炙甘草汤治疗部分不寐患者，疗效显著。姬水英用炙甘草汤为主治疗了 30 例老年顽固性失眠患者，总有效率为 90.33%。谢光璟临证 30 余载，灵活运用酸枣仁汤治疗不寐，屡起沉疴。帅焘运用加味酸枣仁汤治疗失眠患者 150 例，张凤茹用酸枣仁汤治疗 70 例失眠患者，均取得了较好的疗效。黄政德教授擅用甘麦大枣汤治疗不寐，并指出应抓住"易惊醒"这一主症。

5. 从少阴论治不寐的经方研究　乔文波认为，猪苓汤可用于治疗顽固性失眠。何庆勇对黄连阿胶汤治疗顽固性失眠有着独到的经验，总结其方证为心中烦热、失眠、舌红绛。和红霞运用黄连阿胶汤加减治疗 30 例失眠患者，刘国英运用黄连阿胶汤治疗不寐患者 40 例，何丰华运用黄连阿胶汤治疗阴虚火旺型不寐患者 80 例，均取得了良好的治疗效果，临床值得推广应用。

6. 从厥阴论治不寐的经方研究　李智文发现加味乌梅汤治疗寒热错杂型的厥阴证失眠有效。李凤霞发现半夏泻心汤对夏季失眠有着十分显著的疗效，郝芬兰以半夏泻心汤为主治疗了 102 名失眠患者，总有效率为 93.1%。

将以上方剂从六经辨证角度进行分类发现：可用于太阳病失眠的经方有桂枝汤、桂枝甘草龙骨牡蛎汤；治疗阳明病失眠的方剂有调胃承气汤；少阳病失眠的代表方为四逆散、小柴胡汤、柴胡加龙骨牡蛎汤；治疗少阴病不寐的经方有猪苓汤和黄连阿胶汤；厥阴病不寐的代表方是乌梅丸和半夏泻心汤；酸枣仁汤、炙甘草汤、甘麦大枣汤、五苓散也是比较常见的用于治疗不寐的经方，一些经方派医家将其归入太阴病的范围。

四、六经辨证论治不寐的现代研究

谭颖研通过临床观察探讨甲状腺功能亢进（简称甲亢）合并失眠症患者的六经分布规律，发现六经辨证分型中以少阳病和少阴病为主。从病程来看，初期以少阳病为主，随着病程的进展，多兼有少阴病热化证和少阴病寒化证。从临床表现来看，入睡困难及多梦的患者以少阳病为主；易惊易醒或睡眠维持时间减少多见于少阴病热化证和少阳病；日间功能障碍患者则多见于少阴病寒化证和少阴病热化证。周颂衡通过临床观察研究发现，不寐患者具有明显的心理特征改变，心理因素与失眠有着高度的相关性；通过对 200 例不寐患者进行六经辨证发现，以杂病型居多，其次依序为少阳型、少阴型、阳明型、厥阴型、太阳型与太阴型同多；睡眠质量方面，中重度失眠以杂病型居多，轻度失眠以少阳型居多。并认为治疗不寐应考虑少阳与少阴两经，抓住枢机不利、营卫不和、胆郁脾虚、痰瘀上扰这一病机关键。

李艳根据临床所见，联系《伤寒论》，发现少阴病与躁郁、失眠有着密切的相关性，在临床实践中发现，从少阴论治精神障碍，疗效可靠。少阴病证包括了少阴本经病的寒化与热化。少阴合并他经病证则分为少阴厥阴伏寒，太阴少阴伏寒，三阴伏寒，太阳少阴合并病。其强调了温潜肾阳法在精神心理睡眠障碍治疗中具有重要的地位。李巨奇通过对369例失眠症患者的六经证候进行调查，根据六经证型的频数分布，确定了9个具有代表性的主要证型：①阴虚火旺，心肾不交；②邪壅中焦，气机阻滞；③少阳枢机不利；④营卫不和；⑤厥阴阳郁失宣；⑥寒热错杂，肝热脾寒，火逆神乱；⑦血虚寒凝，肝阳失用，阴阳不和；⑧气血阴阳两虚；⑨太阴虚寒，气血不足。调查显示，六经证型的分布，偏重三阴，突出厥阴、少阳二经，可能与枢机不利引起的情志变化相关。张毅之认为，太阳病的不寐，卫强营弱采用桂枝甘草龙骨牡蛎汤治疗，膀胱蓄水治以五苓散。阳明病导致的失眠，热扰胸膈用栀子豉汤，胃热失降用调胃承气汤；邪热结肠用大承气汤。少阳病胆郁化火型不寐，治以小柴胡汤，三焦失枢所致不寐，用柴胡桂枝干姜汤治疗。太阴辨治不寐，用理中汤加味。少阴病导致不寐，阴虚阳亢治以猪苓汤，阳虚阴盛治以四逆汤。厥阴辨治失眠，相火亢盛，肝火上扰心神致失眠，治以干姜黄芩黄连人参汤加味。郭进财从伤寒六经辨证入手论治不寐：太阳病辨治，可用桂枝汤、桂枝甘草龙骨牡蛎汤、五苓散、桃核承气汤。阳明病辨治，治以栀子豉汤、白虎汤、白虎加人参汤、三承气汤。少阳病论治，可用小柴胡汤、柴胡桂枝干姜汤、柴胡加龙骨牡蛎汤、大柴胡汤、四逆散。太阴病辨治，脾虚湿困中焦所致不寐治以理中汤。少阴病辨治，可用猪苓汤、黄连阿胶鸡子黄汤及四逆汤。厥阴病辨治，可用干姜黄芩黄连人参汤和乌梅丸。郭氏运用六经辨证论治失眠，无论是原发性失眠还是继发性失眠，都取得了较好的疗效。

综上，现代医家不乏有用六经辨证论治不寐者，对失眠进行六经辨证，发现以杂病型居多，单经病中以少阳病及少阴病较多见，其他单经病也可以见到。失眠多与心情抑郁，烦躁有关，少阳主枢机，因此从少阳论治失眠可以调畅情志，枢机得利则全身气血得以正常运行，阳入于阴则寐。从少阴论治不寐则可以清心火、滋肾水、心神相交，夜寐则安。

第四节　其他辨证

当代经方大家黄煌教授临床上治疗不寐常用的经方有除烦汤，即半夏厚朴汤与栀子厚朴汤的合方，适用于咽喉有异物感，消化不适，烦躁眠差的患者；柴胡加龙骨牡蛎汤适用于精神神经症状比较突出的患者；三黄泻心汤则适用于实热证的失眠患者。熊继柏国医大师认为，临床常见的失眠主要有六型，其中心肝血虚型用酸枣仁汤，阴虚火旺型用黄连阿胶汤，阳虚失眠方用半夏秫米汤合桂枝加龙骨牡蛎汤。赵德喜教授擅长从少阳论治失眠，并创立了解郁安神方，该方根据小柴胡汤、柴胡加龙骨牡蛎汤、柴胡桂枝干姜汤等化裁，在临床上治疗了4000多例病例，总有效率在80%以上，疗效显而易见。董湘玉教授将失眠辨为四类，即阴虚证、阳虚证、火热证、虚劳证。其中，火热证可用半夏泻心汤、温胆汤、半夏厚朴汤、大承气汤治疗；治疗阴虚不寐的经方有百合知母汤、百合地黄汤、酸枣仁汤、黄连阿胶汤、麦门冬汤；桂枝加龙骨牡蛎汤、补中益气汤、附子干姜汤、金匮肾气汤、附子汤可用来治疗阳虚证；对于虚劳证失眠，均可以用酸枣仁汤加减治疗。伍炳彩教授善治内科疑难杂症，且多从少阳论治，治疗不寐亦如此。伍老认为，少阳气津不利可采用温胆汤治疗，少阳经气不利、气血不和可用小柴胡合桂枝加龙骨牡蛎汤化裁治疗。李铁善用栀子豉汤合百合地黄汤来治疗失眠，临证上取得了较好的的效果。陆曙教授临床善用经方治疗不寐，常用的经方有百合地黄汤、栀子豉汤、酸枣仁汤、半夏秫米汤、甘麦大枣汤。

参 考 文 献

蔡向红，陈利国.不寐从火论治的机理[J].中国中医基础医学杂志，1997, 3(4): 15-17.

曹觉予，林钰久，苏琛，等.五苓散加味辨治失眠症[J].现代中医药，2010, 30(3): 57.

曾凡玉，吴华堂.五脏辨失眠，肺首当其要[J].陕西中医，2015, 36(1): 71-73.

常学辉，杜萌萌.浅议"失眠从肾论治"[J].时珍国医国药，2014, 25(2): 419.

陈颜，张东兰，董湘玉.董湘玉教授经方论治失眠经验介绍[J].贵阳中医学院学报，2015, 37(2): 46-49.

冯瑶捧.黄煌教授治疗失眠经验解析[J].内蒙古中医药，2015, 34(10): 40-41.

郭进财.六经辨证与方证相应相结合诊治失眠症思路探讨[J].光明中医，2015, 30(7): 1385-1386.

郝芬兰，吴立明.半夏泻心汤加味治疗失眠102例[J].四川中医，2007, 25(9): 70.33

何丰华.黄连阿胶汤治疗阴虚火旺型失眠80例疗效观察[J].云南中医中药杂志，2010, 31(2): 27.

何红.帅焘运用加味酸枣仁汤治疗失眠150例临床观察[J].云南中医中药杂志，2016, 37(11): 5-6.

和红霞.黄连阿胶汤加减治疗失眠30例[J].辽宁中医药大学学报，2008, 10(10): 109.

黄春华，杨小波，杨志敏.从阳虚论治失眠的文献计量学分析[J].中医研究，2012, 25(5): 16-20.

黄曼.论中医心与不寐的关系[J].天津中医药，2012, 29(3): 256-257.

黄晓玲，吴淑平.柴胡桂枝加龙骨牡蛎汤加味治疗顽固性失眠90例临床分析[J].中医临床研究，2015, 7(5): 6-8.

姬水英，王东，牛菲，等．炙甘草汤加减治疗老年顽固性失眠 30 例 [J]. 中国老年学杂志，2012,
　　32(17): 3757-3758.

巨晓绒，马永琦，等．从肾辨治中老年不寐撷菁 [J]. 江苏中医药，2016, 48(6): 46-47.

孔令娟，杜英杰，翟冰峰．从肺论治失眠 [J]. 北方药学，2011, 8(1): 74.

李凤霞，陈瑞芳．半夏泻心汤治疗夏季失眠机理探讨 [J]. 光明中医，2011, 26(8): 1716-1717.

李景．失眠证从脾胃论治 [J]. 中国中医基础医学杂志，2002, 8(1): 28.

李巨奇．失眠症伤寒六经辨治规律探讨及临床研究 [D]. 广州：广州中医药大学，2010: 35.

李莲英，冯而标，伍尚伟，等．柴胡加龙骨牡蛎汤治疗失眠时效性临床观察 [J]. 陕西中医，2017,
　　38(3): 322-324,

李双侠，郭成龙，毛茂王．大柴胡汤加味治疗失眠胃腑郁热证的临床分析 [J]. 中国保健营养 (上
　　旬刊), 2013, (10): 6038.

李婷爱．四逆散加味治疗失眠的临床体会 [J]. 山西中医，2014, 30(9): 43 44.

李向红．桂枝汤治疗顽固性失眠症 [J]. 医学信息，2015, 28(30): 362.

李鑫辉，许福丽，李雅婧，等．黄政德教授运用甘麦大枣汤治疗失眠临床经验 [J]. 湖南中医药大
　　学学报，2017, 37(4): 390-391, 394.

李亚金，张星平，陈俊逾，等．心不藏神不寐 [J]. 中华中医药杂志，2017, 32(3): 947-949.

李艳．从少阴证辨治精神心理睡眠障碍 [J]. 上海中医药杂志，2009, 43(11): 21-24.

李莹鸿，靳利利．桂枝汤加减治疗更年期失眠的临床观察 [J]. 内蒙古中医药，2014, 33(35): 44.

李智文．加味乌梅汤治疗厥阴证失眠临床疗效观察 [D]. 北京：北京中医药大学，2013.

刘国英．黄连阿胶汤加减治疗失眠 40 例疗效体会 [J]. 内蒙古中医药，2017, 36(5): 27-28.

刘罗冀，张虹，丰芬，等．从肝论治失眠研究进展 [J]. 中医学报，2015, 1(1): 114-116.

刘赞，杨志敏．运用炙甘草汤治疗失眠的体会 [A]. 广州 2014 年中医药学术年会论文集 [C]. 广州：
　　广州市中医药学会，2014: 217-219.

聂妞，李点，姚欣艳，等．熊继柏教授辨治失眠经验 [J]. 中华中医药杂志，2015, 30(9): 3188-
　　3190.

乔文波．猪苓汤治疗顽固性失眠 1 例 [J]. 吉林中医药，2001, 21(2): 52.

舒怀，李月，于恒．从心论治失眠症 [J]. 中国老年保健医学，2012, 10(4): 69-70.

谭颖研．甲亢并失眠症六经辨证分型研究 [D]. 广州：广州中医药大学，2014: 23-29.

汪兴生，解光艳．调胃承气汤加减治疗失眠 50 例疗效观察 [J]. 吉林中医药，2013, 33(2): 156-
　　157.

王淑娟．调胃承气汤加减治疗失眠的疗效分析 [J]. 中国社区医师，2016, 32(23): 108-109.

魏小东，张星平，陈俊逾，等．肺藏魄理论与肺不藏魄不寐证治 [J]. 中华中医药杂志，2016,
　　31(2): 372-375.

温小鹏．失眠从肝论治浅析 [J]. 光明中医，2012, 27(3): 425-426.

夏成霞．陆曙运用经方治疗失眠的经验 [J]. 江苏中医药，2014, 46(5): 21-22.

谢光璟，王平．王平教授以酸枣仁汤为主方治疗失眠经验 [J]. 世界睡眠医学杂志，2016, 3(5):
　　302-304,

宿德民．李铁运用经方治疗失眠经验 [J]. 湖南中医杂志，2014, 30(7): 26-27.

徐美翔，伍建光．伍炳彩从少阳论治 "不寐" 验案 2 则 [J]. 江西中医药，2016, 47(2): 37-38.

严石林，李正华．从心辨治失眠 [J]. 成都中医药大学学报，2002, 25(3): 59-61.

杨翠花，魏琴，何林熹，等．从心神治疗失眠症探讨 [J]. 时珍国医国药，2015, 26(9): 2211-2212.

姚杰．桂枝加龙骨牡蛎汤治疗虚证不寐 72 例 [J]. 河北中医，2001, 23(9): 690-691.

尹湘君．何庆勇运用黄连阿胶汤治疗顽固性失眠经验 [J]. 中国中医药信息杂志，2015, 22(3): 104-105.

张凤茹．酸枣仁汤治疗失眠 70 例疗效观察 [J]. 中国卫生产业，2012, 9(19): 161.

张金生，宫洪涛．郑绍周以仲景方治疗失眠的经验 [J]. 辽宁中医杂志，2003, 30(3): 165.

张良芝，黎民，常学辉，等．不寐从肺论治 [J]. 中医学报，2016, 31(213): 211-213.

张敏，纪立金，黄俊山．从脾郁角度探析失眠从中焦论治 [J]. 中华中医药杂志，2016, 31(10): 3914-3916.

张文学．小柴胡汤加减治疗更年期失眠症研究 [J]. 中国医学创新，2010, 7(25): 65-66.

张星平，邓宁，刘敬标，等．肝不藏魂梦象证治刍议 [J]. 中华中医药杂志，2011, 26(8): 1717-1719.

张星平，刘在新，黄刚．根据失眠症状表现不同归属五脏辨识探析 [J]. 中华中医药杂志，2009, 24(5): 554-557.

张星平，徐争光，陈俊逾，等．肾不藏志不寐刍议 [J]. 中医药学报，2014, 42(6): 1-3.

张叶青，刘平．从肝浅谈不寐的发病 [J]. 江苏中医药，2003, 24(9): 54-55.

张毅之，王评．《伤寒论》六经辨治失眠探讨 [J]. 江苏中医药，2010, 42(9): 1-2.

张煜鑫，王庆国．柴胡桂枝汤加味治疗失眠症临床观察 [J]. 陕西中医，2016, 37(11): 1462-1463.

赵鸿飞，高阳，赵德喜．从少阳病论治失眠 [J]. 中华中医药杂志，2017, 32(5): 2040-2042.

赵素丽，赵克华．从脾论治失眠证探析 [J]. 辽宁中医药大学学报，2008, 10(10): 20-21.

郑艳辉．桂枝加龙骨牡蛎汤治疗围绝经期焦虑性失眠障碍患者的疗效观察 [J]. 中国初级卫生保健，2016, 30(11): 59-60.

周颂衡．不寐的六经辨治与情志关系影响的临床思路探讨 [D]. 广州：广州中医药大学，2012: 26, 27, 51.

第**4**章　中西医诊疗方案

第一节　中西医检测评定

一、失眠症的诊断程序

1. *病史采集*　临床医师须仔细询问病史，包括具体的睡眠情况、用药史及可能存在的物质依赖情况，进行体格检查和精神心理状态评估。睡眠状况资料获取的具体内容包括失眠的表现形式、作息规律、与睡眠相关的症状及失眠对日间功能的影响等。可以通过自评量表工具、家庭睡眠记录、症状筛查表、精神筛查测试及家庭成员陈述等多种手段收集病史资料。推荐的病史收集过程 [（1）～（7）为必要评估项目，（8）为建议评估项目] 如下。

（1）通过系统回顾，明确是否存在神经系统、心血管系统、呼吸系统、消化系统和内分泌系统等疾病，还要排查是否存在其他各种类型的躯体疾病，如皮肤瘙痒和慢性疼痛等。

（2）通过问诊，明确患者是否存在心境障碍、焦虑障碍、记忆障碍，以及其他精神障碍。

（3）回顾药物或物质应用史，特别是抗抑郁药、中枢兴奋性药物、镇痛药、镇静药、茶碱类药、类固醇及酒精等精神活性物质滥用史。

（4）回顾过去 2～4 周总体睡眠状况，包括入睡潜伏期（上床开始睡觉到入睡的时间），睡眠中觉醒次数、持续时间和总睡眠时间。需要注意在询问上述参数时应取用平均估计值，不宜将单夜的睡眠状况和体验作为诊断依据；推荐使用体动睡眠检测仪进行 7 天为一个周期的睡眠评估。

（5）进行睡眠质量评估，可借助于匹兹堡睡眠质量指数（PSQI）问卷等量表工具，推荐使用体动睡眠检测仪进行 7 天为一个周期的睡眠评估，用指脉血氧监测仪监测夜间血氧。

（6）通过问诊或借助于量表工具对日间功能进行评估，排除其他损害日间功能的疾病。

（7）针对日间思睡患者进行，结合问诊筛查睡眠呼吸紊乱及其他睡眠障碍。

（8）在首次系统评估前，最好由患者及其家人协助完成为期2周的睡眠日记，记录每日上床时间，估计睡眠潜伏期，记录夜间觉醒次数及每次觉醒的时间，记录从上床开始到起床之间的总卧床时间，根据早晨觉醒时间估计实际睡眠时间，计算睡眠效率（即实际睡眠时间／卧床时间×100%），记录夜间异常症状（打鼾、异常呼吸、行为和运动等），日间精力与社会功能受影响的程度，午休情况，日间用药情况和自我体验。

2. 量表测评

（1）病史的系统回顾：推荐使用康奈尔健康指数（CMI）进行半定量的病史及现状回顾，获得相关躯体和情绪方面的基本数据支持证据。

康奈尔健康指数适用于14岁以上人群，可用于正常人、普通医院和精神病院中的非重性精神病患者。通过有限时间的CMI检查，能够收集到大量的有关心理学和医学的信息，起到标准化心身健康病史检查及问诊指南的作用。CMI的运用能够为正常人群心身健康水平的了解，心理干预措施的实施，心身障碍患者的早期发现和临床研究等提供依据。

（2）睡眠质量量表评估：失眠严重程度指数；匹兹堡睡眠质量指数；疲劳严重程度量表；生活质量问卷；睡眠信念和态度问卷，Epworth思睡量表评估等。

匹兹堡睡眠质量指数量表是由美国匹兹堡大学医学中心精神科睡眠和生物节律研究中心睡眠专家Buysse Dj等于1993年编制。此表已在国内由刘贤臣等进行信度和效度检验，认为适合国内患者应用。国内已有应用此表评定失眠患者和甲状腺功能亢进症患者睡眠质量的研究报告。

（3）情绪（包括自评与他评）失眠相关测评量表：抑郁自评量表；状态－特质焦虑问卷。

90项症状自评量表（SCL-90）：该量表包括90个反映常见心理健康状况的项目，评定以总平均水平、各因子的水平及表现突出的范围为依据，借以了解患者心理问题的范畴、表现及严重程度等。

抑郁自评量表（SDS）：该量表总分超过41分可考虑筛查阳性，即可能有抑郁存在，需要进一步检查。SDS操作方便，易于使用，在综合医院心理咨询及心身医学门诊或病房均可使用。

状态－特质焦虑问卷（STAI）：在设计之初是想为临床提供一种工具用以区别评定短暂的焦虑情绪状态和人格特质性焦虑倾向。目前STAI已广泛用于临床评定和评估焦虑体验的变化。

焦虑自评量表（SAS）适用于有焦虑症状的成人，可作为临床了解患者焦虑症状的测量工具。

3. 认知功能评估　注意功能评估推荐使用视听整合持续测试；记忆功能推荐使用韦氏记忆量表。

韦克斯勒智力量表（Wechsler intelligence scales）又称韦氏记忆量表，是目前国际上最常用的智力量表之一。包括学龄前期（4～6岁）、儿童期（6～16岁）和成人（16岁以上）三个年龄段版本。其中韦氏成人智力量表中文修订版（WAIS-RC），该量表中共包含11个分测验。其中，常识、数字广度、词汇、算术、理解和类同6个分测验构成言语量表，填图、图片排列、积木图案、物体拼凑和数字符号5个分测验构成操作量表。言语量表和操作量表交替进行，每个分测验的原始分都须转化成平均数为10、标准差为3的标准分数才能比较。此外，11个分测验量表分数可合并成言语分、操作分和全量表分。由于信度和效度较高，韦氏记忆量表被公认为是较好的记忆评定量表。

4. 客观评估　失眠患者对睡眠状况的自我评估更容易出现偏差，必要时须采取客观评估手段进行甄别。

睡眠监测：整夜多导睡眠图（PSG）主要用于睡眠障碍的评估和鉴别诊断。对慢性失眠患者鉴别诊断时才可以进行PSG评估。多次睡眠潜伏期试验用于发作性睡病和日间睡眠过度等疾病的诊断与鉴别诊断。体动记录仪可以在无PSG监测条件时作为替代手段评估患者的夜间总睡眠时间和睡眠模式。指脉血氧监测可以了解睡眠过程中的血氧情况，在治疗前后都应该进行，治疗前主要用于诊断是否存在睡眠过程中缺氧，治疗中主要判断药物对睡眠过程中呼吸的影响。

边缘系统稳定性检查：事件相关诱发电位检查可以为情绪和认知功能障碍诊断提供客观指标。神经功能影像学为失眠的诊断和鉴别诊断开拓了崭新的领域，由于检查的复杂性和设备昂贵，在临床工作中尚无法推广。

病因学排除检查：因为睡眠疾病的发生常常和内分泌功能、肿瘤、糖尿病和心血管病相关，所以建议进行甲状腺功能检查、性激素水平检查、肿瘤标志物检查、血糖检查、动态心电图夜间心率变异性分析。

辅助检查：了解睡眠障碍的最重要方法是应用脑电图多导联描记装置进行全夜睡眠过程的监测。因为睡眠不安和白天嗜睡的主诉有各种不同的原因，而脑电图多导联描记对于准确诊断是必不可少的。

在询问病史和重点神经系统查体的基础上，为鉴别器质性病变导致的失眠，必要的有选择性的辅助检查项目包括：① CT及MRI等检查；②血常规、血电解质、肝肾功能；③心电图、腹部B超、胸透。

二、失眠症的中医诊法

中医诊法是中医学的组成部分，是指中医诊察和收集疾病有关资料的诊察疾病的方法。以中医理论为指导，主要运用"四诊"的方法诊察疾病，探求病因、病位、病性及病势，辨别证候，对疾病做出诊断，为治疗提供依据。而"四诊"主要包括望、闻、问、切。

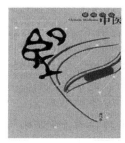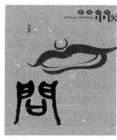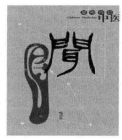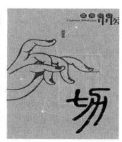

1. 望诊　望诊主要通过望患者的"神、色、形、态"等整体表现，对病性的寒热虚实、病情轻重缓急形成总体的认识。"情动于中，而形于外"，人的心理活动会通过人的表情神态、动作语言表现出来，望诊即运用视觉观察患者的神色形态、局部表现来诊察、辨别其心理状况。

望诊主要体现在望神方面，望神的要点，重在目光、面色与表情。《推蓬寤语·原养生之教》曰"目为神之牖"。察目可知精神之盛衰。"睹其色，察其目，知其散复"。通过观察并与患者目光接触，可了解患者的心理状态。"听其言也，观其眸子，人焉廋哉"。望目光重点看视线有无闪避、游移等。与人碰面，在双方对视中，很快把目光移开的人，是想摆脱当前的尴尬局面。通常，当人们心中有愧疚或有所隐瞒时，才会把视线主动转移开来。面部的颜色和表情是神之彰显。《望诊遵经·变色望法相参》说"怒则肝气逆，故悖悖然目张毛起而面苍；愧则心气怯，故赧然颜渐汗出而面赤；思则气结于脾，故睑定而色黄以涩；喜则气发于外，故颐解而色红且散"。通过望面部色泽的变化，不仅可以了解脏腑精血盛衰，还可以了解患者的精神情感状态。望形态可了解患者的体质、发育及营养状况，有助于了解气血的盛衰、五脏的虚实、邪正的消长等。

2. 闻诊　闻诊是通过听声音和嗅气味进行诊断的方法。闻诊主要表现在声音语言方面。声音的高低缓急、强弱快慢、颤抖低语，均与症状变化相联系。不同的心理状态发出的声音性质亦不相同。盛怒时，常有呼叫以示抗拒；欢乐时，常有喜笑以表快意；略有所得，常以轻声歌咏以舒情怀；悲伤时，常惊呼呻吟以示馁怯之情；心情抑郁，时有唉声叹气。如说话声音很大，常常表达了警告或烦恼之情，而声音变小、变弱可能说明心情不快或表示失望；音调的提高常常表明烦恼及警告之意，而音调的降低则可能表示强调或怀疑其内容等。

另外，闻诊还应注意患者的人格体质差异，如勇敢者体质健壮，耐受力强，意志坚定一般病痛不轻易出声，若病有声常提示很严重；而怯懦者却相反，稍有不适或面临困难，便"恐不能言，失气，惊，颜色变化"。如有些患者反复陈述躯体症状，所描述的症状或是限于身体某一部位或器官，或是遍及全身各处，部位可以长期固定不变，也可以不时变换或到处游走，不断要求给予检查，且无视反复检查的阴性结果，将躯体不适症状归咎为躯体患病。

3. 问诊　询问病史是诊断疾病的钥匙，也是了解患者心理状态的重要渠道。医师通过与患或其陪诊者进行有目的的交谈，可以了解患者的起病经过、自觉症状、思维意识、情绪变动、生活环境、人格气质、人事变动等诸多有关心理活动的情况。

具体问诊方法，《素问·移精变气论》做了阐述："闭户塞牖，系之病者，数问其情，以从其意。"如此，有利于消除患者顾虑，使其有安全感，患者才能述说涉及个人隐私或与家庭生活有关的病史，从而有助于医师获取真实的病情资料。医师还要从多角度询问患者，深入了解有关病史，才能做出正确的诊断。

4. 切诊　切诊是通过局部的脉诊和按诊，了解机体脏腑经络气血、精神情志等变化的一种诊断手段。脉诊自古以来就是诊察心理疾病不可忽视的方法。脉象在心理病机分析和心身病症预后判断方面有重要意义。孙思邈曾总结："人乐而脉实，人苦而脉虚，性急而脉缓，性缓而脉躁，此皆为逆，逆则难治。"

初诊开始时，患者之脉首疾数，一两分钟后，脉逐渐缓和下来且伴有神情不安等，属敏感、紧张、胆小类型，若再发现其此时手掌微微汗出而湿漉漉的，则可确认其性格类型，大多属自主神经功能不稳定型，心身病症与神经症的罹患可能性极高。如初诊脉 3～5 分钟脉率几乎无变化，手掌无湿汗且不急于开口述说者，是心有定见、情感相对稳定者。中年以上，脉弦紧而重按有力，且跳动颇有规律者，大多长期从事较紧张且有重任的工作，一直处于应激状态。

通过"四诊"的不同诊察方法，可以从不同角度检查疾病和收集临床资料，为辨证提供可靠依据。四者不可相互取代，而应当"四诊和参"，方可诊断有据，辨证无误。在具体应用时，应当重视局部与整体、内与外的统一，强调四诊综合运用，对疾病的发展作动态观察，还应考虑到自然环境和个体差异所造成的影响。

第二节　中医治疗概述

《难经》最早提出"不寐"这一病名，在《内经》中称为"目不瞑""不得眠""不得卧"，并认为不寐的原因主要有两种：一是其他病证影响，如咳嗽、呕吐、腹满等，使人不得安卧；二是气血阴阳失和，使人不能入寐，如《素问·病能论》曰："人有卧而有所不安者，何也？……脏有所伤及，精有所寄，则安，故人不能悬其病也。"《素问·逆调论》还记载有"胃不和则卧不安"，是指"阳明逆不得从其道""逆气不得卧，而息有音者"，后世医家延伸为凡脾胃不和、痰湿、食滞内扰，以致寐寝不安者均属此。《难经·四十六难》认为，老年人不寐的病机为"血气衰，肌肉不滑，荣卫之道涩，故昼日不能精，夜不得寐也"。汉代张仲景在《伤寒论》及《金匮要略》中记载了用黄连阿胶汤及酸枣仁汤治疗不寐，至今临床仍有应用价值。《古今医统大全·不得卧》较详细地分析了不寐的病因病机，并对临床表现及其治疗原则做了较为详细的论述。张景岳《景岳全书·不寐》较全面地归纳和总结了不寐的病因病机及其辨证施治方法，"寐本乎阴，神其主也，神安则寐，神不安则不寐。其所以不安者，一由邪气之扰，广由营气之不足耳"，还认为"饮浓茶则不寐，心有事亦不寐者，以心气之被伐也"。《景岳全书·不寐·论治》中指出，"无邪而不寐者……宜以养营气为主治……即有微痰微火皆不必顾，只宜培养气血，血气复则诸症自退，若兼顾而杂治之，则十曝一寒，病必难愈，渐至元神俱竭而不可救者有矣"；"有邪而不寐者，去其邪而神自安也"。《医宗必读·不得卧》将不寐原因概括为"一曰气盛，一曰阴虚，一曰痰滞，一曰水停，一曰胃不和"五个方面。《医效秘传·不得眠》将病后不寐病机分析为"夜以阴为主，阴气盛则目闭而安卧，若阴虚为阳所胜，则终夜烦扰而不眠也。心藏神，大汗后则阳气虚，故不眠。心主血，大下后则阴气弱，故不眠，热病邪热盛，神不精，故不眠。新瘥后，阴气未复，故不眠。若汗出鼻干而不得眠者，又为邪入表也"。不寐是以不能获得正常睡眠，以睡眠时间、深度及消除疲劳作用不足为主的一种病证。

综上所述，不寐是由于情志、饮食内伤、病后及年迈、禀赋不足、心虚胆怯等病因，引起心神失养或心神不安，从而导致经常不能获得正常睡眠为特征的一类病证。主要表现为睡眠时间、深度的不足及不能消除疲劳、恢复体力与精力，轻者入睡困难，或寐而不酣，时寐时醒，或醒后不能再寐，重则彻夜不寐。不寐虽不属于临床危重疾病，但常妨碍人们正常的生活、工作、学习和健康，并能诱发或加重心悸、胸痹、眩晕、头痛、中风病等病证的发生。顽固性的不寐，在给患者带来长期的痛苦的同时也使患者形成对催眠类药物的依赖，而长期服用催眠类药物又可引起医源性疾病。中医药通过整体辨证来调整人体脏腑气血阴阳的功能，使患者睡眠状态得到明显改善，且不引起药物依赖及医源性疾病，因而临床疗效得到肯定。

第三节　治疗原则

1. 辨脏腑。不寐的主要病位在心，由于心神失养或不安，神不守舍而不寐，但与肝、胆、脾、胃、肾的阴阳气血失调相关。如急躁易怒而不寐，多为肝火内扰；遇事易惊，多梦易醒，多为心胆气虚；面色少华，肢倦神疲而不寐，多为脾虚不运，心神失养；嗳腐吞酸，脘腹胀满而不寐，多为胃腑宿食，心神被扰；胸闷，头重目眩，多为痰热内扰心神；心烦心悸，头晕健忘而不寐，多为阴虚火旺、心肾不交、心神不安等。

2. 辨虚实。不寐虚证，多属阴血不足、心失所养，临床特点为体质瘦弱、面色无华、神疲懒言、心悸健忘，多由脾失运化、肝失藏血、肾失藏精所致。实证为火盛扰心，临床特点为心烦易怒、口苦咽干、便秘溲赤，多因心火亢盛或肝郁化火所致。

3. 在补虚泻实、调整脏腑气血阴阳的基础上辅以安神定志是本病的基本治疗方法。实证宜泻其有余，如疏肝解郁，降火涤痰，消导和中。虚证宜补其不足，如益气养血，健脾、补肝、益肾。实证日久，气血耗伤，亦可转为虚证，虚实夹杂者，治宜攻补兼施。安神定志法的使用要结合临床，分别选用养血安神、镇惊安神、清心安神等具体治法，并注意配合精神治疗，以消除紧张焦虑，保持精神舒畅。

第四节　辨证思路

《金匮要略》曰："妇人脏躁，喜悲伤欲哭，象如神灵所作，数欠伸，甘麦大枣汤主之。"又曰："百合病，百脉一宗，悉致其病也，意欲食复不能食，常默默，欲卧不能卧，欲行不能行……其脉微数。"经文所述之脏躁、百合病，均为神志方面疾病。其病有热病之后，余热未解，致使阴液耗损；有因平素情志不遂，或身心过劳，或偶触惊疑，卒临险遇，五脏功能失调，心神不藏，则不得安静。神躁不安，心主不明，意识错乱，其状如神灵所凭，怪状备出，精神异常，周身疲劳，悲伤欲哭，数欠伸，心烦不寐，坐卧不安，默默不语，或自言乱语，与现代医学的神经官能症、癔病的某些表现类似。余细思仲景治疗脏躁、百合病之意，所用之方，可知本证主要因五脏之阴液亏耗，精神意识活动失常，而见不寐之诸症。《素问·六节藏象论》说："津液相成，神乃自主。"遵仲景五脏阴液宁神之法，将甘麦大枣汤合百合汤加酸枣仁、柏子仁、五味子、女贞子、牡蛎、紫石英以加强养心安神之功，用之每收良效。

情志所伤或由情志不遂，肝气郁结，肝郁化火，邪火扰动心神，心神不安而不寐。

或由五志过极，心火内炽，心神扰动而不寐。或由思虑太过，损伤心脾，心血暗耗，神不守舍，脾虚生化乏源，营血亏虚，不能奉养心神，即《类证治裁·不寐》所曰："思虑伤脾，脾血亏损，经年不寐。"饮食不节脾胃受损，宿食停滞，壅遏于中，胃气失和，阳气浮越于外而卧寐不安，如《张氏医通·不得卧》所云："脉滑数有力不得卧者，中有宿滞痰火，此为胃不和则卧不安也。"或由过食肥甘厚味，酿生痰热，扰动心神而不眠。或由饮食不节，脾胃受伤，脾失健运，气血生化不足，心血不足，心失所养而不寐。病后、年迈久病血虚，产后失血，年迈血少等，引起心血不足，心失所养，心神不安而不寐。正如《景岳全书·不寐》所说："无邪而不寐者，必营气之不足也，营主血，血虚则无以养心，心虚则神不守舍。"

禀赋不足，心虚胆怯，素体阴盛，兼因房劳过度，肾阴耗伤，不能上奉于心，水火不济，心火独亢；或肝肾阴虚，肝阳偏亢，火盛神动，心肾失交而神志不宁。如《景岳全书·不寐》所说："真阴精血不足，阴阳不交，而神有不安其室耳。"亦有因心虚胆怯，暴受惊恐，神魂不安，以致夜不能寐或寐而不酣，如《杂病源流犀烛·不寐多寐源流》所说："有心胆惧怯，触事易惊，梦多不祥，虚烦不寐者。"

综上所述，不寐的病因虽多，但以情志、饮食或气血亏虚等内伤病因居多，由这些病因引起心、肝、胆、脾、胃、肾的气血失和，阴阳失调，其基本病机以心血虚、胆虚、脾虚、肾阴亏虚进而导致心失所养及由心火偏亢、肝郁、痰热、胃失和降进而导致心神不安两个方面为主。其病位在心，但与肝、胆、脾、胃、肾关系密切。不寐虚证多由心脾两虚，心虚胆怯，阴虚火旺，引起心神失养所致。不寐实证则多由心火炽盛，肝郁化火，痰热内扰，引起心神不安所致。但不寐久病可表现为虚实兼夹，或为瘀血所致，故清代王清任用血府逐瘀汤治疗。

不寐以睡眠时间不足，睡眠深度不够及不能消除疲劳、恢复体力与精力为主要证候特征。其中睡眠时间不足者可表现为入睡困难、夜寐易醒、醒后难以再睡，严重者甚至彻夜不寐。睡眠深度不够者常表现为夜间时醒时寐，寐则不酣，或夜寐梦多。由于睡眠时间及深度质量的不够，致使醒后不能消除疲劳，表现为头晕、头痛、神疲乏力、心悸、健忘，甚至心神不宁等。由于个体差异，对睡眠时间和质量的要求亦不相同，故临床判断不寐不仅要根据睡眠的时间和质量，更重要的是以能否消除疲劳、恢复体力与精力为依据。

《内经》云："肝藏血，血舍魂。"人寐则魂寓于目，寐则魂藏于肝。魂与神均属于人之精神意识活动，有动静之时，有归藏之处，与人之肝血有密切关系。若肝血不足，肝气不荣，疏泄收藏失职，则魂不得藏，不能随神往来，故夜寐不宁、梦游、呓语；魂不安其宅，神亦不宁，神气因之耗伤，魂无所附，神魂颠倒，故顽固不寐之证成矣。安魂宁神全赖阴血滋养，肝血不足，心血亦云，肝不舍魂，魂神飞物无所归，更耗阴血，不寐更甚，仲景立养肝补血、安魂宁神之法。此证以心烦不安、终夜不寐、寐则梦多纷纭、精神恍惚为其特点，伴见头晕耳鸣、盗汗、怔忡、健忘、咽干口燥、舌边尖红赤、脉弦或细数。《金匮要略》之酸枣仁汤即能求肝之治而安其魂也。方中重用酸枣仁为君，既能补肝养血而安魂，又能养心而安神，佐川芎辛温走窜之性以疏达肝气，调畅肝血，取酸收辛散相伍以利肝之疏达，气血之流畅。血得藏，魂归宅，心神安宁。肝阴不足，则生内热，用知母清热以除烦，润燥滋肾以养肝，兼制川芎辛燥之弊。茯苓养心安神镇静，合甘草可培土以荣木，即见肝之病，先实脾土。方简药精，配伍恰当。此乃从肝论治，调养肝血以安魂宁神之法，用于肝不藏魂之虚烦不眠，每获良效。临证时，遵仲景之法，取方之义而通变化裁，虽未显用其方，而不啻其方。笔者常增地黄、何首乌、枸杞子以助酸枣仁滋补肝血，增当归之辛散温通以助川芎疏肝理血，俾肝血充则心血足，神魂得以养护而寐安，增玄参、生地黄、栀子以助知母滋阴血、清肝火，导心阳下潜，使之归藏于阴以成寐。除肝血虚、肝阴不足之外，每兼肝气郁结，应少佐理气解郁之品，如合欢花、香附等。尤忌一见烦躁不安、肝火郁结而轻易妄加辛温香燥、疏肝解郁之品，或加苦寒泻火，使其反耗肝阴、助虚火，欲求静而反燥动不安，不寐更甚。

《内经》云，"心者君主之官，神明出焉""心主血，藏神"。心之阴血不虚，心之阳气不亢，阴阳平衡，体用协调，心神安宁，神明不乱，则寐寤自然。倘邪火扰心，心火亢炽，心阳亢而不入阴，心用过亢，心神浮动，神志烦乱，难以成寐，甚至整夜不寐。此当清泻心火，泻其有余之阳，才能使心之阴阳相对协调。心阳入阴，神归其宅，方能入寐。仲景有栀子豉汤，以治虚烦不得眠、烦闷不安、反复巅倒、心中懊侬之证。方中以苦寒泻火、泻热除烦的栀子与透邪解热的豆豉相配伍，使胸中之郁热得以宣泄，热去则懊侬虚烦诸症自愈。《中药临床应用》说："栀子对于由热性病引起的脑部充血和神经兴奋造成的心烦不寐有治疗作用。"《经方发挥》载，殷某，女，45岁。内外感发热后，复受精神刺激，遂引起心中烦已三个月之久。近十数日来，每早晨心烦更为厉害，怵惕不安，心情不宁，夜间影响睡眠，并伴有头晕耳鸣、饮食不振、口渴欲饮等症，脉数无力，舌红少苔。由于患者好动，误认为有坐立不安的躁动现象，遂以为是黄连阿胶汤证，服二剂后无效，又经细询，发现有胸中烦热、闭塞不舒之证，改投栀子汤，服二剂痊愈。又有心火亢盛重者，扰乱心神于内，心气不定而烦躁难眠，兼见口干咽燥、口舌生疮、舌赤、脉数者，当用《金匮要略》泻心汤，取大黄、芩、连之苦寒清泻，直折其火、泻心之用，而安心体、清心火以安神。

病有阴不足而心火独亢者，如《伤寒论》303条：少阴病，得之二三日以上，心中烦，不得卧，黄连阿胶汤主之。少阴乃心肾之属，故肾阴不足，或心阴不足以致"阳亢不入于阴，阴虚不受阳纳"。阴血不足，心神失养，阴虚阳亢，虚火内炽，阴阳失调，心神烦扰不安其宅，而致虚烦不安、夜寐不宁、时而惊悸。此时若滋阴补血而不清热，邪热仍伤阴血；若只清热而不滋补阴血，阴血亦难得复。故法当补其不足之阴血，泻其有余之阳，促使阴阳恢复相对平衡。心阴足，心火平，神安其宅，夜寐自安。仲景立黄连阿胶汤养阴清热双管齐下之法，标本兼顾。《精神病广义》说："此养心液，清虚热之主方，一切心虚不寐之病多可用之。若挟痰气者，可酌加茯神、枣仁、鳖甲、竺黄之类。"方中芩、连泻心火之有余，芍药、阿胶补营阴之不足，鸡子黄滋阴清热两相兼顾。俾心阴足、心火清、阴阳无偏亢之象，则不寐之症自瘳。如《温病条辨》用本方治疗"少阴温病，真阴欲竭，心中烦不得卧"。见心火偏亢之极者加犀角（代）、栀子之类以解心热；见心之阴血偏耗者，加生地黄、麦冬、当归之类以滋阴补血；心神失养而卧寐不宁者，加酸枣仁、柏子仁、首乌藤之类以滋阴安神。阴不足以敛阳，而心神浮乱不宁者，常用磁石取其质重性寒，镇潜摄纳浮阳，安神定悸，或加龙齿、珍珠母、朱砂、琥珀以镇潜而安神。

《灵枢·营卫生会》说："壮者气血盛，其肌肉滑，气道通，营卫之行不失其常，故昼精而夜瞑；老者之气血衰，其肌肉枯，气通涩，五脏之气相搏，其营气衰少而卫气内伐，故昼不精，夜不瞑。"人之气血充盛，营卫循行有度，方能昼精而夜瞑。倘若气血虚衰、营卫不和，使营卫循行失其常度，则昼日精神不足，夜寐不宁。证见精神萎靡、夜不安寐、梦多纷纭、梦遗失精、头晕、腰酸、身倦乏力、气短息低，脉见扎动或微紧。仲景尊《内经》之旨，立调和营卫、镇潜摄纳之法，安宁心神以治不寐之证，方用桂枝加龙骨牡蛎汤。方中桂枝汤调和营卫，营卫运行有度，则昼精而夜瞑，佐龙骨入肝以安魂，牡蛎入肺以定魄，潜镇摄纳，辅弼心神。令阳能固摄、阴能内守，阴平阳秘，精神乃治。倘若阴阳气血两亏，营血生化无源，心中气血不足，而失其保护之职，则心阳不振，神无所依，心神浮动，夜卧不安，昼日精神不振，心悸心慌，虚羸少气，舌质淡红少苔，脉结代或虚数。病因为无阳以宣其气，无阴以养其心。《难经·十四难》说："损其心者，调其营卫。"人之精神意识、思维均由心所主，凡属精神创伤、神明受损、心气内损、血脉不和、营卫失调所致种种病证，皆隶属"损其心者"这一范畴。遵循"调其营卫"的治则，其本意即补气益血、调和阴阳，以达到调和营卫的目的。余师仲景立炙甘草汤之法，以辛甘化阳，甘润养阴，补气益血。方中取炙甘草、党参、大枣甘温益气，补脾养心，大补心气；佐桂枝、生姜以温阳通脉，振奋鼓舞心阳，以助心之用；取生地黄、麦冬、当归、白芍、阿胶滋阴养血，以养心之体；加酸枣仁、柏子仁、首乌藤以养心安神；加龙齿、珍珠母、龙骨、牡蛎以潜镇摄纳而安神定惊。本方能益心气、养心血、补心用、强心体、益阴和阳、调和营卫，使神归于舍，寐寤有度，昼精夜瞑。

第五节　分型施治及医案举隅

一、分型施治

1. 热扰神明

[证候] 面红目赤，夜难入寐，心烦意乱，身热口渴，胸闷胀满，头昏头痛，口燥唇焦，大便秘结，小便短赤，舌质红，苔黄燥，脉沉数。

[治法] 清热通腑，清脑安神。

[方药] 凉膈散（《太平惠民和剂局方》）：川大黄、朴硝各 10g，甘草 6g，栀子 10g，薄荷 6g，黄芩 9g，连翘 15g，竹叶 10g，蜂蜜少许。

2. 肝郁化火

[证候] 不寐，性情急躁易怒，不思饮食，口渴喜饮，目赤口苦，小便黄赤，大便秘结，舌红，苔黄，脉弦而数。

[治法] 疏肝泻火，清脑安神。

[方药] 龙胆泻肝汤（《兰室秘藏》）：龙胆草 6g，黄芩、栀子各 9g，泽泻 12g，木通、车前子各 9g，当归 3g，生地黄 9g，柴胡、生甘草各 6g。方用龙胆草、黄芩、栀子清肝泻火；木通、车前子利小便而清热；柴胡疏肝解郁；当归、生地黄养血滋阴柔肝；甘草和中。同时，可加茯神、龙骨、牡蛎以镇惊定志、安神入眠；如胸闷胁胀、善太息者，加郁金、香附以疏肝解郁。若心悸动甚，惊惕不安，加珍珠母、朱砂以镇惊安神定志。若实热顽痰内扰，经久不寐，或彻夜不寐，大便秘结者，可用礞石滚痰丸以降火泻热、逐痰安神。

3. 痰热内扰

[证候] 不寐头重，痰多胸闷，恶食嗳气，吞酸恶心，心烦口苦，目眩，苔腻而黄，脉滑数。

[治法] 化痰醒脑，清热安神。

[方药] 清火涤痰汤（《医醇賸义》）：丹参 15g，橘红、胆星、姜蚕各 10g，菊花 15g，杏仁、麦冬各 10g，茯神 12g，柏子仁、贝母各 10g，竹沥半杯，姜汁 1 滴。若痰食阻滞、胃中不和者，加半夏、神曲、山楂、莱菔子以消导和中；若心悸不安者，加珍珠母、朱砂以镇惊定志；若痰热重而大便不通者，可加服礞石滚痰丸以降火泻热、逐痰安神。

4. 胃气失和

[证候] 胸闷嗳气，脘腹不适而不寐，恶心呕吐，大便不爽，腹痛，舌苔黄腻或黄燥，脉象弦滑或滑数。

[治法]和胃健脾，化滞安神。

[方药]半夏秫米汤（《灵枢·邪客》）：半夏 9g，秫米 30g。若宿食积滞较甚，而见嗳腐吞酸，脘腹胀痛者，可加服保和丸，以图消导和中安神之功。

5. 瘀血内阻

[证候]烦扰不安，头痛如刺，心慌心跳，夜不成寐；或合目而梦，且易惊醒，甚则数日毫无睡意，神情紧张，痛苦不堪，舌多暗紫，脉多弦细而涩。

[治法]理气化瘀，通窍安神。

[方药]血府逐瘀汤（《医林改错》）化裁：当归、生地黄各 9g，桃仁 12g，红花 9g，枳壳、赤芍各 6g，柴胡 3g，甘草 6g，桔梗、川芎各 5g，酸枣仁 15g，珍珠母 12g，生龙齿 15g。

6. 心脾两虚

[证候]患者不易入睡，或睡中梦多，易醒再难入睡，兼见心悸健忘，头晕目眩，肢倦神疲，饮食无味，面色少华，舌质淡，苔薄白，脉细弱。

[治法]补益心脾，养血安神。

[方药]归脾汤（《济生方》）：党参 10g，黄芪 18g，白术、茯神各 10g，炒酸枣仁 18g，龙眼肉 10g，木香、甘草各 6g，当归 12g，远志 10g，生姜 3g，大枣 10 枚。方用党参、白术、黄芪、甘草益气健脾；当归补血；远志、酸枣仁、茯神、龙眼肉补心益脾，安神定志；木香行气健脾，使全方补而不滞。若心血不足，加熟地黄、白芍、阿胶以养心血；不寐较重，加五味子、柏子仁以助养心宁神，或加首乌藤、合欢皮、龙骨、牡蛎以镇静安神。若脘闷、纳呆、苔腻，加半夏、陈皮、茯苓、厚朴以健脾理气化痰。若产后虚烦不寐，形体消瘦，面色㿠白，易疲劳，舌淡，脉细弱，或老年人夜寐早醒而无虚烦之证，多属气血不足，治宜养血安神，亦可用归脾汤合酸枣仁汤。若血虚较甚，加熟地黄、白芍、阿胶以补血充脑；若脘闷纳呆、舌苔厚腻者，加半夏、陈皮、茯苓、厚朴以健脾理气化痰。

7. 阴虚火旺

[证候]心烦不寐，心悸不安，头晕，耳鸣，健忘，腰酸，手足心发热，盗汗，口渴，咽干，或口舌糜烂，舌质红，少苔，脉细数。

[治法]滋阴清心，养脑安神。

[方药]黄连阿胶汤（《伤寒论》）：黄连 9g，阿胶 12g，黄芩 10g，白芍 18g，鸡子黄 2 枚。芍药、阿胶、鸡子黄滋养阴血。若心烦心悸，梦遗失精，可加肉桂以引火归原，与黄连共用即为交泰丸以交通心肾，则心神可安。若阳升面热微红、眩晕、耳鸣者，可加牡蛎、龟甲、磁石等以重镇潜阳，阳升得平，阳入于阴，即可入寐；若不寐较甚者，加柏子仁、酸枣仁以养心安神。

8.心胆气虚

[证候] 不寐多梦，易于惊醒，胆怯心悸，遇事善惊，气短倦怠，小便清长，舌淡，脉弦细。

[治法] 益气镇惊，安神定志。

[方药] 安神定志丸（《医学心悟》）：人参 9g，茯苓、茯神各 12g，远志 10g，石菖蒲 9g，龙齿 30g。若血虚阳浮、虚烦不寐者，宜用酸枣仁汤，方中以酸枣仁安神养肝为主；前方重于镇惊安神，后方偏于养血清热除烦，合用则益心胆之气、清心胆之虚热而定惊，安神宁心。方中人参益心胆之气；茯苓、茯神、远志化痰宁心；龙齿、石菖蒲镇惊开窍宁神；酸枣仁养肝、安神、宁心；知母泻热除烦；川芎调血安神。若心悸甚，惊惕不安者，加生龙骨、生牡蛎、朱砂。《金匮要略》曰"妇人脏躁，喜悲伤欲哭，象如神灵所作，数欠伸，甘麦大枣汤主之"，又曰"百合病，百脉一宗，悉致其病也，意欲食复不能食，常默默，欲卧不能卧，欲行不能行……其脉微数"。经文所述之脏躁、百合病，均为神志方面疾病。其病有热病之后，余热未解，致使阴液耗损；有因平素情志不遂，或身心过劳，或偶触惊疑，卒临险遇，五脏功能失调，心神不藏，则不得安静。神躁不安，心主不明，意思错乱，其状如神灵所凭，怪状备出，精神异常，周身疲劳，悲伤欲哭，数欠伸，心烦不寐，坐卧不安，默默不语，或自言乱，与现代医学的神经官能症、癔病的某些表现类似。余细思仲景治疗脏躁、百合病之意，所用之方，可知本证主要因五脏之阴液亏耗，精神意识活动失常，而见不寐之诸症。《素问·六节藏象论》说："津液相成，神乃自主。"遵仲景五脏阴液宁神之法，将甘麦大枣汤合百合汤加酸枣仁、柏子仁、五味子、女贞子、牡蛎、紫石英以加强养心安神之功，用之每收良效。不寐多为情志所伤，久病体虚，饮食不节，劳逸失度等引起阴阳失调，阳不入阴而发病。病位主要在心，涉及肝、胆、脾、胃、肾。病性有虚实之分，且虚多实少。其实证者，多因心火偏亢，肝郁化火，痰热内扰，胃气失和，引起心神不安所致，治当清心泻火，清肝泻火，清化痰热，和中导滞，佐以安神宁心，常用朱砂安神丸、龙胆泻肝汤、黄连温胆汤、保和丸等。其虚证者，多由阴虚火旺，心脾两虚，心胆气虚引起心神失养所致，治当滋阴降火，补益心脾，益气镇惊，佐以养心安神，常用六味地黄丸合黄连阿胶汤、归脾汤、安神定志丸合酸枣仁汤等。川芎和血以助酸枣仁养心；茯苓化痰宁心，助酸枣仁安神；知母清胆宁神。如病情较重，可二方合用；若心悸较甚者，前方基础上加生牡蛎、朱砂以加强镇静安神之力。

9.心肾不交

[证候] 心烦不寐，头晕耳鸣，烦热盗汗，咽干，精神萎靡，健忘，腰膝酸软；男子滑精阳痿，女子月经不调，舌红少苔，脉细数。

[治法] 交通心肾，补脑安神。

[方药] 交泰丸（《医方集解》）：黄连 9g，肉桂 3g。若以心阴虚为主，可用天王

补心丹；若以肾阴虚为主者，可用六味地黄丸加首乌藤、酸枣仁、合欢皮、茯神之类，以安神宁志、补心滋肾。

10. 肝郁血虚

[证候] 难以入睡，即使入睡，梦多易醒，或胸胁胀满，善叹息，易怒急躁，舌红苔黄，脉弦数。

[治法] 疏肝养心，安神镇惊。

[方药] 酸枣仁汤（《金匮要略》）：酸枣仁 18g，甘草 6g，知母 12g，茯神 10g，川芎 6g。若肝郁较甚，郁久化火较甚者可参照肝郁化火证治，亦可用丹栀逍遥散加忍冬藤、首乌藤、珍珠母、柏子仁治之。

11. 心火亢盛

[证候] 心烦不寐，躁扰不宁，怔忡，口干舌燥，小便短赤，口舌生疮，舌尖红，苔薄黄，脉细数。

[治法] 清心泻火，宁心安神。

[方药] 朱砂安神丸（《医学发明》）：朱砂 15g，黄连 18g，炙甘草 16g，生地黄 8g，当归 8g。朱砂水飞，余四味研细末，共和为丸。方中朱砂性寒可胜热，重镇安神，黄连清心泻火除烦；生地黄、当归滋阴养血，养阴以扶阳。可加黄芩、山栀、连翘，以加强本方清心泻火之功。本方宜改丸为汤，朱砂用少量冲服。若胸中懊恼，胸闷泛恶，加豆豉、竹茹以通胸中郁火；若便秘溲赤，加大黄、淡竹叶、琥珀引火下行，以安心神。

二、医案举隅（5 例）

1. 患者，男，41 岁。1999 年 4 月 21 日初诊。

病史：患者于 20 年前因枪伤受惊吓后失眠，经服中药及针灸治疗，症状无明显改善。诊见：形体偏胖，夜间入睡困难，寐而易醒，伴胸闷，头昏，纳差，半身汗出，二便调，舌质暗、苔薄黄，脉沉滑，舌下脉络瘀紫。邓老认为患者失眠因惊而起，惊伤心脾，枪伤致瘀，素体有痰，辨为有瘀有痰有虚，治宜补益心脾，化痰祛瘀。方用温胆汤加补气活血药主之。

处方：①竹茹、半夏各 10g，枳壳、橘络、橘红各 6g，五爪龙、生牡蛎（先煎）各 30g，茯苓 15g，丹参 18g；②炙甘草 10g，麦芽 30g，大枣 5 枚。白天服①方，晚上服②方。连服两周。

4 月 26 日二诊：症状明显改善，舌脉同前，将①方中丹参改为 24g，加龙眼肉 10g，②方照服。治疗月余，患者睡眠明显改善。

2. 患者，男，48 岁。

病史：失眠 4 年。诊见：夜间难以入睡，或时寐时醒，伴头昏，疲乏，心悸，纳差，大便干结，平素易感冒，舌胖嫩，苔白，脉细，右关弱。

辨证：心脾两虚。

治法：养心补脾。

处方（归脾汤合甘麦大枣汤加味）：党参15g，茯苓12g，炒白术15g，当归12g，黄芪12g，大枣4枚，远志6g，木香6g，炙甘草9g，浮小麦30g，酸枣仁30g，柏子仁30g，鸡内金9g。

3.患者，男，40岁，教师。1999年4月2日初诊。

患者受精神刺激后失眠10余年，长期服用中西药治疗，效果不佳。诊见：失眠，不能入睡，伴头晕，胸闷，记忆力差，四肢乏力，纳食一般，舌淡红、苔黄稍浊，脉弦滑。各项理化检查无异常发现，血压正常，既往有"精神分裂症"病史。

辨证：痰湿阻滞，兼肝气郁结。

治法：理气化痰解郁。

处方（温胆汤加味）：竹茹、法半夏、胆南星、素馨花各10g，枳壳、橘红、甘草各6g，茯苓、白术各15g，杜仲12g。14剂，每天1剂，水煎服。

4月16日二诊：服上方后，睡眠好转，头晕、胸闷亦减轻，舌淡红，苔薄白，脉弦滑。虚象渐出，仍守上方加合欢花、酸枣仁各10g，并在上方基础上加减调治月余，患者睡眠明显改善。

4.张某，女，65岁。1965年12月13日初诊。

病史：多年失眠，久治无效，现症：常失眠，轻时能得暂寐，但梦扰不已，重时则连续一两天整夜不眠，常头晕，口干，心悸，心烦，自汗，舌苔白，舌质红而干，脉细数无力，右手为甚。

证属阴血虚损，阳不得入于阴，治以敛阳入阴之法。

处方（酸枣仁汤加生龙牡）：生枣仁一两，知母四钱，茯苓五钱，川芎三钱，炙甘草二钱，生龙骨四钱，生牡蛎八钱。

12月17日二诊：上药服3剂，睡眠已稍安，但仍心烦、心悸、自汗出、头晕、口干不欲饮明显，上方去生龙骨，加当归三钱，白芍四钱，桂枝三钱，白术三钱。

12月22日三诊：上方服3剂，一切症状均除，为巩固疗效，继服上方3剂。

5.王某，女，60岁。2017年8月12日初诊。

病史：主诉失眠3年余，加重1个月。患者3年前无明显诱因出现失眠之症，未系统治疗，近1个月失眠之症加重，慕名前来就诊。

现症：入睡困难，睡后易醒，舌面有裂痕且伴有灼痛，口干喜饮，时有头晕、心悸，纳呆，大便3～4日一行、质干，小便可，舌红龟裂，苔薄白，脉细数。

西医诊断：失眠。

中医诊断：不寐。

该患者口干喜饮、舌面龟裂、大便干均为阴虚之象，考虑失眠之症乃由肝肾阴虚，无以制阳，心肾不交所致。故法当滋阴降火，安神助眠。

处方（大补阴丸合失眠之药对加减）：熟地黄 20g，龟甲（先煎）15g，黄柏 15g，知母 15g，生龙骨（先煎）30g，生牡蛎（先煎）30g，酸枣仁 30g，柏子仁 30g，首乌藤 30g，合欢花 15g，清半夏 15g，夏枯草 15g，茯苓 15g。患者服汤药 1 周后，失眠明显好转，余诸症皆减轻，舌嫩红，苔薄白，脉沉细。继予前方去茯苓，加玄参 30g，以增强滋阴之功。患者经治 1 个月后，诸症消失而告愈。

参 考 文 献

扁鹊. 难经 [M]. 北京：中国医药科技出版社, 2018.

李中梓. 医宗必读 [M]. 北京：人民卫生出版社, 2006.

林珮琴. 类证治裁 [M]. 北京：中国中医药出版社, 孔立, 2008.

沈金鳌. 源流犀烛 [M]. 北京：人民卫生出版社：田思胜, 2006.

吴瑭. 温病条辨 [M]. 北京：人民卫生出版社, 2005.

徐春甫. 古今医统大全 [M]. 北京：中医古籍出版社, 1996.

叶天士. 医效秘传 [M]. 上海：上海科学技术出版社, 1963.

佚名. 黄帝内经 [M]. 北京：人民卫生出版社, 王洪图, 2011.

张景岳. 景岳全书 [M]. 西安：陕西科技出版社, 2006.

张璐. 张氏医通 [M]. 北京：人民卫生出版社, 2007.

张仲景. 金匮要略 [M]. 北京：人民卫生出版社, 何任, 2005.

张仲景. 伤寒论 [M]. 北京：人民卫生出版社, 钱超尘, 2005.

赵明锐. 经方发挥 [M]. 北京：人民卫生出版社, 2011.

中山医学院. 中药临床运用 [M]. 广州：广东人民出版社, 1975.

周岐隐. 精神病广义 [M]. 浙江四明怡怡书屋铅印, 1931.

第5章 中医心理治疗

心理治疗的思想在祖国医学的历史上源远流长。早在2000多年前，我国最早的医学名著《内经》中已有大量心理治疗的思想。《素问·宣明五气》指出：五神藏于五脏，即"心藏神、肺藏魄、肝藏魂、脾藏意、肾藏志"；五脏生五志，即"心在志为喜，肝在志为怒，脾在志为思，肺在志为忧，肾在志为恐"。进而根据阴阳五行的相生相克的关系引申出"恐胜喜、悲胜怒、怒胜思、喜胜忧、思胜恐"。显而易见，《内经》认为人体心理和生理之间具有内在联系，心理作用对人体的疾病和健康具有一定影响，人们可以通过良好的心理活动影响其生理，达到心身健康的目的；反之，不良的心理对人体健康危害很大。

失眠古称不寐，是目前较多发的疾病之一，病因仍不明确。有学者认为其发病率升高可能与现代社会生活节奏加快、竞争激烈有关，实验资料显示可能与遗传有关，而且患者多有一定的情绪障碍、易患素质和人格基础。起病常与心理社会因素有关，即在遗传的基础上因环境因素而诱发。因此心理治疗至关重要，有时可起到药物达不到的作用。近年来，中医学界逐渐重视对中医心理治疗方法的整理和总结，笔者集众家文献分为五情相胜法、说理开导法、暗示疗法、移情易性法、顺情从欲法、移情养神法、习见习闻法七种，分节叙述。

第一节 五情相胜法

一、情志相胜法

情志相胜法是指在中医阴阳五行学说、七情学说、情志相胜等理论指导下，医家有意识地运用一种或多种情志刺激，以制约或消除患者的病态情志，用以治疗由情志引起的某些心身疾病的一种心理疗法。《内经》最早提出情志相胜法，《素问·阴阳应象大论》指出，"怒伤肝,悲胜怒""喜伤心,恐胜喜""思伤脾,怒胜思""忧伤肺，喜胜忧""恐伤肾，思胜恐"为后世情志疗法奠定了理论基础。

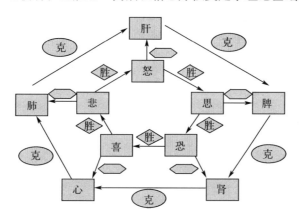

张子和对怒、喜、悲、恐、惊、思之气归纳了病证，阐发了病机，充实、发展了《内经》之论："余以是推而广之。怒气所至，为呕血，为飧泄，为煎厥，为薄厥，为阳厥，为胸满胁痛，食则气逆而不下……喜气所至，为笑不休，为毛发焦，为内病，为阳气不收，甚则为狂……"张子和对此理论做了进一步的深入探讨与发挥，并在《儒门事亲·九气感疾更相为治衍》中提出了更为详细而又实用的治疗方法："悲可以治怒，以怆恻苦楚之言感之。喜可以治悲，以谑浪亵狎之言娱之。恐可以治喜，以恐惧死亡之言怖之。怒可以治思，以污辱欺罔之言触之。思可以治恐，以虑彼志此之言夺之。凡此五者，必诡诈谲怪，无所不至，然后可以动人耳目，易人听视。若胸中无材器之人，亦不能用此五法也。"又如《儒门事亲·十形三疗》中记载有一则"戴人以谑疗心痛"的医案："息城司候，闻父死于贼，乃大悲哭之。罢，便觉心痛，日增不已，月余成块状，若覆杯，大痛不任，药皆无功。议用燔针炷艾，病人恶之，乃求于戴人。戴人至，适巫者在其旁，乃学巫者，杂以狂言，以谑病者，至是大笑不忍，回面向壁。一、二日，心下结块皆散。"此例乃据《内经》"忧则气结，喜则百脉舒和"之病机，灵活运用"喜胜悲"的治疗方法，设法使患者感到欢快喜悦，从而有效地消除悲伤与忧郁的情绪。

朱丹溪结合自身的临证经验，对《内经》理论进行了总结发挥，指出"怒，以忧胜之，以恐解之；喜，以恐胜之，以怒解之；忧，以喜胜之，以思解之；思，以怒胜之，以喜解之；恐，以思胜之，以忧解之；惊，以忧胜之，以恐解之；悲，以恐胜之，以怒解之"。其所谓的"胜之"即是遵循了五行的"相克"原理，"解之"体现了五行的"相生"规律。如《丹溪心法·丹溪翁传》云："一女子，病不食，面北卧者且半载。医术术穷，翁诊之：肝脉弦出左口，曰：此思男子不得，气结于脾故耳。叩之，则许嫁，夫人广且五年。翁谓其父曰：是病惟怒或解。盖怒之气击而属木，故能冲其土之结，今第触之使怒耳。父以为不然。翁入而掌其面者三，责以不当有外思，女子号泣大怒，怒已，进食。翁复潜谓其父曰：思气虽解，然必得喜，则庶不再结。乃诈以夫有书，且夕且归，后三月，夫果归，而病不作。"此案中患者思虑过度，导致气机郁结，损伤脾胃，不欲饮食，丹溪先以言触之，后掌其面者三使其怒，肝木能克脾土，令脾气得以升发，继以喜告慰，解其思虑原委，病即霍然。

二、气机相胜法

《素问·举痛论》曰："余知百病生于气也。怒则气上，喜则气缓，悲则气消，恐则气下，寒则气收，炅则气泄，惊则气乱，劳则气耗，思则气结。"不同的情志，可以引起人体气机的不同变化。在临床当中，医者不必拘泥于五志相胜的理论，也可灵活运用《黄帝内经》的气机理论来辨证论治。

1. 思则气结以喜缓之　思伤脾者，可以喜解之。万全《幼科发挥》就有一例，即"一儿半岁，日忽惨然不乐，昏睡不乳。予曰：'形色无病。将谓外感风寒，则无外感之症。此儿莫非有所思，思则伤脾，乃昏睡不乳也。'其父母悟云：'有一小厮相伴，吾使他往，今三日矣'。乳母亦云：'自小厮去后，便不欣喜，不吃乳。'父急命呼之归，儿见其童嘻笑"。中医讲"喜则气缓""思则气结"，该案例正是以喜的缓散之性来消解忧思气结的病症。

2. 怒则气上以喜缓之　《儒门事亲》中记载："项关令之妻，病怒不欲食，常好呼叫怒骂，欲杀左右，恶言不辍，众医处药，半载无效。"张子和诊视之后，认为"此难以药治"，于是就用娱乐活动和诱食美味的心理治疗法来解除患者的情志郁结，"使二娼各涂丹粉，作伶人状，其妇大笑。次日，又令作角抵，又大笑。其旁，常以两个能食之妇，夸其食美，其妇亦索其食，而为一尝之。不数日，怒减食增，不药而瘥，后得一子"。

3. 喜则气缓以怒治之　《续名医类案》载："邱汝诚治女子恒笑不止，求诊，问平生所爱何衣，令着之，使母与之对饮，故滴酒沾其裙。女大怒，病遂瘥。""恒笑"则气缓不收，气机不升，通过"怒"来制约相反的情绪"喜"，则气机上达，其病自瘥。

4. 思则气结以恐治之　《邵氏闻见后录》记有一则医案："州监军病悲思，郝允告其子曰法当得悸既愈。时通守李宋卿御史，严甚，监军向所惮也。允与子请于宋卿。一造问，责其过失，监军惶怖汗出，疾乃已。"由此可知，对于"气结"的患者，也可酌情选用"怒"法治疗。

5. 悲则气消以怒激之　《理瀹骈文》载："一妇悲夫成病，其兄画其夫与所私照镜状示之，妇恚而诟，悲逐减，病旋愈。"长时间悲伤，会让人体的气机消沉，所谓"悲则气消"。采用"怒"的方法可使气机上行，以偏纠偏，从而达到治疗的目的。

三、小结

情志相胜疗法是基于中医情志理论的独特的心理治疗方法，有着鲜明特色，适合国人的心理特点，对治疗环境要求简单，影响疗效的因素相对少，治疗过程简单，效果明显，必要时可配合其他中医疗法，在现代心理疾病的临床治疗中具有广阔的前景和极高的应用价值。其不足之处则在于尚未形成系统的治疗方案、缺乏治疗量化标准和科学的评价体系，有待进一步挖掘。张子和也指出"若胸中无材器之人，亦不能用此五法也"。心理治疗涉及伦理学问题，以"怒胜思"为例，使用不当也有引来杀身之祸之案。据《吕氏春秋·至忠》记载：战国时代的齐湣王因思虑过度而患病，请宋国名医文挚来诊治。文挚诊断后对太子说："齐王的病只有用激怒的方法才能治好，如果我激怒了齐王，他肯定要把我杀死。"太子听了恳求道："只要能治好父王的病，我和母后一定保证你的生命安全。"文挚推辞不过，只得应允。当即与齐湣王约好看病的时间，却连续三次失约。齐湣王见文挚恭请不到，非常恼怒，痛骂不止。过了几天文挚突然来了，连礼也不行，鞋也不脱，就爬到齐湣王的床铺上，并以粗话激怒齐湣王，齐湣王实在耐不住了，便起身大骂文挚，一怒一骂，思虑一泻，齐湣王的病也好了。齐湣王病好后，不能谅解文挚对自己的无礼，也不听太子和王后的百般解释，最终还是把文挚投入鼎中活活煮死。

总之，情志相胜疗法是治疗焦虑症的非常经济、简便、有效的疗法，其原理通过激发一种情绪克服另一种过及之情绪，令其情志平和。但是，需要医师审时度势、临机应变的睿智，能够适时、适度掌控患者的喜、怒、忧、悲、恐之情绪，最终目的是使患者心安意和。

第二节 说理开导法

说理开导法是针对患者的病情及其心理状态、情感障碍等，采取语言交谈方式进行疏导，以消除其致病心因，纠正其不良情绪和情感活动等的一种心理疗法，是中医治疗心身疾病的重要方法之一。《灵枢·师传》曰："人之情，莫不恶死而乐生，告之以其败，语之以其善，导之以其所便，开之以其所苦，虽有无道之人，恶有不听者乎？"这便是本法的主要内容和方式。帮助患者分析健康不良的原因，即"告之以其败"，引起患者对疾病的重视；"语之以其善"克服不良行为，让患者了解只要保持身心健康，注意情绪的调节，疾病是可以治愈的；"导之以其所便"指导患者选择合适的方法进行治疗；"开之以其所苦"让患者释放出内心的苦恼，不良情绪得到宣泄，缓解其消极的情绪，即通过祝祷、诠释病因的一种精神治疗方法。主要针对心身疾病,以改变患者对疾病的认知来改变患者的饮食生活习惯及情绪状况,以达到治疗疾病的目的,相当于现代心身疾病的健康教育。

如《续名医类案》载:"吴桥治陈龙,年八十,而病溺浊不禁,则隐几而日夜坐,不复近衾。诊之,六脉沉沉垂绝矣。叟乃命孙扶起,曲踞告曰:老夫春秋高,子孙仅立门户,死其时也。吾从侄继鸾,年四十,病瘵且危,家极贫,举室五口,嗷嗷待哺,愿公救其死,即龙死贤于生。就而诊之,卧无完席,室中仅二缶作炊,然左脉平,右脉虚大而数,曰:此忧思伤脾也,扶脾土则有生理,治宜补脾抑肝。叟闻瘵者可生,则大喜过望,其病一再剂而愈。逾月瘵者无恙,则夫妇帅诸子罗拜谢之。"本案中老人尿浊不禁,"六脉沉沉垂绝"的根本原因是担忧"从侄继鸾病瘵且危,举室五口,嗷嗷待哺"。医家诊其侄,告知瘵者可生,解除了陈某的思想包袱,大喜过望,接受治疗,两剂病除。

焦虑症患者恐病、担忧者较多,医者在对患者进行劝说开导时,应掌握语言的技巧,取得患者的信任,以便针对不同性格、不同病证之患者采取不同的疏导方法,争取获得治疗效果,使患者怡悦开怀,疑惑得释。《素问·移情变气论》说:"闭户塞牖,系之病者,数问其情,以从其意。得神者昌,失神者亡。"在进行劝说开导时,医师必须取得患者的信任,因此要有极大的同情心,态度要严肃、诚恳、热情,环境要安静,语言要慎重,以鼓励、引导患者吐出真情,因为患者的倾诉不仅有助于判断病情,其本身也是一种宣泄,可以缓解其紧张、焦虑的情绪。言语开导法类似于现代的认知疗法,比较适用于与错误认知有关的心理障碍,这样对患者进行说理开导,说得透彻明白时能使患者更加心悦诚服,这样言语开导的作用就会更加突出。

第三节 暗示疗法

暗示疗法是指利用语言或非语言的手段,引导求治者顺从、被动地接受医师的意见,从而达到某种治疗目的的一种心理治疗方法。中医心理暗示疗法的体现最早可以追溯到古代的祝由术,其已含有心理暗示的雏形。早在秦汉时期,就已经是一种独特的治疗方法而流行于当世。它是古代"毒药未兴,针石未起"时,对于某些心理性疾病求助于"神灵"的一种方法。这种治疗方法虽然带有一定的迷信色彩,有其历史局限性,但也不失为一种暗示疗法的治疗手段,从现代医学角度来分析判断,具有科学的内涵。

中医学理论认为,人的"形""神""气"密不可分,既然三者紧密相关,所以通过"移精"的手段可以达到"变气"之目的。要"变气"治形,首先就得"移精"，即改变人的精神状态，而精神状态的改变手段则是采用"祝由"的暗示疗法，并且"告之以其败，语之以其善，导之以其所便，开之以其所苦"。《灵枢·师传》阐述病之原由，通过医者的语言、表情、态度和行为等，去影响患者的认识、情绪、态度和行为，唤起患者防治疾病的积极因素，借助医师的暗示作用，达到患者的自我暗示，由此而改变这种疾病类似"鬼神作祟"的精神紊乱状态，对患者的心理状态产生影响，以诱导患者于"无形之中"接受医师的治疗，或产生某种意念，或改变患者的情绪和行为，从而达到"变气"之目的，直至心身和心理疾病的痊愈。这种暗示治疗疾病的内在实质，就是通过"祝由"的过程达到"移精变气"之目的，其实是首先改变患者大脑中形成的特定的观念。

清代名医吴鞠通曰："祝，告也。由，病之所以出也……吾谓凡治内伤者，必先祝由，详告以病之所由来，使病人知之而不敢再犯……曲察劳人思妇之隐情，婉言以开导之，庄言以振惊之，威言以悚惧之，必使之心悦诚服，而后可以奏效如神。"《奇症汇·卷四》载："朱丹溪治一少年，每夜有梦，朱连诊二日，观其动止，头不仰举，但俯视不正……叩之不言其状。询其仆，乃言至庙见侍女……不三日乃梦疾。朱令法师入庙，毁其像，小腹中泥土皆湿，其疾遂瘳。"可以说本案是利用移精变气祝由法治疗疾病的典型案例。少年在庙中见到侍女塑像而惊吓发疾，朱丹溪则查寻病因，通过祝说少年病情之由来，并且又述说派人去毁庙中塑像，去除心理病因而使梦疾获愈。

应该指出的是，暗示既有正面暗示，也有负面暗示。暗示用之不当也会产生严重的负效应，故临床应用时须针对患者的心理活动特点，谨慎、灵活施之，给予患者积极、正面的暗示。运用此法的医师必须具备一定的权威性和影响力，具有较强的分析推理能力，掌握丰富的社会学和生理学知识，以便使暗示更趋正性、稳固、持久和巧妙。对文化程度偏低、易受暗示的焦虑症患者，运用此法疗效更佳。祝由术作为我国中医心理暗示的来源，为现代心理暗示治疗奠定了基础，并在现代临床治疗中仍有积极作用。因此在现代应用过程中我们应当"取其精华、去其糟粕"，即以患者固执己见的那部分心理内容为突破口、施加积极的心理暗示，顺其意、顺其情而导之，而对其中迷信的思想与方式应当予以剔除。

第四节　移情易性法

移情易性法是通过分散患者的注意力，或通过精神转移，改变患者内心关注的指向性，使其注意焦点从病所转移到他处，从而排遣情思，改变心志，以治疗由情志因素所引起疾病的一种心理疗法。移情易性法也称移精变气法，"移精变气"一词，来源于《素问·移精变气论》，可以说是当今世界上发现最早的精神疗法的理论和文献记载，文中指出："黄帝问曰：余闻古之治病，唯其移精变气，可祝由而已。今世治病，毒药治其在内，针石治其外，或愈或不愈，何也？岐伯对曰：往古人居禽兽之间，动作以避寒，阴居以避暑，内无眷慕之累，外无伸宦之形，此恬淡之世，邪能深入也。故毒药不能治其内，针石不能治其外，故可移精祝由而已。"从《内经》的这段内容中，我们可以理解为"祝由"的治疗理论依据就是"移精变气"，因为其病发生于人的七情所造成的精神意识形态之中，故此《内经》中倡导通过"祝由"来达到"移精变气"的治疗目的。那么"移精变气"我们应该怎样来理解呢？王冰注释中说："移谓移易，变谓变改，皆使邪不伤正，精神复通强而内守也。"吴注解为："移易精神，变化脏气，导引营卫，归之平调而已。"移精变气的内涵就是指转移患者的精神，以改变紊乱的气机，最后使人之阴阳恢复平衡。

《素问·移精变气论》主张"闭户塞牖，系之病情，数问其情，以从其意"，就是强调医师在诊疗中，尊重患者的隐私，同情关心患者，了解其心理状态及其喜好，顺其所好，改变心理状态，促进疾病痊愈。《续名医类案》也指出："失志不遂之病，非排遣性情不可，虑投其所好以移之，则病自愈。"清代吴师机《理瀹骈文》云："七情之病者，看书解闷，听曲消愁，有胜于服药者矣。"就是说平时注意修养，当心境不遂时听音乐、练书法、填词赋诗、绘画、雕塑等都可以起到陶冶情志、寄托思想、调神祛疾的心理治疗作用。《针灸大成》记载："同寅谢公，治妇人丧妹甚悲，而不饮食，令以亲家之女陪欢，仍用解郁之药，即能饮食。"案中妇人因丧妹而悲思不欲饮食，医家使亲家之女日夜与之陪欢，转移其思念故人之意，使不良情绪得到缓解，并佐以解郁之品，患者逐渐恢复如常。

移情易性法包括移情疗法和易性疗法两部分，移情疗法侧重改变外在的情绪状态，而易性疗法侧重于改变内在较为固定的性格因素。但二者有着密切的联系，往往采用移情疗法时，亦可达到易性的目的，反之亦然。易性的疗法还表现在对患者的训诲方面，医者根据患者病前的不良性格表现，通过说理、开导、改易心志等方法，逐渐使患者改变错误的生活方式、处世态度、不良性格，更易消极的情绪因素，而达到治疗疾病的目的。如元代名医朱丹溪对来诊的患者，"未尝不已保精毓神开其心，至于一语一默，一出一处，凡有关系伦理者，尤谆谆训诲，使人奋迅感慨激励之不暇"，"遇有不顺轨则者，必诲其改，事有难处者，有导之以其方"。

移情易性法是通过各种方式，转移患者对病痛的注意力，调动患者的积极因素，以保持良好的精神状态，达到治疗疾病目的的情志疗法。如根据患者的性别、年龄、文化、性格、爱好，帮助患者选择参加相应的旅游、体育、阅读、书法、音乐或绘画等活动，以转移患者的注意力，丰富患者的精神生活，以达到缓解患者的忧愁焦虑情绪。凡心理障碍中一些导致或影响疾病的境遇或情感因素，常成为患者心身功能相对稳定的刺激灶，它反复地作用于心身功能，使之日趋紊乱，而这种紊乱又强化着这类刺激作用，以致形成恶性循环，使病证迁延难愈。对此，可借助移情易性转移注意疗法，有意识地转移患者的病理性注意中心，以消除或减弱其劣性刺激作用。如魏之琇所言"投其所好而移之，则病自愈"。焦虑障碍患者常过分关注自己的病痛，以致这一变态心理活动有碍于疾病的治疗和康复时，都可选用本法；若患者过分注意躯体的某些部位，从而强化了病态条件反射，此亦可试用。此外，本法还可用于纠正某些由于注意力过分集中而出现的病态行为。

第五节　顺情从欲法

顺情从欲法（消愁怡悦法）是指顺从患者的意念、情绪，满足患者的心身需求，以释却患者心理病因的一种心理治疗方法。主要适于情志意愿不遂所引起的心身疾病。人的欲念无论恶劣与否，都有其存在的必然性，生理、心理的渴求与欲望是与生俱来、客观存在的，这种欲望满足与否，将会直接影响人的情绪和行为。如果必要的欲望得不到满足，不仅影响人的正常生理活动，甚至导致精神情志的病变。对于此类神情病变，单凭劝说开导、移情易性是难以解除患者疾苦的，必须"以从其意"（《素问·移情变气论》），满足其基本欲望，其神志病变才有可能痊愈。

万全《幼科发挥》记载："一儿半岁，日忽惨然不乐，昏睡不乳。予曰：'形色无病。将谓外感风寒，则无外感之症。此儿莫非有所思，思则伤脾，乃昏睡不乳也。'其父母悟云：'有一小厮相伴，吾使他往，今三日矣。'乳母亦云：'自小厮去后，便不欣喜，不吃乳。'父急命呼之归，儿见其童嘻笑。"中医讲"喜则气缓""思则气结"，该案例正是以喜的缓散之性来消解忧思气结的病症。该案例也是顺情从欲法（消愁怡悦法）的生动案例。

顺情从欲法主要运用于由情志意愿不遂所引起的身心疾病。《荀子》曰："饥而欲食，寒而欲暖，劳而欲息，好利而勿害，是人之所生而有也。"顺情从欲法就是使得患者基本的生活欲望得到满足，其神志病变就有可能得到痊愈。此类疗法在当今物质生活丰富的今天也不乏适用者，个别人恰恰因为拥有过于丰厚的物质条件，却终日无所事事，心浮气躁，从而引发了"精神空虚症"，用此法治疗可谓是恰到好处。

第六节　移情养神法

移情养神法是通过言语、行为、环境影响，将其注意力转移，使负性情绪得到排遣，心志改移，是使之从不良心态中解脱出来的一种治疗方法。《素问·上古天真论》云："恬淡虚无，真气从之。精神内守，病安从来。"并记述了"真人""至人""圣人""贤人"四种养生家的养生长寿之道。《灵枢·本神》云："必顺四时而适寒暑，和喜怒而安居处，节阴阳而调刚柔。如是则避邪不至，长生久视。"强调调养精神意志，保持良好的生活规律。

在竞争日益激烈的今天，人们常常面临巨大的压力和复杂的利益矛盾，焦虑之情绪缠绕心际不可避免。如果人们在繁忙的工作之余，适当采用移情调志的手段，如养鸟种花，欣赏美术和音乐作品等文雅的方法，让自己处在一种"在于彼而忘于此"的环境中，对身心健康发展具有很大的启示意义。下面列举几种健康的移情养神方法。

一、运动移情法

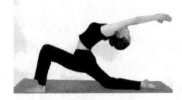

运动移情法是通过运动改变人的情志的方法。各种不同的运动方式，如打球、爬山、跑步、散步、练太极拳、练太极剑等，均能疏通气机、和畅气血，以化解或发泄不良情绪，保持心情愉快、精神饱满。

二、娱乐怡情法

娱乐怡情法是患者通过参加各种娱乐和体育活动，达到疏畅气血，调畅情志，怡悦心境，从而消除紧张悲忧的心理，促进疾病康复的一种情志疗法。《素问·汤液醪醴论》曰："喜则气和志达，营卫通利。"《难经本义》说"神好乐"，愉快而轻松的娱乐活动，如跳舞、唱歌、下棋或体育运动，既能悦心怡情，又能与人们广泛交流，有利于缓解紧张的情绪，有利于食物的消化吸收，有助于胃肠疾病的治疗。

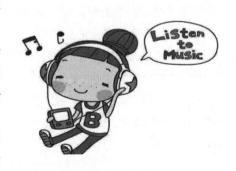

三、养性自调法

养性自调法是通过患者科学的情志养生、饮食养生、起居养生和运动养生等方法达到调情悦神、修身养性、改善体质、促进康复的一种自我调节的情志疗法。如焦虑患者最易患胃肠功能性疾病，可指导患者平日进行正确的情志、饮食、起居、运动养生方法，促进其体质的改善，从而辅助症状的改善和防止复发。

四、精神内守法

精神内守法即让患者保持心理平衡，如静坐、禅修等，积极适应环境，减少疾病或加快身体康复，达到"志闲而少欲，心安而不惧，形劳而不倦"的境界。

第七节 习见习闻法

习见习闻法亦称环境适应疗法，是指通过反复练习，使焦虑患者习惯于接触某些刺激性因素，提高其适应能力，使之不再对该刺激因素敏感而恢复常态的心理疗法。习见习闻法类似于现代行为治疗中的系统脱敏法。

《素问·至真要大论》中提到"惊者平之"，习以为常，必无惊。从"惊"变为"平"即是脱敏。张子和治疗受惊患者的案例就是"系统脱敏法"的典型例子。《儒门事亲·内伤形》载："卫德新之妻，旅中宿于楼上，夜值盗窃人烧舍，惊堕床下，自后，每闻有响，则惊倒不知人。家人辈蹑足而行，莫敢冒触有声，岁余不痊。"张氏"乃命二侍女执其两手，按高椅之上，当面前下置一小几。张曰：娘子当视此。一木猛击之，其妇大惊"，而后"伺少定，击之，惊少缓"，"是夜使人击其门窗，自夕达曙"，终于使其妻的恐惧症消除。张曰："《内经》云，惊者平之。平者常也。平常见之，必无惊。夫惊者，神上越也。从下击几，使之下视，所以收神也。一二日，虽闻雷亦不惊。"

近年来，中医学界逐渐重视对中医心理治疗方法的整理和总结，如邱鸿钟将其总结为顺志从欲法、精神内守法、认知引导法、情志相胜法、暗示疗法、音乐疗法、气功导引法、中药和针灸疗法八种。王雪涛等归纳为言语开导疗法、移情易性疗法、情志相胜疗法、顺意疗法、以欺制欺法、见习见闻法、气功疗法七种。余瑾等总结为顺志从欲法、精神内守法、认知导引疗法、情志相胜疗法、暗示疗法、中国传统健身术六种。翟秋莎等总结为说理开导、以情胜情、移情易性、暗示解惑、顺情从欲和澄心静志六种。薛清梓则总结为说理开导式、以情胜情式、以情顺情式、暗示、转移情志式五类心理治疗。本章笔者按五情相胜法、说理开导法、暗示疗法、移情易性法、顺情从欲法、移情养神法、习见习闻法七种分别进行了阐述。

中医学历来认为人与其生活的外在环境——自然和社会，是一个统一的整体。中医在望、闻、问、切四诊中历来重视心理因素在致病中的作用。《素问·疏五过论》认为："凡欲诊病者，必问饮食居处，暴苦暴乐，始乐后苦，皆伤精气，精气竭绝，形体毁沮。"历代医家都重视心理治疗，重视药物治疗与心理治疗相结合。中医学认为，治疗首先要消除致病的心理因素，故《素问·汤液醪醴论》云："精神不进，志意不治，故病不可愈。"在医疗活动中，影响患者心理的因素甚多，而医护人员的影响尤其重要和突出。所以中医特别重视医德修养。孙思邈在《大医精诚》中强调："凡大医治病，必当安神定志，无欲无求，先发大慈恻隐之心，誓愿普救含灵之苦。若有疾厄来求救者，不得问其贵贱贫富，长幼妍媸，怨亲善友，华夷愚智，普同一等，皆如至亲之想。"《小儿卫生总微论方》中云："凡为医者，性存温雅，志必谦恭，动须礼节，举乃和柔，无亡尊，不可矫饰，方能取得病者之信耳。"医者必须富有同情心、责任心，以满腔热情，一心赴救，从而给患者带来亲切感、安全感、信任感。良好的医德本身就具有心理治疗的作用。

失眠症的确切病因尚未明确，但诸多临床研究证实，生物因素、家庭背景、生活经历和特别紧张事件都可能是病因。中医理论在心理治疗上的应用很值得我们现在继续学习，但更要注重合理运用，并结合现在心理学技术，开发出更先进的中医心理疗法。中医理论注重心身是个统一的整体及人与自然环境的相互联系。这种心身合一的观点，强调把患者当作一个整体来对待，很合乎现代心身医学的观念，把这些独到的哲学思想见解应用在失眠心理治疗中将是很大的贡献。目前，尚缺乏针对失眠症的中医心理治疗系统研究，有待进一步理论深化和实践推广。

参 考 文 献

李世通，王冠英，翁柠，等 . 论中医心理治疗 [J]. 辽宁中医药大学学报 , 2010, 12(3): 49-50.

邱鸿钟 . 中国传统的心理治疗理论与方法 [J]. 国际医药卫生导报 , 1999(4): 45-46.

佟欣，赵法政，左军，等 . 中医心理暗示疗法的来源及医疗应用 [J]. 中国医药导报 , 2015, 12(16): 149-152.

王雪涛，刘皓宇 . 略论祖国传统医学中的医学心理学思想 [J]. 张家口医学院学报 , 2001, 18(1): 103-104.

吴明明，周光 .《黄帝内经》心理治疗初探与名家临床实践举隅 [J]. 中国中医急症 , 2010, 19(4): 642-643.

薛清梓 . 中医心理学理论与实践初探 [J]. 中国中医基础医学杂志 , 2005, 11(1): 50-51.

闫少校，邹义壮，崔界峰，等 . 中医心理治疗案例分析 [J]. 辽宁中医杂志 , 2008, 35(3): 372-374.

余瑾，傅杰英 . 精神心理康复和中医情志疗法 [J]. 现代康复 , 2001, 5(11): 26-28.

翟秋莎，王兴武，李政平 . 心身疾病与中医诊治 [J]. 临床和实验医学杂志 , 2004, 3(1): 56- 57.

周少林 . 中医心理治疗述要 [J]. 江苏中医药 2009 , 41(11): 61-63.

第**6**章 针灸治疗

第一节 治疗原则

目前中国传统医学，尤其是针灸，因其经济、安全、无副作用而得到医师和患者的广泛认可与重视，针灸治疗失眠的疗效也很显著。其优势主要在于简、便、廉、效，在改善睡眠的同时，还能做到从人体本身出发，整体调节，其他伴随症状也可得到相应改善。对于失眠患者，穴位按摩也有一定的帮助作用。《素问·阴阳应象大论》云："阴在内，阳之守也；阳在外，阴之使也。"一切疾病的产生皆由阴阳关系失调所致。因此，诊治疾病时，必须探求它的阴阳变化的根本。《灵枢·根结》云："用针之要，在于知调阴与阳。调阴与阳，精气乃光；合形于气，使神内藏。"所以，调和阴阳为根本大法，针刺治疗始终离不开调和阴阳之法。不寐的病机关键在于阴虚不能纳阳，阳盛不得入于阴，因此调补阴阳须从补阴泻阳出发。

一、调和营卫

《灵枢·口问》谓："卫气昼日行于阳，夜半则行于阴，阴者主夜，夜者卧……阳气尽，阴气盛，则目瞑；阴气尽而阳气盛，则寤矣。"《灵枢·大惑论》进一步提到"卫气不得入于阴，常留于阳，留于阳则阳气满，阳气满则阳跷脉盛；不得入于阴，则阴气虚，故目不瞑矣。"营卫运行失和，则人之节律性寤寐丧失。

1. **补阴跷泻阳跷针刺法治疗失眠** 《灵枢·寒热病》云："阴跷、阳跷，阴阳相交，阳入阴出，阴阳交于目锐眦，阳气盛则瞋目，阴气盛则瞑目。"主要明确了目、脑之间联系的通道是阴、阳跷脉，它们与人的寤寐关系密切。人的正常睡眠和觉醒与阴阳跷脉脉气失调与否关系密切，只有跷脉功能正常，人们的寤寐才能顺应正常的时间规律，才不会导致失眠。照海与申脉通阴阳跷脉，且均为八脉交会穴，阴阳跷脉司双目之开合。以补泻针法针刺申脉、照海对穴，补阴跷之照海，泻阳跷之申脉，通过调节阴阳跷脉之偏盛偏衰，治疗"昼不精夜不瞑"之失眠。王世广认为在不寐的治疗当中，针刺八脉交会穴中的申脉、照海，具有非常好的疗效。他通过针刺补泻手法以补照海、泻申脉为主治疗 40 例不寐症患者，其总有效率为 97.5%。申脉穴属于足太阳膀胱经，通于阳跷脉，照海穴归于足少阴肾经，通于阴跷脉。不寐患者阴阳失衡，阳不入于阴，而阴阳跷脉主人体寐寤，且调节人体阴阳，故通过补阴跷泻阳跷的方法调节人体睡眠，可使其阴阳平衡，使患者目闭而欲睡。

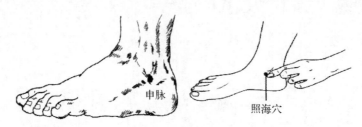

申脉　　照海穴

2. 补任脉泻督脉针刺法治疗失眠　《素问·骨空论》曰："任脉者，起于中极之下……循面入目。"《难经·二十八难》云："督脉者，起于下极之俞……为阳脉之聚。"任脉为"阴脉之海"，总督一身之阴，督脉为"阳脉之海"，总督一身之阳。本方案以任、督二脉经穴为主治疗失眠，本着任、督二脉具有调节全身阴经和阳经经气作用的机制，选取任、督二脉穴位进行针刺，调节阴阳，使阴阳在机体内的循行符合昼夜规律，达到"昼精而夜瞑"的正常生理状态。任、督二脉在头面部交接，一阴一阳相互贯通，阴阳相配而使阴阳相交而眠。若为卫气聚在阳经而致阳盛失眠，当以泻督脉腧穴为主；若为阴虚失眠，则以补任脉腧穴为主；若为邪气阻络，则以任、督二脉穴位相互为用，实则泻之，虚则补之，从而使阴阳交和而安。胡雨华等通过治疗组选取针刺调理任、督二脉和对照组选取常规针刺治疗做对比临床观察，2 组皆能改善患者的睡眠质量，但治疗组效果显著优于对照组（$P < 0.01$）。他认为，治疗失眠症在针刺调理任、督二脉的基础上，调节机体的阴阳平衡要从整体着眼，使阳入于阴，阴阳平衡，而目自瞑。

二、上下分阴阳取穴

从失眠的根本病机（阴阳失交）出发，针灸治疗失眠可从"上下"取穴入手，根据上为阳下为阴的原则，补阴泻阳，以使阳入于阴，阴阳调和，而达到阴平阳秘、精神内守的机体最佳状态，进而可做到寐寤适时，失眠常可愈。《素问·五常政大论》曰："气反者，病在上，取之下；病在下，取之上；病在中，傍取之。"以上下分阴阳，则人体上为阳，下为阴，上下阴阳取穴可平衡阴阳、镇静安神，从而使阴阳相交而得卧。陈宏伟等根据中医学理论中"动为泻，静为补"的原则和"上为阳，下为阴"的针灸治疗原则，上下取穴，运用补阴泻阳法治疗失眠 38 例。取三阴交、太冲、太溪、足三里用补法，取印堂、百会、风池、翳风用泻法，总有效率为 97.4%，疗效显著。

三、调理脏腑功能

失眠的病位主要在心、脑，与肝、胆、脾、胃、肾等脏腑关系密切。《素问·六节藏象论》曰："心者，生之本，神之变也，神得守则寐，失守则不寐。"《类经》云："心者，君主之官，神明藏焉。"故心主明则下安，主不明，则十二官危矣。失眠的辨证分型中心肝火旺、心胆气虚、心脾两虚、心肾不交等都是临床比较常见的证型，由此可见失眠与心的关系之密切，故临床上治疗失眠多从心论治。

1. 从心论治

（1）肝火扰心：吴家满等针刺肝、心穴位治疗失眠取得良好效果，总有效率为93.6%，且副作用小。

（2）心胆气虚：《内经》中言"心者，五脏六腑之大主"，心主神明，精神、情志、睡眠等活动总统于心；"胆者，中正之官"，胆主决断，"凡十一脏，取决于胆也"，主升发之气；心胆与情志的调畅、正常睡眠的维持密切相关，心胆失调则情志的条达、睡眠的正常不能维持。王娜等采用传统体针加血管舒缩区从调理心胆等入手针刺治疗失眠，穴取双侧血管舒缩区、神门、内关、百会、安眠、心俞、胆俞、丘墟，总有效率为93.33%。

（3）心脾两虚：于雪婷治疗68例心脾两虚型失眠，主穴取百会、神门、三阴交、安眠，配穴取心俞、脾俞、内关、四神聪、足三里，并每晚临睡前用艾条于百会穴上悬灸10～15分钟，总有效率为88.23%。

（4）心肾不交：丁艳等采用原络配穴针刺治疗50例心肾不交型失眠症，取双侧神门、支正、太溪、飞扬，总有效率为92.0%。

2. 调理脑神 《医宗金鉴》指出："头为诸阳之会，位居之高，内涵脑髓，脑为元神之府，以统全体。"《本草纲目·辛夷条》载"脑为元神之府"，即人的精神、意识、情感、思维、记忆等活动均为脑所支配，心神受制于脑。失眠是脑的兴奋与抑制平衡失调的结果，治疗失眠必须调整脑的功能。韦良玉等从调理脑神方面入手，运用健脑安神引火归原针灸法治疗失眠，穴取四神聪、安眠（双侧）、印堂、涌泉（双侧），总有效率为95.0%。

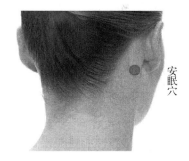

注：耳垂后的凹陷与枕骨下的凹陷连线的中点处即为安眠穴

3. 调理脾胃 《素问·逆调论》曰："胃不和则卧不安。"脾胃调和、升降有序，是阴阳平衡的基础。而脾胃不和、升降失调，除可出现脾胃病病证外，亦可因阴阳失去调和而引发失眠。故脾胃病往往与失眠相伴而生。贾希瑞等治疗顽固性失眠67例，常规针灸取穴印堂、百会、四神聪、神庭、神门、太溪、申脉、照海，调理脾胃取穴加用上脘、中脘、下脘、天枢、内关、足三里、三阴交，总有效率为 88.06%。

4. 心肾分阴阳取穴针刺法治疗失眠　心主火为阳脏，心居南方而主通明，心脏特点为心脉以通畅为本，心神以清明为要；肾者主水为阴脏，肾居北方而主骨生髓，肾藏志，有"肾为水脏"之称。运动、兴奋、活跃等都是心神具有的"阳"性特征，这些均是由心主神志的阴阳特性决定的，因此心脏容易被外邪乘虚侵袭，导致神识扰动。《古今医统大全》中说"有因肾水不足真阴不升心火独亢而不寐者"，认为心肾不交也是失眠中的又一重要原因。人体中在上为心，而心为阳脏主火；在下为肾，而肾为阴脏主水，心火下降，肾水上升，水火相济，阴平阳秘。《景岳全书·不寐》曰："寐本乎阴，神其主也，神安则寐，神不安则不寐。"白天属阳，阳主动，故神营运于外，人寤而活动；夜晚属阴，阴主静，故神归其舍，内藏于五脏，人卧而寐则休息。吴志强等根据《易经》卦象原理，选取灵道、复溜两穴针刺，并取头北足南睡觉方位，治疗心肾不交型失眠 136 例疗效显著，总有效率为 93.4%。

第二节　辨证思路

一、辨原发、继发

失眠可分为原发性失眠和继发性失眠。我们常说的失眠通常指原发性失眠。原发性失眠和继发性失眠的本质区别是引起失眠的原因的不同：继发性失眠主要是指的因神经系统疾病、精神疾病、躯体疾病和其他睡眠疾病所导致的失眠和睡眠质量的低下及睡眠的量的不足；原发性失眠是没有这样一些原因的，完全是纯粹的一个睡眠疾病，也就是单纯的失眠的症状。

中医学中有"胃不和则卧不安"，由胃强多食，脾弱不运，停滞胃腑，成饮成痰所致。其症见胸前满闷，不思饮食，嗳气吞酸，恶心呕吐，或头目眩晕，睡则气逆。治宜和胃化湿祛痰，用二陈平胃散加石菖蒲、浮海石或加栀子、黄连；大便坚结者，用导痰汤；胃脘作痛者，用滚痰丸，甚则小胃丹（《症因脉治》卷三）。此为继发于脾胃疾病的继发性失眠，但这与现代医学之原发、继发略有区别，可从中医学脏腑辨证分类重新规定原发和继发，亦是中医学辨证论治的体现。

二、辨虚实

失眠，中医学称之为"不寐"，不寐是以经常不能获得正常睡眠为特征的一类病证，主要表现为睡眠时间、睡眠深度不足，轻者入睡困难，或寐而不酣，时寐时醒，或醒后不能再寐，重者彻夜不寐，常影响人们的工作、生活、学习和健康。失眠分为虚、实两类。虚者多阴血不足，无力敛阳入阴，痰浊瘀血等病理产物尚未生成。患者多没有原发病灶或器质性病变，临床应以食疗、心理认知行为干预、体育疗法、按摩导引为主，辅以中医辨证施治下的药疗；实者多出现阴虚内热、痰火互结、瘀血阻滞等证。多属器质性病变，久治不愈，往往变生虚实错杂之证。此类患者应以药疗为主，辅以心理调节、食疗、体育疗法、按摩导引等治疗方法。临证之际，不寐者无论是虚证还是实证，首先要解决心理症结。现代社会生活节奏加快，工作压力大，人们心理焦虑程度加剧，是导致不寐的首要因素。因此运用心理疗法缓解患者的精神压力，对于解决不寐尤为重要。中医学认为，疾病的发生为阴阳失调所致，喜、怒、忧、思、悲、恐、惊均可导致阴阳失调。引发情绪变化的核心是人的思想观念，中医学早就认为"企踵权豪，竞逐荣势，孜孜汲汲，唯名利是务，焉能不病"，"恬惔虚无，真气从之，精神内守，病安从来"。

三、辨脏腑

随着现代人社会及生活压力的增重，情志因素已成为诱发失眠的主要原因，如生活、工作、情感中承受的压力过大等，且长期失眠亦会导致或加重情志不舒。失眠多因情志所伤，病位虽在心，与肝密不可分，病机为心肝功能失常，导致气血不和、阴阳失调。治疗应从心肝论治，以疏肝宁心为治法，调整脏腑功能，平衡阴阳，同时结合情志疗法，舒缓患者情绪，使人体内外环境平衡协调，以治疗失眠。

中医学认为，肝藏血，主疏泄，性喜条达而恶抑郁。《景岳全书·不寐》曰："无邪而不寐者，必营血不足也，营主血，血虚则无以养心，心虚则神不守舍。"肝主藏血，血舍魂安则寐安。《普济本事方·卷一》曰："平人肝不受邪，故卧则魂归于肝，神静而寐。今肝有邪，魂不得归，是以卧则魂扬若离体也。"《血证论》曰："肝藏魂，人寤则魂游于目，寐则魂返于肝。"可见肝乃失眠之源，心为传变之所。

从"心肝"论治失眠，穴取肩井、太冲、神门、内关、三阴交。肩井为足少阳胆经经穴，为足少阳、手少阳、足阳明与阳维脉交会穴，通一身之阳。肩井穴区变硬、出现结节、酸痛，即为病理反应，且肝与胆相表里，故针刺病侧肩井穴可调理气机、疏利肝胆；太冲又名"消气穴"，为足厥阴肝经原穴，可调理肝脏及肝经虚实，两穴可疏肝泻火而宁心神；神门为心经原穴，五输穴之输穴，有宁心安神、通经活络的作用；内关为心包经络穴，八脉交会穴，通阴维脉，可调节心与神志病变，两穴共用可宁心安神；三阴交为足太阴、厥阴、少阴三阴经交会穴，可健脾益血、调肝补肾，具有安神的作用。诸穴共用可调和阴阳、安神定志。

人体进入中老年后，肾精逐渐亏虚，再加上当今社会工作忙、压力大、饮食作息不规律，会耗损肾中精气，肾气虚可致失眠或加重失眠。正如《类证治裁·不寐》谓：

"阳气自静而之动，则寤；阴气自静而之动，则寐；不寐者，病在阳不交阴也。"肾藏精，神藏于肾而得精之助，人寐而安静。肾为人体阴阳之根本，对全身阴阳平衡起着十分重要的作用。肾阴阳俱衰是老年人基本的生理特点，肾阴虚则不能滋养心阴，心神失养可致失眠；肾阳虚至肾阴无法上济于心，则虚火妄动，阳不入阴，亦致失眠。对于中老年失眠患者，可取补申脉、泻照海，两穴合用可交通阴阳、滋肾益精而宁心。若患者出现痞满、纳呆，则为肝胃不和，配合中焦、中脘、天枢、足三里；痰湿体质患者，配合足三里、丰隆穴；阴虚火旺患者，配合曲池、阴陵泉。

四、辨经络

《黄帝内经》中关于营卫理论的记载，主要体现在《灵枢》的"五十营""营气""营卫生会""卫气""卫气失常""卫气行""邪客""根结"等篇章中。营卫的起源见于"营卫生会"篇，认为营卫皆自中焦化生，上传于肺，其中的精华部分为营气，注于经脉之中，"化而为血，以奉生身"；剽悍部分为卫气，以弥散状态走行于四肢分肉之间，起到"温分肉、充皮肤、肥腠理、司开阖"之功。中焦是影响营卫的起始环节，脏腑之气聚集的募穴皆位于胸腹部，故腹部为调节营卫的重要部位，任脉、肾经、胃经、脾经、肝经、胆经在腹部的穴位多辨证取之。

在辨别营卫盛衰、确定病变脏腑经络后，治疗方法则不必拘泥一格，总以调整经脉阴阳平衡为度。或候气以补泻，或结合灵龟八法计算经脉开穴时间，或刺络放血以泻热，或艾灸以温寒，或通过拔罐调整卫气分布，或通过刮痧开腠理、泻邪气。而营血的亏虚则可通过针刺及药物治疗。其他治法如穴位埋线、埋针、贴敷疗法等皆可随证取之。针刺治疗失眠，主穴取百会、印堂、足三里、三阴交，配穴则随证化裁，举证说明如下。

1. 心脾两虚，营血耗伤不敛卫气

（1）病因病机：多因多思多虑耗伤营血。

（2）症状：多见睡眠深度不够，易惊醒，可兼见心悸、气短等不适。

（3）查体：脉细软，面色萎黄。眼诊见睑结膜苍白，目中血络色淡红。皮肤松软，腹部无明显抵抗感。经络诊察着重在心经、胆经找阳性反应点。

（4）针刺治疗配穴：腹针引气归元用补法，细针深刺，缓慢进针至肌层，以有吸引感为度；双侧内关、阳陵泉用补法，细针深刺、缓进至有得气感。

（5）其他疗法：心俞艾炷灸，腹部以脐为中心进行艾箱灸，以皮肤潮红为度。

2. 卫气受邪不入营

（1）病因病机：多因压力大或情志所伤，暴躁易怒，肝火亢盛，卫气受扰不入营。

（2）症状：多见心烦难入睡、易醒、早醒及醒后难再入睡，多梦，可兼见口干口苦、纳差。

（3）查体：脉弦，可兼数。眼诊在目中肝区多见血络纡曲。腹部查体肌肉多紧张，按诊双胁下抵抗感。经络诊察着重在肝经、胃经找阳性反应点。

（4）针刺治疗配穴：双侧期门、章门、日月用平补平泻，细针浅刺，至有抵触感；合谷、太冲用泻法，粗针深刺，至局部有酸胀感为宜。

（5）其他疗法：四花或双耳尖或胁下瘀络放血。

3. 痰浊内阻经隧，营卫运行不畅

（1）病因病机：多为饮食失节，胃气失和，痰浊内生，经隧不畅，营卫运行受阻。

（2）症状：多见夜晚不思睡，白天思睡精神差，晨起无恢复感，可兼见腹胀、便秘、嗳气等不适。

（3）查体：脉滑。眼诊在目中胃区可见血络纡曲。腹诊多见腹部膨隆，心下深按有抵抗感，可触及燥屎。经络诊察着重在脾经、胃经。

（4）针刺治疗配穴：中脘、下脘用泻法，细针中刺抵达肌肉层；双侧内关、公孙用补法，细针中刺至得气；双侧支沟、丰隆用泻法，粗针中刺至得气。

（5）其他疗法：胃俞、中脘、足三里艾炷灸至皮肤潮红，胃俞、胆俞放血，背部膀胱经拔罐或刮痧。

4. 水不济火，营血耗伤不敛卫气

（1）病因病机：多因房劳、堕胎或先天不足导致肾虚，肾水无以济心，心火上亢而致营血耗伤、心神不安。

（2）症状：多见睡眠不安，质量差，醒寐难分，可兼见腰酸痛、心悸、耳鸣。

（3）查体：脉沉无力。眼诊在目中肾区可见血络纡曲，甚至延伸至心区。腹诊可见任脉凹陷，脐周、少腹、腰骶肤温偏低，皮肉泥淖，深按无抵触感。经络诊察重点在肾经、膀胱经、心经。

（4）针刺治疗配穴：腹针引气归元用补法，细针深刺，缓进至肌层；列缺、照海用补法，细针缓进深刺，捻转至得气；大陵、神门用补法，细针深刺至得气。

（5）其他疗法：肾俞艾灸。

五、重视头穴的应用

《本草纲目》中指出，脑为元神之府。十二经脉中六阳经皆上于头面，手少阴经与足厥阴经直接循行于头面部，其余阴经的经别合入相表里的阳经之后均到达头面部。头部通过任、督二脉衔接，统领十二经脉，将人体联系成一个整体。因此，脏腑有病可通过经络反应于头部，头部或体表有病亦会传于脏腑。对于失眠的患者，针刺头部病变反应区，可通经络、平阴阳，起到治疗疾病的作用。现代生物学研究表明，神经中枢功能定位在头皮投影区，与头皮部经验有效穴大都吻合。所以，针刺头皮部穴区可以治疗身体相应部位的疾病。

络病学认为，脑络是一种类似于网络的纵横交错于头窍的络脉，是由与脑相联系的十二经脉中的络脉组成，是全身络脉的一部分。脑络主要包括足太阳经络脉、足阳明经络脉、督脉及其络脉的一部分，为督脉之大络。《灵枢·口问》指出："上气不足，脑为之不满，耳为之苦鸣，头为之苦倾，目为之眩。"脑为髓海，由精气所化生，精亏不能化血，或久病耗伤阴血，血虚则脑络失于濡养导致脑络空虚，则出现健忘、失眠多梦、眩晕等症状。唐代孙思邈《千金翼方·养老大例》所说："人年五十以下上，阳气日衰，损与日至。"指出元气不足，则血运无力，而导致血瘀于脑络，日久而致脑络空虚失于濡养而产生不寐病证。脑髓是精神意识活动的物质基础，凡五脏精华之血，六腑清阳之气，皆由经络上注于头，以充实脑髓，营养脑神，故头窍络脉最为丰盛，为脑组织充足的能量供应的通道。因此，脑络的结构与功能正常、脑络充实是维系人体正常睡眠功能状态的基本条件。

六、重视辨证选穴

中医学认为，正常睡眠有赖于人体的阴平阳秘，脏腑调和、气血充足、心神安定则阳能入于阴，提出失眠的病理变化总属阳盛阴衰，其治疗以补虚泻实、调整阴阳为主。在《针灸甲乙经》中首次出现针灸治疗失眠的条文："惊不得眠，善水气上下，五脏游气也。三阴交主之。不得卧，浮郄主之。"因此，失眠的选穴不仅在头部，仍须根据辨证进行选穴治疗，方能取得更好的疗效。

《元史·李杲传》中有"病隐于经络间，阳不升则经不行"的记载。因此，首选至阳穴，以益气养心安神。《医宗金鉴》曰："惊悸、怔忡、健忘、恍惚、矢志、伤神等病，皆因心虚胆弱，诸邪得以乘之也。"心主血而藏神，心血虚则神不守舍，故烦躁失眠，取膈俞、心俞以活血养血；胆主决断，心血不足，胆失濡养，则相火翕然从之，固有夜不能寐，少卧则惊醒，治宜责诸少阳，是以佐风池穴以理胆气，且风池穴为手足少阳、阳维、阳经之会，可兼治阳经之病，"目气不营，则目不合"的失眠症。《类证治裁·不寐》说："思虑伤脾，脾血亏损，经年不寐。"《素问·逆调论》也云："胃不和则卧不安。"脾统血，脾气虚弱，不能运化水谷，气血化源不足。胃主受纳，有腐熟之功，所以取脾俞、足三里健脾益胃，以助运化。脾胃得健，气血生化有源，则心神得养，睡眠可安。肾阳不足，不能上交于心，心肝火旺，火性炎上，虚热扰神，故心烦不寐，心悸不安，加取肾俞、风池、太冲，以滋阴降火，养心安神。若湿痰内盛，饮食停滞，气机不畅，胃失和降，当加脾俞、丰隆，以化痰和中，调畅气机。

心脾两虚证多配心俞、脾俞、足三里穴。心俞、脾俞为心、脾之背俞穴，背俞穴能治疗脏腑相关病变，针刺心俞、脾俞能调节心、脾两脏的功能，使脾脏健运，气血充沛，上奉于心以养心神。足三里为胃之下合穴，针刺之可达到健运脾胃、助运化、调气血、安神的目的。心胆气虚证多配胆俞、心俞、丘墟穴。针刺心俞、胆俞二穴，可直接调节心、胆二经之气机，使脏腑经气通畅，发挥益气镇惊、安神定志之功效；丘墟为胆经之原穴，原穴是脏腑原气所留止之处，因此脏腑发生病变时，就会反应到相应的原穴上，故针刺丘墟穴能改善胆经病变，而调养心神，发挥益气安神的作用。阴虚火旺证多配太溪、太冲、肾俞穴。太溪和太冲分别为足少阴肾经及足厥阴肝经的输穴和原穴，针刺之能起到滋补肾阴、平肝潜阳、镇静安神的作用；肾俞为肾脏之背俞穴，能调节脏腑功能，使睡眠得安。心肾不交证多配心俞、肾俞、太溪穴。《古今医统大全·不寐》记载："肾水不足，真阴不升而心阳独亢，亦不得眠。"心俞、肾俞分别为心、肾两脏之背俞穴，能调节脏腑功能；太溪为肾经之原穴，可滋肾水降心火，心火下降，肾水上升，则水火既济，心肾交通，故寐安。心血不足、心阴亏虚、心阳亢盛、心气虚弱均可导致心神失养或心神不安从而出现不寐，故失眠症与心之间的关系较其他脏腑更为密切。根据失眠症的病因病机，针灸治疗失眠多取特定穴，如背俞穴、五输穴等，可直接调节五脏之气，进而使脏腑功能恢复正常，使睡眠得复。

七、随症选穴

失眠症的伴随症状多种多样，其常见的伴随症状包括心烦易怒、头晕头痛、记忆力减退、脘闷嗳气、多梦易惊、纳差。取太冲、行间以清泻肝经之热；太阳、百会疏导头部经气；百会、四神聪促进睡眠、强化记忆；中脘、丰隆调畅胃腑气机；神门、三阴交宁心安神；中脘、足三里健运脾胃，疏调脏腑功能。因伴随症状配穴的文献相对较少，所以在临床中，针灸对失眠的治疗绝大部分依然是根据中医理论辨证取穴。但临床中失眠伴随情志障碍的患者不在少数，如仅就其失眠进行治疗往往不能取得良效，根据其出现的症状治疗亦十分必要。

第三节 分型施治

一、针刺手法

1.持针法 持针就是拿针。持针的手叫"刺手"，一般习惯用右手；辅助刺手的手叫"押手"，一般用左手。《灵枢》说："右主推之。左持而御之。"《难经》也说："知为针者信其左，不知为针者信其右。"说明针刺操作时左右两手协同作用的重要性。右手持针的姿势，一般以拇、示、中三指夹持针柄，以环指抵住针身，有如执笔，故又称执笔式持针法。此法临床上最常用。另外，还有拇、示指持针法，拇、中指持针法等。

2. 进针法

(1) 单手进针法：术者以拇指、示指持针，中指端抵住腧穴，指腹紧靠针身下段，当拇、示指向下用力按压时，中指随之屈曲，将针刺入，直刺至所要求的深度。实际上，此法是以刺手的中指代替了押手的作用，具有简便、快捷、灵活的特点。该法多用于较短毫针的进针。

(2) 双手进针法：即左右双手配合，协同进针。根据押手辅助动作的不同，又分为指切进针法、夹持进针法、提捏进针法、舒张进针法四种。

1) 指切进针法：以左手拇指或示指指甲切压在穴位上，右手持针，紧靠指甲缘将针刺入皮肤。本法适用于较短毫针刺入肌肉丰厚部的穴位。

2) 夹持进针法：用左手拇、示两指夹持棉球，裹住针尖，直对腧穴，当押手两指下按时刺手顺势将针刺入穴位。本法适用于长针的进针。

3) 舒张进针法：用押手拇、示指将穴区皮肤撑开绷紧，右手持针从两指间刺入。本法多用于皮肤松弛或有皱褶部的穴位，如腹部穴位。

4) 提捏进针法：用押手拇、示指将穴区皮肤捏起，刺手持针从捏起部侧面或上端刺入。本法适用于头面等皮肤浅薄处的穴位。

(3) 管针进针法：用不锈钢、玻璃或塑料等材料制成针管，代替押手。选平柄毫针装入针管，上端露出针柄 2～3 分，然后快速将针拍入穴位内，再将针管抽去，施行各种手法。本法进针痛苦小，适用于疼痛敏感者。

3. 针刺角度、方向和深度

(1) 进针角度

1) 直刺：针身与皮肤表面呈 90°或接近垂直刺入。本法常用于肌肉较丰厚的腰、臀、腹、四肢等部位的腧穴。

2) 斜刺：针身与皮肤表面呈 45°左右倾斜刺入。本法适用于不能深刺的腧穴。横刺：又称平刺或沿皮刺，即将针身倾斜与皮肤表面呈 15°～25°沿皮刺入。本法适用于皮肉浅薄处，有时在施行透穴刺法时也用这种角度进行针刺。

(2) 针刺方向：针刺方向一般根据经脉循行方向、腧穴分布部位和所要求达到的组织结构等情况而定。有时为了使针感到达病所，也可将针尖对向病痛处。

(3) 针刺深度：针刺的深度一般以既有针感而又不伤及重要组织器官为原则。每个腧穴的针刺深浅都有原则要求，但在临床应用时，还应根据患者的年龄、体质、病情和所在腧穴的解剖部位等情况灵活处置。

二、灸法

灸法能健身、防病、治病，在中国已有数千年的历史。早在春秋战国时期，人们已经开始广泛使用艾灸法，如《庄子》中有"越人熏之以艾"，《孟子》中也有"七年之病求三年之艾"的记载。历代医学著作中关于灸法的记载亦比比皆是。灸法能激发、提高机体的免疫功能，能够活跃脏腑功能，旺盛新陈代谢，产生抗体及免疫力，增强机体的抗病能力。所以长期施行保健灸法，能使人身心舒畅，精力充沛，祛病延年。施灸对于血压、呼吸、脉搏、心率、神经、血管均有调节作用；能使白细胞、血红蛋白、红细胞、血小板等明显增高，胆固醇降低，红细胞沉降率（简称血沉）减慢，凝血时间缩短，对血糖、血钙及内分泌系统的功能也有显著的调节作用。

灸法的特点是既能抑制功能亢进，也能使衰退的功能兴奋而趋向生理的平衡状态，因此灸法对人体是一种良性刺激，对增强体质大有裨益，不论病体、健体都可用，尤其有促进儿童发育的作用，使用范围广泛。

1. 材料制作　灸法的主要材料为艾绒，艾绒是由艾叶加工而成。选用野生向阳处 5 月份长成的艾叶，风干后在室内放置 1 年后使用，此称为陈年熟艾。取陈年熟艾去掉杂质粗梗，碾轧碎后过筛，去掉尖屑，取白纤丝再行碾轧成绒。也可取当年新艾叶充分晒干后，多碾轧几次，至其揉烂如棉即成艾绒。

（1）艾炷：将适量艾绒置于平底磁盘，用示、中、拇指捏成圆柱状即为艾炷。艾绒捏压越实越好，根据需要，艾炷可制成拇指大、蚕豆大、麦粒大三种，称为大、中、小艾炷。

（2）艾卷：将适量艾绒用双手捏压成长条状，软硬要适度，以利炭燃为宜，然后将其置于宽约 5.5cm、长约 25cm 的桑皮纸或纯绵纸上，再搓卷成圆柱形，最后用面浆糊将纸边粘合，两端纸头压实，即制成长约 20cm，直径约 1.5cm 的艾卷。

（3）间隔物：在间接灸时，需要选用不同的间隔物，如鲜姜片、蒜片、蒜泥、药饼等。在施灸前均应事先备齐。鲜姜、蒜洗净后切成 2 ~ 3mm 厚的薄片，并在姜片、蒜片中间用毫针或细针刺成筛孔状，以利灸治时导热通气。蒜泥、葱泥、蚯蚓泥等均应将其洗净后捣烂成泥。药饼则应选出相应药物捣碎碾轧成粉末后，用黄酒、姜汁或蜂蜜等调和后塑成薄饼状，也须在中间刺出筛孔后应用。

2. 操作方法

（1）艾炷灸：是将艾炷放在腧穴上施灸的方法。可分为直接灸和间接灸。

直接灸是将大小适宜的艾炷，直接放在皮肤上施灸。若施灸时须将皮肤烧伤化脓，愈后留有瘢痕者，称为瘢痕灸。若不使皮肤烧伤化脓，不留瘢痕者，称为无瘢痕灸。

瘢痕灸又名化脓灸，施灸时先将所

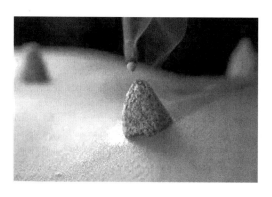

灸腧穴部位，涂以少量的大蒜汁，以增加黏附和刺激作用，然后将大小适宜的艾炷置于腧穴上，用火点燃艾炷施灸。每壮艾炷必须燃尽，除去灰烬后，方可继续易炷再灸，待规定壮数灸完为止。施灸时由于火烧灼皮肤，因此可产生剧痛，此时可用手在施灸腧穴周围轻轻拍打，借以缓解疼痛。正常情况下，灸后1周左右，施灸部位化脓形成灸疮，5～6周灸疮自行痊愈，结痂脱落后留下瘢痕。临床上常用于治疗哮喘、肺结核、瘰疬、慢性胃肠病等慢性疾病。

无瘢痕灸又称非化脓灸，施灸时先在所灸腧穴部位涂少量的凡士林，以使艾炷便于黏附，然后将大小适宜的艾炷，置于腧穴上点燃施灸，当灸炷燃剩2/5或1/4而患者感到微有灼痛时，即可易炷再灸。若用麦粒大的艾炷施灸，当患者感到有灼痛时，医者可用镊子柄将艾炷熄灭，然后继续易位再灸，按规定壮数灸完为止。一般应灸至局部皮肤红晕而不起疱为度。因其皮肤无灼伤，故灸后不化脓，不留瘢痕。此法适用于慢性虚寒性疾病，如哮喘、风寒湿痹等。

间接灸又称间隔灸、隔物灸，是用某种物品将艾炷与施灸腧穴部位的皮肤隔开，进行施灸的方法。所隔的物品常用生姜、大蒜、盐、附子片等。

隔姜灸：用鲜姜切成直径2～3cm、厚0.2～0.3cm的薄片，中间以针刺数孔，然后将姜片置于应灸的腧穴部位或患处，再将艾炷放在姜片上点燃施灸。当艾炷燃尽，再易炷施灸。灸完所规定的壮数，以使皮肤红润而不起疱为度。本法常用于受寒而致的呕吐、腹痛、腹泻及风寒痹痛等。

隔蒜灸：用鲜大蒜头，切成厚0.2～0.3cm的薄片，中间以针刺数孔，然后置于应灸腧穴或患处，然后将艾炷放在蒜片上，点燃施灸。待艾炷燃尽，易炷再灸，直至灸完规定的壮数。此法多用于治疗瘰疬、肺结核及初起的肿疡等症。

隔盐灸：用纯净的食盐填敷于脐部，或于盐上再置一薄姜片，上置大艾炷施灸。本法多用于治疗急性寒性腹痛或吐泻并作，中风脱证等。

隔附子饼灸：将附子研成粉末，用酒调和做成直径约3cm、厚约0.8cm的附子饼，中间以针刺数孔，放在应灸腧穴或患处，上面再放艾炷施灸，直到灸完所规定壮数为止。本法多用于治疗命门火衰而致的阳痿、早泄，宫寒不孕或疮疡久溃不敛等症。

（2）艾条灸：又称艾卷灸。是取纯净细软的艾绒24g，平铺在26cm长、20cm宽的细草纸上，将其卷成直径约1.5cm圆柱形的艾卷，要求卷紧，外裹以质地柔软疏松而又坚韧的桑皮纸，用胶水或浆糊封口而成。也有每条艾绒中掺入肉桂、干姜、丁香、独活、细辛、白芷、雄黄各等份的细末6g，则成为药条。常用的施灸方法有温和灸和雀啄灸。

温和灸施灸时将艾条的一端点燃，对准应灸的腧穴部位或患处，距皮肤2～3cm，进行熏烤。熏烤使患者局部有温热感而无灼痛为宜，一般每处灸5～7分钟，至皮肤红晕为度。对于昏晕、局部知觉迟钝的患者，医者可将中、示二指分开，置于施灸部位的两侧，这样可以通过医者手指的感觉来测知患者局部的受热程度，以便随时调节施灸的距离和防止烫伤。

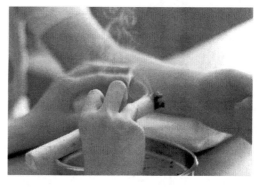

雀啄灸施灸时，将艾条点燃的一端与施灸部位的皮肤并不固定在一定距离，而是像鸟雀啄食一样，一上一下活动施灸。另外也可均匀地上、下或左、右方向移动或做反复地施转施灸。

（3）温针灸：是针刺与艾灸结合应用的一种方法，适用于既需要留针而又适宜用艾灸的病证。操作时，将针刺入腧穴得气后，并给予适当补泻手法而留针，继将纯净细软的艾绒捏在针尾上，或用艾条一段长2cm左右，插在针柄上，点燃施灸。待艾绒或艾条烧完后，除去灰烬，出针。

（4）温灸器灸：是用金属特制的一种圆筒灸具，故又称温灸筒灸。其筒底有尖有平，筒内套有小筒，小筒四周有孔。施灸时，将艾绒或加掺药物，装入温灸器的小筒，点燃后，将温灸器之盖扣好，即可置于腧穴或应灸部位，进行熨灸，直到所灸部位的皮肤红润为度。本法有调和气血、温中散寒的作用。

3. 禁忌证

（1）凡实热证或阴虚发热、邪热内炽等证，如高热、高血压危象、肺结核晚期、大量咯血、呕吐、严重贫血、急性传染性疾病、皮肤痈疽疮疖并有发热者，均不宜使用艾灸疗法。

（2）器质性心脏病伴心功能不全，精神分裂症，孕妇的腹部、腰骶部，均不宜施灸。

（3）颜面部、颈部及大血管走行的体表区域、黏膜附近，均不得施灸。

（4）空腹、过饱、极度疲劳者应谨慎施灸。

4. 注意事项

（1）掌握热量，防止烫伤，尤其对局部皮肤知觉减退及昏迷患者。

（2）做好防护，以防艾火掉下烧伤皮肤或烧坏衣褥。使用温针时，可用硬纸片剪一小孔，套住针体平放在进针处，即可避免艾火直接掉落于皮肤上。施灸后艾条必须彻底熄灭，以防失火。

（3）艾炷灸容易起疱，应注意观察，如已起疱不可擦破，可任其自然吸收；如水疱过大，经75%乙醇消毒后用注射器将疱内液体抽出，外涂甲紫，再用敷料保护，以防感染。妇女妊娠期间，小腹及腰骶部不宜施灸。

三、辨证施治

1. 心肝火旺

[证候] 不寐多梦，甚则彻夜不眠，急躁易怒，伴头晕脑胀，目赤耳鸣，不思饮食，便秘溲赤，舌红苔黄，脉弦而数。

[证机概要] 肝郁化火，上扰心神。

[治法] 疏肝泻火，镇心安神。

[选穴] 神门、内关、百会、安眠、行间、太冲、风池。

[操作] 只针不灸，泻法。所有腧穴常规针刺；背俞穴注意针刺方向、角度和深度。以睡前2小时、患者处于安静状态下治疗为佳。

2. 心脾两虚

[证候] 易醒多梦，神疲乏力，心悸怔忡，失眠多梦，头晕健忘，纳差腹胀，便溏出血，或见皮下紫斑，女子月经量少色淡、淋漓不尽，面色萎黄，舌淡，苔白，脉细弱。

[证机概要] 心脾两虚，心神失养。

[治法] 补益心脾，宁心安神。

[选穴] 心俞、脾俞、神门、内关、三阴交。

[操作] 可针可灸，补法。所有腧穴常规针刺；背俞穴注意针刺方向、角度和深度。使用灸法注意避免灼伤皮肤。

3. 心肾不交

[证候] 心烦失寐，心悸不安，眩晕耳鸣，健忘，五心烦热，咽干口燥，腰膝酸软，遗精带下，舌红，脉细数。

[证机概要] 肾阴亏虚，阴不敛阳。

[治法] 滋阴降火，交通心肾。

[选穴] 心俞、肾俞、太溪、照海。

[操作] 只针不灸，泻法。所有腧穴常规针刺；背俞穴注意针刺方向、角度和深度。以睡前2小时、患者处于安静状态下治疗为佳。

4. 肝郁血虚

[证候] 入睡困难，或眠浅易惊，头晕眼花，两胁作胀，情志抑郁，多梦健忘，面白，舌淡紫，脉弦细。

[证机概要] 肝气郁滞，精血亏虚。

[治法] 疏肝理气，养心安神。

[选穴] 太冲、外关、心俞、内关。

[操作] 太冲、外关只针不灸，泻法。心俞、内关可针可灸，平补平泻。背俞穴

注意针刺方向、角度和深度。

5. 阴虚火旺

[证候] 入睡困难，眠少易醒，夜寐多梦，五心烦热，颧红盗汗，口燥咽干，眩晕耳鸣，舌红少苔，脉细数。

[证机概要] 心阴亏虚，心神失养。

[治法] 滋阴降火，养心安神。

[选穴] 劳宫、三阴交、百会、安眠。

[操作] 可针可灸，劳宫、百会、安眠泻法，三阴交平补平泻。所有腧穴常规针刺。使用灸法注意避免灼伤皮肤。

6. 痰热扰心

[证候] 心烦不寐，胸闷脘痞，泛恶嗳气，伴口苦，头重，目眩，舌偏红，苔黄腻，脉滑数。

[证机概要] 痰热中阻，上扰心神。

[治法] 清热化痰，安神定惊。

[选穴] 丰隆、百会、申脉、照海。

[操作] 只针不灸，泻法。所有腧穴常规针刺。

7. 肝气郁滞

[证候] 失眠易醒，情志抑郁，急躁易怒，喜叹息，周身串痛。或自觉咽中有物吐之不出，咽之不下，或颈部瘿瘤，腹部癥痕。妇女乳房作胀结块，月经失调，痛经闭经，舌偏红，苔薄白或薄黄，脉弦。

[证机概要] 肝气郁结，心神失养。

[治法] 疏肝理气，滋养心神。

[选穴] 太冲、期门、行间、外关、百会。

[操作] 只针不灸，泻法。所有腧穴常规针刺；期门注意针刺方向、角度和深度。注意调控患者情绪。

8. 脾胃不和

[证候] 入睡困难，时有易醒，伴有脘腹痞胀，或胃脘嘈杂，食少纳呆，或食后腹胀，嗳气肠鸣，大便不调，脉弦。

[证机概要] 气机失调，运化失司。

[治法] 调和脾胃，开胃醒脾。

[选穴] 足三里、中脘、天枢、外关、百会。

[操作] 可针可灸，补法。所有腧穴常规针刺。使用灸法注意避免灼伤皮肤。

9. 心胆气虚

[证候] 不寐多梦，易于惊醒，胆怯恐惧，遇事易惊，心悸气短，倦怠，小便清

长，或虚烦不寐，形体消瘦，面色㿠白，易疲劳，或不寐心悸，虚烦不安，头目眩晕，口干咽燥。舌质淡，苔薄白，或舌红，脉弦细或弦弱。

[证机概要] 心神失养，神魂不安。

[治法] 滋养心神，安神定志。

[选穴] 安眠、百会、神门、丘墟、心俞、内关。

[操作] 可针可灸，补法。所有腧穴常规针刺；背俞穴注意针刺方向、角度和深度。使用灸法注意避免灼伤皮肤。

10. 肝郁脾虚

[证候] 入睡困难，或眠浅易惊，大便溏薄、少腹胀痛，情绪焦虑抑郁，食少纳呆，神疲懒言，体倦乏力，或伴有胁肋胀满疼痛，胃脘满闷，口苦咽干，咽部异物感，嗳气泛酸，舌淡红稍胖，苔薄白，脉弦。

[证机概要] 肝强脾弱，心神失养。

[治法] 疏肝健脾，宁心安神。

[选穴] 太冲、脾俞、中脘、期门。

[操作] 可针可灸，补法。所有腧穴常规针刺；背俞穴注意针刺方向、角度和深度。使用灸法注意避免灼伤皮肤。

11. 痰浊阻滞

[证候] 眠浅易醒，或嗜睡多寐，伴有项背强急，四肢抽搐，头痛昏蒙，神识呆滞，苔白腻，脉滑或弦数。

[证机概要] 痰气内生，阻滞中焦，心神失养。

[治法] 化痰降浊，安神宁心。

[选穴] 丰隆、外关、足三里、脾俞。

[操作] 只针不灸，泻法。所有腧穴常规针刺；背俞穴注意针刺方向、角度和深度。

12. 肝肾阴虚

[证候] 失眠多梦，目花目干，疲劳肢麻，胁肋隐痛，腰膝酸痛，遗精，耳鸣，女子经少或经闭，不孕，男子遗精，舌红少苔，脉沉弦数。

[证机概要] 肝肾阴虚，心神失养。

[治法] 滋补肝肾，安神定志。

[选穴] 三阴交、肝俞、肾俞、安眠、神门。

[操作] 可针可灸，平补平泻。所有腧穴常规针刺；背俞穴注意针刺方向、角度和深度。使用灸法注意避免灼伤皮肤。

13. 肝阳上亢

[证候] 入睡困难，甚则彻夜难眠，头目眩晕、胀痛，头重脚轻，腰膝酸软，舌红少津，脉弦或弦细数。

[证机概要] 肝气郁滞，阳亢扰神。

[治法] 平肝潜阳，安神定惊。

[选穴] 太冲、申脉、照海、百会、安眠。

[操作] 只针不灸，补申脉泻照海，泻太冲，百会、安眠平补平泻。所有腧穴常规针刺。

14. 气滞血瘀

[证候] 失眠，入睡困难，胸胁胀闷，走窜疼痛，急躁易怒，胁下痞块，刺痛拒按，妇女可见月经闭止，或痛经，经色紫暗有块，舌质紫暗或见瘀斑，脉涩。

[证机概要] 气不行血，瘀滞脑窍。

[治法] 行气活血。

[选穴] 太冲、外关、血海、膈俞。

[操作] 只针不灸，泻法。所有腧穴常规针刺；背俞穴注意针刺方向、角度和深度。

参 考 文 献

陈宏伟，曹东方，唐永春.泻阳补阴法治疗失眠症 38 例临床观察 [J].上海针灸杂志，2004，23(7): 14-15.

丁艳，马睿杰.原络配穴治疗心肾不交型失眠症疗效观察 [J].上海针灸杂志，2015, 34(5): 415-417.

胡雨华，李国徽.针刺调理任、督二脉治疗失眠症 40 例 [J].陕西中医，2009, 30(11): 1519-1520.

贾希瑞，刘洋.调理脾胃针刺法治疗顽固性失眠疗效观察 [J].山西中医，2013, 29(5): 31-36.

王娜，杨帆.针刺血管舒缩区治疗心胆气虚型失眠症临床观察 [J].新中医，2014, 46(6): 194-195.

王世广.针刺照海申脉为主治疗不寐症临床观察 [J].中国针灸，2005, 25(11): 772.

韦良玉，徐艳青，赵利华，等."健脑安神引火归元"针灸法治疗慢性失眠的临床观察 [J].广西中医药，2014, 6 (3): 40-41.

吴家满，卓缘圆，钟宇玲，等.从肝心论治失眠的针刺临床研究 [J].光明中医，2014, 29(5): 1017-1018.

吴志强，孟建国.针刺治疗心肾不交型失眠 136 例 [J].中国针灸，2012, 32(5): 430.

于雪婷.针灸治疗心脾两虚型失眠 68 例疗效观察 [J].中国民族民间医药，2012, 21(17): 93.

第**7**章 按摩推拿治疗

第一节 治疗原则

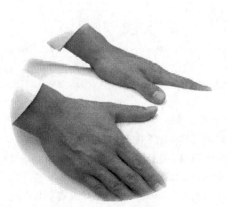

《黄帝内经》记载了对于睡眠的认识及对不寐的病因病机的分析，分别从阴阳、营卫之气、脏腑三个角度阐释了失眠的病因病机。《千金翼方》《景岳全书》等从气血阴阳亏虚、心神失养等方面对其病机进行了探讨补充。现代医学研究发现，失眠的机制主要与下丘脑－垂体－肾上腺轴的功能失调、迷走神经张力变化、杏仁核反应度增加、情感通路障碍、声光电环境刺激等有关。近年来的研究还发现，生物钟基因对失眠有着调控作用，人的心理状态对失眠也有着重要作用。从现代医学角度分析，推拿主要有机械的刺激作用、神经系统调节作用、体内生化调节作用和人体的整体调节作用等。通过推拿治疗能够改善脑内单胺类神经递质作用，提高 5-羟色胺水平，降低去甲肾上腺素水平，从而改善睡眠。

国内研究者通过临床试验发现，通过推拿治疗，失眠患者在治疗后血液中的去甲肾上腺素较治疗前明显降低，睡眠情况改善显著，认为推拿治疗与血中去甲肾上腺素有着相关性。且按摩推拿作为传统医学的重要组成部分，具有操作方便、简单有效，见效快，痛苦小，无不良反应等特点，利于患者接受。张景岳在《景岳全书》中对失眠进行了高度概括，指出："不寐虽病因不一，然惟知邪正二字尽之矣。"又提出："无邪而不寐者，心营气不足也。营主血，血虚则无以养心，心虚则神不守舍，故或为惊惕，或若有所系恋，或无因而偏多妄思，以致终夜不寐，及忽寐忽醒，而为神魂不安等症……思虑劳倦伤心脾，以致气虚精陷，而为怔忡惊悸不寐。"因而不寐的基本病机可概括为：阴阳失调，阴不潜阳，多因思虑劳倦太过，伤及心脾，心伤则阴血暗耗，神不守舍；脾伤则食少纳呆，生化之源不足，营血亏虚，不能上奉于心，以致心神不安，发为不寐。所以，治疗不寐主要是调和阴阳并补心脾之气血。

首先，按摩推拿治疗不寐所选择穴位多在头面部，人体脏腑经络的功能与头部密切相关。手足阳明经、手足少阳经、手足太阳经、任督二脉皆有头面部循行的部分，统领一身阳气，络全身阴气，《灵枢·大惑论》曰："卫气不得入于阴，常留于阳，留于阳则阳气满，阳气满则阳蹻盛，不得入于阴则阴气虚，故目不瞑矣。"阴阳失调为失眠的总病机，各种证型的失眠都能够通过推拿头面部穴位起到调节一身阴阳的作用，从而达到改善睡眠的目的。按摩推拿治疗不寐所选穴位其次为膀胱经上有关心、脾的背俞穴，再次为腹部局部穴位和心经、脾经、胃经、心包经、三焦经、胆经上的穴位。所选经络多为膀胱经，而膀胱经上的取穴主要以背俞穴为主。五脏病证，多选用背俞穴进行治疗。且背俞穴与交感干、交－脊联系点关系密切，能够通过刺激背俞穴来刺激自主神经系统，从而对相应脏腑进行治疗；现代的解剖学研究进一步证实了背俞穴与脊神经后支、外侧支及其分支和神经丛均有密切的联系。相关文献研究发现，通过背俞穴治疗失眠有着显著的疗效。

一、单纯推拿疗法

1. 辨证推拿　不寐，中医辨证有实有虚。实证可分为肝火扰心和痰热扰心；虚证分心脾两虚、心肾不交和心胆气虚。总的来讲，辨证推拿疗效显著。治疗常以头面部推拿为主，脏腑辨证加减为辅。张吉认为失眠辨证多虚，其中心脾两虚型患者较常见，心与脾胃相关，心血不足则脾胃运化不行，脾胃不能运化水谷精微则心神失养。治疗选用健脾宁心推拿法，治疗效果明显，总有效率为96.67%，优于常规推拿。手法以按揉为主，取头部印堂；四肢取内关、足三里；腰背部取心俞、脾俞等穴以达到健脾宁心安神之功。沈桐等治疗肝郁血虚型失眠患者，中医辨证，七情内伤，肝气运行不畅，肝郁故乘脾，脾虚则水谷精微运化不足，因而血虚，治疗推按穴首取膻中，结合肝俞、足三里穴等，虚补实泻。治疗总有效率为80%，与针灸组持平，提示穴位按揉临床疗效与针灸治疗相近。

2. 经穴推拿　经穴是经气流通的孔道，是全身疾病的反应点与刺激点，联系着十二经脉、十二脏腑，是全身经气注入的位点，对于临床有较高的诊断价值和治疗作用。临床经穴推拿包括纯点穴推拿与疏通经络推拿，疏通经络推拿临床疗效更高，纯点穴推拿可达到以指代针的效果。庞军等足少阳胆经推拿治疗失眠，按揉阳白、本神、头临泣等穴，治疗总有效率为84.7%。高晓冬辨证点穴推拿失眠治疗116例，取神门、内关等穴。其中肝郁化火、痰热内扰、心虚胆怯三型治疗总有效率高达100%，疗效显著。马艳香点穴推拿选取督脉、膀胱经等，择神庭、百会等穴，采用推、揉等手法刺激，疏通经络气血，总有效率为98%。梁晶等按揉法治疗心脾两虚型不寐患者，取三阴交、百会、风池等穴位，总有效率为81.25%，睡眠质量、睡眠效率等均有所提高，疗效满意。陈瑶临床观察穴位指针治疗原发性高血压伴失眠患者，指针治疗时间选择当日午时和酉时，手法主要选取拇指与示指按揉，结果表明，指针疗法不仅能够有效降低患者收缩压与改善睡眠，并具有一定的远期疗效。

3. "引阳入阴" 推拿法 不寐之病机总归阳不入阴，阴阳失交。推拿之术，可振奋脉中阳气，最终引阳入阴，使得阴阳调和。蔡俊萍等采用引阳入阴推拿法治疗失眠患者60例，头面部操作，"推攒竹、推坎宫、揉按太阳穴、揉百会、压风池、勾廉泉、按承浆" 共七步骤并配合气息引导疗法，治疗效果明显，无不良反应。黄凤等同样采用 "七步骤" 治疗，手法涉及推、揉、按、勾等，旨在调和气血，舒筋活络，总有效率为92%。

4. "天、地、人" 三部推拿法 "天、地、人" 推拿包含头面、足部、背腹部三个部位的操作，强调了人与自然的整体性与整体调养。头面（指代天）："五脏六腑之精气，皆上注于头"，通过头面部推拿治疗，能使患者安神定志，潜阳而益阴；足（指代地）：足、手经脉互相联系，足可内联五脏六腑，足部按摩，有助于疏通经络气血、调节脏腑功能；背腹部（指代人）：足太阳膀胱经和督脉两大经脉都位于背部。通过对膀胱经上的背俞穴进行手法刺激，可达到安神宁心之功。李正祥等 "三才" 推拿治疗心肾不交型不寐患者66例，无效1例，试验结果提示 "三才" 推拿组与口服艾司唑仑组疗效相当，可考虑替代药物治疗。姚静静研究三部推拿法对心脾两虚型不寐患者的治疗作用，总有效率为90%。结果表明，三部法能有效提高患者体内5-羟色胺的水平。罗永宝等治疗心脾两虚型不寐患者，三部推拿与耳穴贴压联合疗法具有科学合理性与实用性，相比于单独疗法，效果更佳。

5. 足部推拿法 足根是人之四根之一，足底是全身的反射区。足三阴经起始于足部，足三阳经终止于足部，足与全身经络气血关系密切。伦轼芳等研究了足反射疗法对机体亚健康状态的调节作用，治疗患者160例，选取了肾、头（大脑）、脑垂体等几个足底反射区，结论为足反射疗法能够改善机体的不良状态，如焦虑，不安，紧张等，并在改善睡眠方面优于全身保健推拿。曹翔凤等研究足部推拿预防失眠，治疗患者80例，结果表明，足部推拿可增加机体免疫功能，调节激素分泌并可缓解患者紧张情绪，方便有效。杨琳等足浴联合涌泉穴按摩治疗不寐，显示此疗法能够明显缩短患者入睡时间，不良作用小。

6. 振腹疗法 气是构成和维护人体生命活动最基本的物质之一。一身之气包括元气、宗气、营卫之气、脏腑之气和经络之气。其中，元气又称真气，是人体最基本最重要的气，来源于藏于肾的先天之精和脾胃运化的后天之精，借助三焦和经络遍布全身。外感六淫、七情过极及不良的生活方式都会造成机体内元气的耗损丢失，而元气一旦耗损，机体容易处于亚健康状态，从而引发多种疾病。振腹疗法施术部位主要在下丹田，通过有节律振动的手法刺激，达到激发肾精，融和水谷之精为元气，促进元气在体内运行。安睿蓬收纳不寐患者 60 例，分别采用振腹疗法结合常规推拿操作及常规推拿治疗，结果显示这两种手法操作都能够改善患者的睡眠质量及延长睡眠时间，但结合手法治疗效果更好，总有效率高达 96%。王见治疗心脾两虚型不寐，以振腹手法为主，辅以按揉背俞穴及头部推拿，治疗总有效率为 96.67%。

二、特色推拿法

1. 抓痧调神法　抓痧调神法是融合刮痧与推拿疗法的一种新型推拿手法。此手法主要施术于背部督脉与膀胱经，通过促进治疗部位皮肤形成瘀血瘀斑以加快局部血液循环，提高代谢，增强免疫力，松解肌肉组织粘连，缓解酸痛，安神宁志，缓解紧张焦虑等不良情绪，有效改善睡眠。柳汉杰等观察不寐患者 36 例，治疗组与对照组相比存在显著性差异，能够有效改善患者失眠的各项症状。高海林研究抓痧调神法治疗失眠的功效，治疗后患者各项临床指标积分都有所下降，治疗总有效率为 83.3%，治疗效果优于传统推拿手法。

2. 整脊疗法　颈源性疾病是引起失眠的原因之一，颈源性疾病导致的失眠原因在于颈椎劳损或退行性改变，颈椎不稳进而颈部肌肉痉挛，导致颈部交感神经经常受到刺激或引起椎动脉挛缩，大脑神经过度兴奋，引起失眠。杨来福等整脊疗法结合针刺治疗患者 76 例，总有效率为 92.11%。治疗结果显示，整脊疗法可促进颈椎复位，整复小关节紊乱，同时整脊针刺具有协同作用。江振采用龙式牵抖摇拌法、颈椎正骨复位结合针刺松解法治疗颈源性不寐患者 120 例，有效率为 95%，手法实用，操作简便。黄大伟研究卧位整脊治疗颈源性失眠，共收纳患者 60 例，总有效率为 90%，患者的睡眠质量综合评分治疗前后差异很大，说明卧位整脊能有效治疗颈源性失眠，增加患者睡眠时间并降低夜间觉醒次数，安全性强，可靠度高。

3. 子午流注开穴推拿　张怀东等认为，人和外界环境息息相关，自然界的气候、季节、时令都会影响人体气血运行，因此应用子午流注法推算出气血运行盛衰与经穴开合的时间后进而再行推拿，可更好地刺激经络，运行气血。治疗时可选申、酉时两时间段。其共治疗 62 例不寐患者，总治愈率为 87%。

4. 任督周天推拿法　黄定权治疗 60 例围绝经期失眠症，观察组 30 例采用任督周天推拿治疗，对照组 30 例采用常规推拿方法治疗，最后共 57 例纳入统计分析。结果表明：观察组在总疗效上优于对照组（$P < 0.05$）；治疗后两组 PSQI 总评分、日间功能障碍、睡眠质量、睡眠效率因子方面比较，存在显著差异（$P < 0.01$），观察组优于对照组。

5. 变频推拿睡眠导入法　郭洋变频推拿法治疗患者 32 例，疗效确切，总有效率为 88%。其治疗特色在于推拿手法速度节律的改变，同时患者配合特殊呼吸，共包含匀速定频（100～140 次 / 分，前额部操作）、减速变频（60 次 / 分，体位同上）、匀速定频（60 次 / 分，体位同上）和加速变频操作（第二步操作后，手法频率逐渐提升至 200～240 次 / 分）四步骤。

6. 枢经推拿疗法　不寐之病机在于阴阳失交，经络的开合运行体内阴阳之气，控制着人的作息，而经络开合转换的操控中心为枢经，我们对枢经进行调节，可以对人体作息规律进行调节。唐宏亮等研究枢经推拿与口服艾司唑仑治疗失眠效果的差异，共收纳患者 80 例，枢经推拿组治疗总有效率为 92.1%，高于口服艾司唑仑组。

7. 能量平衡疗法　研究发现，能量平衡推拿疗法与常规推拿疗法在改善睡眠质量、睡眠效率等及中医证候评分等方面都有较好的疗效，且能量平衡推拿疗法优于常规推拿。能量平衡疗法是在中医基础理论的指导下，结合现代康复医学、生物力学等治疗理念而总结出来的一套推拿手法，它体现了中医治病求本、整体观念、阴阳平衡的思想及现代康复医学的指导理念。罗友民治疗患者 60 例，总有效率为 93.3%。

三、推拿综合疗法

1. 推拿配合针刺疗法　针刺疗法具有激发正气、扶正祛邪等作用，在临床上针刺疗法治疗失眠已经取得很好的疗效。实践表明，推拿疗法配合针刺治疗失眠效果要优于西药疗法、单纯推拿疗法或针刺疗法。黄亚兰将失眠患者随机分为 2 组：对照组采用常规的西药治疗，观察组实施针灸推拿并用的方法，针灸取双侧的太阳、印堂、百会、太冲、太溪、四神聪、内关、风池、三阴交和神门等穴位；推拿治疗取仰卧位，用一指禅推揉，施于患者的前额、头侧，按揉太阳、百会、风池、神庭、角孙等穴位，然后俯卧位，使用点、揉、推等手法，施于背部的膀胱经，一指禅推法施于肾俞、肝俞、脾俞、心俞、命门穴，捏脊 3～5 遍。经 2 个疗程治疗后，观察组总有效率为 95%，明显高于对照组的 77.5%，根据 PSQI 评分结果显示，2 组均有很好的疗效，但组间差异显著（$P < 0.05$），因此针灸、推拿并用治疗失眠效果更加显著。赵建平等观察推拿结合针刺疗法治疗失眠症的疗效，取患者 100 例，穴位选取安眠、内关等，总有效率为 91.3%；刘伟维等运用 Meta 分析系统评价推拿配合针刺疗法对不寐证的临床治疗效果，随机入组，患者 494 例，分析结果显示，推拿结合针刺疗法组临床疗效要优于单纯针刺，差异具有统计学意义。

2. 推拿配合中药内服疗法　目前应用于不寐证治疗的西药，副作用大，同时具有药物依赖性强等缺点。中药治疗失眠具有药物副作用小、疗效持久、依赖性小等优势。李建观察穴位推拿配合中药内服（失眠汤）治疗失眠患者 86 例，痊愈率为 62.8%，有效率为 90.7%。杨金禄等观察自拟滋心汤结合穴位推拿治疗阴虚火旺型失眠患者 59 例，总有效率为 91.67%，疗效满意。邵金凤等观察艾灸推拿结合归脾汤治疗心脾两虚型不寐 45 例，总有效率为 93.3%。王三强等将顽固性失眠患者随机分为 2 组：对照组采用安神定志汤合酸枣仁汤加减进行治疗，治疗组在此基础上用一指禅推法、按揉法、扫散法、拿法等给予头面部推拿，结果治疗组总有效率为 93.4%，而对照组总有效率为 79.5%，说明中药配合头面部推拿治疗顽固性失眠有较好的临床疗效。

3. 推拿配合耳穴贴压疗法　耳穴是脏腑在耳郭上的刺激点与反应点，当脏腑功能失调时，耳穴的特定部位会出现局部反应，通过对这些反应点进行刺激，可以达到治疗脏腑疾病的目的。罗永宝等观察三部推拿结合耳穴贴压治疗心脾两虚型失眠患者 90 例，总有效率为 93.33%。此法操作简单，有效率高，疗效优于单纯耳穴疗法或推拿治疗。谢志勇等观察穴位按摩配合耳穴贴压治疗失眠患者 30 例，安全、舒适、可靠、无毒副作用，总有效率为 90.0%。彭方等治疗心脾两虚型失眠症，将该类患者随机分为 2 组：对照组口服归脾汤治疗，试验组采用头面部推拿配合耳穴治疗，分别采取点按相关穴位及开天门、推坎宫、运太阳的手法；两手拇指按压双侧攒竹、丝竹空、鱼腰等部位，最后点按安眠穴及其他相关穴位，结果实验组总有效率为 92.5%，显著高于对照组的 82.5%（$P < 0.05$），由此看出，头面部推拿配合耳穴治疗心脾两虚型失眠疗效显著，值得临床推广。陈平治将 80 例失眠患者，随机平均分为对照组和观察组各 40 例，观察组患者给予常规护理 + 穴位推拿配合耳穴埋豆，将王不留行籽贴压于耳郭上心、交感、内分泌等主穴，治疗后，总有效率为 92.5%，对照组患者给予常规护理 + 加穴位按摩护理后，总有效率为 75.0%；观察组疗效明显优于对照组（$P < 0.05$），因此穴位推拿配合耳穴埋豆治疗失眠可明显改善患者的失眠症状，提高患者的睡眠质量，疗效显著。

4. 推拿配合艾灸疗法　谢志勇等采用穴位按摩配合艾灸治疗顽固性失眠，治疗组予以头面部穴位按摩及艾灸涌泉穴治疗，对照组给予治疗组相同的头面部穴位按摩治疗，每日治疗 1 次，1 个月后观察疗效，治疗组总有效率为 93.3%，对照组总有效率为 80.0%，2 组总有效率比较，差异具有统计学意义（$P < 0.05$），据此看出，穴位按摩配合艾灸治疗顽固性失眠效果优于单纯穴位按摩治疗。林玖峰采用推拿配合艾灸治疗失眠，推拿手法先在头面部用点按、旋摩、揉法、一指禅推法及拿捏风池、肩井等手法操作，再令患者俯卧，在两侧大杼穴的高度沿脊柱的两侧经膈俞至大肠俞反复揉 5 分钟，最后点揉内关、三阴交，经治疗后，55 例患者总有效率为 94.8%，结论：推拿结合艾灸治疗失眠取得了满意的疗效。修文明等用推拿配合雷火灸治疗失眠，先进行头面部常规手法一指禅推法、滚揉前额，点揉相关穴位，拿两侧肩井等进行推拿治疗，再在腹部顺时针方向摩腹，雷火灸中脘、气海、关元 3 穴各 10 分钟，治疗后，106 例患者总有效率为 95.3%，结论：推拿、雷火灸并用具有简单易行、操作方便、疗效好等优势，应在临床中推广和普及。

5. 推拿配合拔罐疗法　汪胤推拿加拔罐治疗 52 例失眠患者，取百会、印堂、曲鬓、率谷、丝竹空、风池，手法为一指禅推法、揉法、抹法、按法、扫散法、拿法，并在背部督脉神道、至阳、命门、腰俞及足太阳膀胱经配合拔罐，心俞、肝俞、脾俞、肾俞，用闪火法各拔一个罐，每次 10 分钟，10 天为 1 个疗程，1 个疗程后痊愈。

6. 推拿配合其他疗法　刘伙生等将失眠患者分为 2 组：观察组给予三部推拿，即头部、腹部和背部推拿，同时结合取太阳穴（双）、印堂穴、风池穴（双）、心俞穴、肝俞穴、肾俞穴，进行刮痧治疗，结果治疗后观察组总有效率、PSQI 评分、伴随症状总评分都优于对照组（$P < 0.05$），说明三部推拿结合中医取穴刮痧可明显提高失眠患者的生活质量。丁勇将心肾不交型失眠患者随机分为 2 组：治疗组采用常规手法推拿头面部，配合音乐疗法（包括《春江花月夜》《塞上曲》《催眠曲》等），仰卧，临睡前 1 小时进行，治疗半个月后，治疗组总有效率为 94.0%，明显高于对照组的 76.0%，说明推拿结合音乐疗法是治疗失眠的一种理想方法。

第二节　辨证思路

张景岳说："盖寐本乎阴，神其主也，神安则寐，神不安则不寐。"可见，内伤、外感诸因，均可导致心神不宁而出现不寐。有学者认为，失眠是脏腑气血阴阳失调之故，虚证多因脾失健运，气血生化不足，心脾两虚，心神失养。实证多因郁怒伤肝，气郁化火，上扰心神。许氏认为，虚证为心脾两虚，心神失养，实证为气郁化火，上扰心神。任氏总结，思虑、劳倦伤及诸脏，精血内耗，心神失养，神不守内，阳不入阴。方惠认为，思虑劳倦，伤及心脾，心伤则阴血暗耗，神不守舍，脾伤则纳少，生化之源不足，故血虚不能上奉于心，心失所养，致心神不安，心血不静，而成不寐。不寐主要与心、肝、脾、肾关系密切。因血之来源，由水谷精微所化，上奉于心，则心得所养；受藏于肝，则肝体柔和；统摄于脾，则生化不息。调节有度，化而为精，

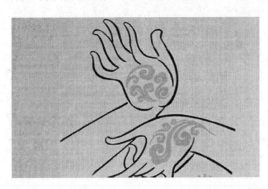

内藏于肾，肾精上承于心，心气下交于肾。阴精内藏，卫阳护于外，阴阳协调，则神志安宁。若思虑劳倦伤及诸脏，精血内伤，心神失养，神不内守，阳不入阴，每至顽固性不寐。

推拿治疗失眠的腧穴选择有一定的规律。经络选择以背部的足太阳膀胱经、督脉为主，足太阳膀胱经分支

从头顶部分出,到耳上角部。直行本脉从头顶部分别向后行至枕骨处,进入颅腔(脑),回出分别下行到项部,下行交会于大椎穴,再分左右沿肩胛内侧,脊柱两旁,到达腰部,进入脊柱两旁的肌肉,深入体腔,络肾,属膀胱。本经脉一分支从腰部分出,沿脊柱两旁下行,穿过臀部,从股后侧外缘下行至腘窝中。另一分支从项分出下行,经肩胛内侧,从附分穴挟脊下行至髀枢,经股后侧至腘窝中与前一支脉会合,然后下行穿过腓肠肌,走行于足外踝后,沿足背外侧缘至小趾外侧端,交于足少阴肾经。《素问·骨空论》讲:"督脉者,起于少腹以下骨中央,女子入系廷孔,其孔,溺孔之端也。其络循阴器合篡间,绕篡后,别绕臀,至少阴与巨阳中络者合,少阴上股内后廉,贯脊属肾,与太阳起于目内眦,上额交巅,上入络脑,还出别下项,循肩髆内,夹脊抵腰中,入循膂络肾。其男子循茎下至篡,与女子等。其少腹直上者,贯齐中央,上贯心入喉,上颐环唇,上系两目之下中央。此生病,从少腹上冲心而痛,不得前后,为冲疝;其女子不孕,癃痔遗溺嗌干。督脉生病治督脉,治在骨上,甚者在齐下营。其上气有音者,治其喉中央,在缺盆中者,其病上冲喉者治其渐,渐者,上夹颐也。"选择两条经的推拿按摩临床均有较好的疗效。

一、腧穴推拿

中医学认为,"五脏六腑之精气,皆上注于头",推拿头部可以调节脑部经络,起到近治的作用,加强头面部的经气流通输注,疏通大脑气血,使得头面部经络气血畅通无阻,达到安神明志的作用,进而改善睡眠状况。背部是仅次于头面部穴位的治疗部位,主要选取了背俞穴和督脉上的穴位进行治疗,有研究将背部经穴推拿与传统推拿治疗相比较发现,背部经穴通过手法治疗能够有效改善睡眠情况。腹部有任脉、脾经等经络循行,并且与胃脘部较近,属于近治作用,有国内学者通过对腹部穴位进行推拿刺激,较大程度地改善了失眠患者的睡眠状况。故推拿治疗不寐选择穴位多在头面部,其次为膀胱经上有关心、脾的背俞穴,再次为腹部局部穴位和心经、脾经、胃经、心包经、三焦经、胆经上的穴位。常用穴有印堂、太阳、风池、百会四穴,此四穴位于头部,推拿可抑制大脑过度兴奋,亦可缓解因失眠带来的头晕等不适。印堂为奇穴,百会属督脉,背俞穴与督脉之百会、眉心之印堂配合可平衡阴阳,协调脏腑,亦可行气行血。《素问·阴阳应象大论》云"阴病治阳",故背俞穴可治五脏疾病,且归属足太阳膀胱经,足太阳之脉其直者从巅入络脑,与督脉相交。

二、经络推拿

《素问·长刺节论》说:"迫脏刺背,背俞也。"五脏病证,多选用背俞穴进行治疗,而背俞穴均分布于膀胱经;且膀胱经络肾经,与阴阳跷脉相关,对于眼睑开合有调控作用,特别是睛明穴亦是推拿治疗失眠的常用腧穴,为五脉之交汇、足太阳膀胱经之第一穴、阴阳二气始发之处。任脉与脾胃相通,通过对任脉的穴位进行推拿刺激,能够起到调理脾胃的作用,使气血生化有源。督脉与脑窍相通,通过刺激督脉的穴位能够改善脑部功能,从而改善睡眠,同时督脉统领一身阳气,能够改善阴阳失调。经脉所过,主治所及,通过刺激相应经脉上的穴位,可达到刺激其相络属的相应脏腑的作用,起到改善相应的脏腑功能的目的。故经络多选膀胱经、任督二脉及心、肝、脾、肾所对应的经脉。

三、局部推拿

通过对头部腧穴的刺激、经络的疏通可治疗失眠,并可通过相应手法操作缓解因失眠所带来的日间功能下降的情况。下肢腧穴集中于足太阴脾经、足厥阴肝经、足少阴肾经,加强足三阴经络的推拿可调整相关脏腑,平衡脏腑阴阳。《内经》最早提出营卫运行失序导致失眠,卫气循行于十二脉,温分肉而肥腠理,"经脉十二者,伏行于分肉之间",经督脉出入阴阳,至夜由督脉汇入肾经。王永泉等认为背部推拿治疗失眠可从营卫的角度考虑,通过刺激背部督脉及足太阳之脉可缓解背部肌肉紧张状态,使营卫出入离合有常,五脏气化有序,达到治疗的目的。故推拿部位选择以头部、下肢、背部为多。

第三节 分型施治

一、推拿按摩手法

推拿手法技术的基本要求是持久、有力、均匀、柔和。"持久"是指手法能够持续运用一定时间,保持动作和力量的连贯性。"有力"是指手法必须具备一定的力量,并根据治疗对象、体质、病证虚实、施治部位和手法性质而变化。"均匀"是指手法动作的节奏、频率、压力大小要一定。"柔和"是指手法动作的轻柔灵活及力量的缓和,不能用滞劲蛮力或突发暴力,要"轻而不浮,重而不滞"。以上要求是密切相关、相辅相成的。持久能使手法逐渐深透有力,均匀协调的动作可使手法更趋柔和,而力量与技巧相结合则使手法既有力又柔和,即所谓"刚柔相兼"。在手法的掌握中,力量是基础,手法技巧是关键,两者必须兼有。

推拿手法名称见之于文字的多达 400 多种,常用的有 100 余种。这些手法的命名,有的按动作方式,如推、拿、按、摩等;有的按动作形象,如狮子滚绣球、凤凰单展翅等;有的根据施术部位,如开天门、打马过天河等;有的按操作过程,如开手、收式等。通常根据推拿手法的动作形态将其分为六类：①摆动类手法，以指或掌、腕关节做协调的连续摆动动作，包括一指禅推法、缠法、滚法和揉法等。②摩擦类手法，以掌、指或肘贴附在体表做直线或环旋移动，包括摩法、擦法、推法、搓法、抹法等。③挤压类手法，用指、掌或肢体其他部位按压或对称挤压体表，包括按、点、压、拿、提、挤、捻等。④振动类手法，以较高频率的节律轻重交替刺激，持续作用于人体，包括抖法、振法等。⑤叩击类手法，用手掌、拳背、手指、掌侧面和桑枝棒等叩打体表，包括拍法、击法、弹法等。⑥运动关节类手法，使关节做被动活动的一类手法，包括摇法、扳法、拉法等。关于推拿手法的动作和名称，各家说法不一，有的手法动作相似而名称不同，有的名称相同而动作各异。现代临床常用的手法主要有推法、拿法、按法、摩法、滚法、擦法、摇法、扳法、拉法、振法、击法、理法等。这些手法可以单独使用，也可把两种手法结合起来组成复合手法，如按揉法、掐揉法、拿捏法等。

1.按法　用手指或手掌面着力于体表某一部位或穴位上，逐渐用力下压，称为按法。按法在临床上有指按法和掌按法之分。按法亦可与其他手法结合，如果与压法结合则为按压法，若与揉法结合，则为按揉法。

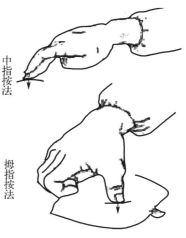

中指按法

拇指按法

（1）指按法：用拇指（或中指）指面或以指端按压体表的一种手法，称为指按法。当单手指力不足时，可用另一手拇指重叠辅以按压。指按法在临床上常与揉法结合使用。

1）手法要领：①按压力的方向要垂直向下。②用力要由轻到重，稳而持续，使刺激感觉充分达到机体深部组织。切忌用迅猛的暴力。③按法结束时，不宜突然放松，应逐渐递减按压的力量。

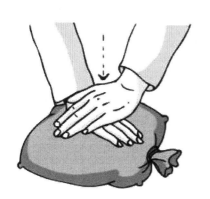

2）适用部位：全身各部经穴。

3）功效：解痉止痛，温经散寒。

4）主治：疼痛、癃闭等症。

5）举例说明：胃脘痛，按脾、胃俞或脊旁敏感点，每穴1～2分钟。腹痛，按揉足三里、内关。颈项强痛，按揉列缺、后溪。牙痛，按揉合谷。痛经，按揉三阴交。尿潴留，指按中极。

（2）掌按法：用掌根或全掌着力按压体表的一种方法，称为掌按法。掌按法可单掌亦可双掌交叉重叠按压。掌按法同样也可与揉法相结合使用。

1）手法要领：①按压后要稍作片刻停留，再做第二次重复按压。②为增加按压力量，在施术时可将双肘关节伸直，身体略前倾，借助部分体重向下按压。

2）适用部位：腰背部，腹部等体表面积大而又较为平坦的部位。

3）功效：疏松筋脉、温中散寒、活血祛瘀等。

4）主治：腰背疼痛、脊柱侧凸、脘腹疼痛等症。

5）举例说明：腰痛，掌按骶棘肌。胃寒痛，掌按上腹部（用力不可太大），手掌随患者呼吸而起伏。

2. 点法　用屈曲的指间关节突起部分为着力点，按压于某一治疗点上，称为点法。它由按法演化而成，可属于按法的范畴，具有力点集中、刺激性强等特点。点法有拇指端点法、屈拇指点法和屈示指点法三种。

（1）手法要领：①拇指端点法，用手握空拳，拇指伸直并紧贴于示指中节的桡侧面，以拇指端为着力点压于治疗部位。②屈拇指点法，是以手握拳，拇指屈曲抵住示指中节的桡侧面，以拇指指间关节桡侧为着力点压于治疗部位。③屈示指点法，是以手握拳并突出示指，用示指近节指间关节为着力点压于治疗部位。

（2）适用部位：全身各部位，尤适用于四肢远端小关节的压痛点。

（3）功效、主治可参见指按法。

3. 压法　用拇指面、掌面或肘部尺骨鹰嘴突为着力点，按压体表治疗部位，称为压法，在临床上有指压法、掌压法、肘压法之分，具有压力大、刺激强的特点。压法的力量较按法要重，目前临床上压法常限于肘压法，现介绍如下。

（1）手法要领：①术者肘关节屈曲，以肘尖部为着力点，压在体表治疗部位。②压力要平稳缓和，不可突发暴力。③肘压力量以患者能忍受为原则。

（2）适用部位：仅适用于腰臀肌肉发达厚实的部位。

（3）功效：舒筋通络，解痉止痛。

（4）主治：腰背部顽固性痹痛，腰肌强痛。

（5）举例说明：腰肌强痛，肘压法施于两侧腰肌。

4. 摩法　用示、中、环（无名）指末节螺纹面或以手掌面附着在体表的一定部位上，做环形而有节律的抚摩，称为摩法。其中以指面摩动的称指摩法，用掌面摩动的称掌摩法。古代还常辅以药膏，以加强手法的治疗效果，称为"膏摩"。而摩法的动作与揉法有相似之处，但摩法用力更轻，仅在体表抚摩；而揉法用力略沉，施手法时要带动皮下组织。

（1）手法要领：①指摩法，腕微屈，掌指及诸指间关节自然伸直，以示、中、环（无名）指末节螺纹面附着于治疗部位，用腕和前臂的协调运动带动手指螺纹面在所需治疗部位做顺时针方向或逆时针方向的环旋摩动。②掌摩法：腕关节微背伸，诸手指自然伸直，将全手掌平放于体表治疗部位上，以前臂和腕的协调运动，带动手掌在所需治疗部位做顺时针方向或逆时针方向的环旋摩动。③手法轻柔，压力均匀。摩法宜稍轻快，每分钟摩动约 120 次；掌摩宜稍重缓，每分钟摩动 80 ～ 100 次。

（2）适用部位：全身各部位。以胸腹和胁肋部最为常用。

（3）功效：宽胸理气，健脾和胃，活血散瘀。

（4）主治：咳嗽、胸闷、脘腹胀痛、外伤肿痛等。

（5）举例说明：胸胁痛，指摩膻中、胁肋。消化不良，掌摩中脘。月经不调，掌摩少腹。

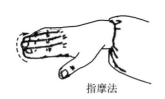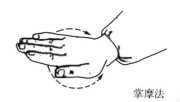

指摩法　　　　　　　　　　　　掌摩法

5. 揉法　用大鱼际、掌根，或手指螺纹面吸附于一定的治疗部位，做轻柔缓和的环旋运动，并带动该部位的皮下组织，称之为揉法。以大鱼际为着力点，称鱼际揉法；以掌根为着力点，称掌根揉法；以手指螺纹面为着力点，称指揉法。其中以鱼际揉法的技巧性较高，故先作介绍。

（1）鱼际揉法

1）手法要领：①用大鱼际着力，稍用力下压；拇指略内收，指间关节微屈；手腕放松，以腕关节和前臂协调的摆动，来带动大鱼际在治疗部位上做环旋状揉动。若以掌根着力，则称为掌根揉法。②动作要灵活，力量要轻柔。施法时既不可在体表造成摩擦，也不可故意在体表揿压。③动作要有节律性，其频率为每分钟120 ～ 160 次。

2）适用部位：全身各部位。以头面、胸腹和四肢诸关节最为常用。

3）功效：疏筋通络，止痛，活血散瘀，健脾和胃，宽胸理气。

4）主治：头痛，面瘫，胸胁痛，脘腹胀痛，四肢软组织损伤。

5）举例说明：头痛、面瘫，在前额及面部用鱼际揉法。胸胁痛，掌揉章门、期门及患处。

四肢软组织急性损伤，可在患处周围用揉法；而在损伤处一定要给予冰敷和制动。

（2）指揉法：用拇指或中指螺纹面，或以示、中指，或以示、中、环指螺纹面，在某一穴或几个穴或某部位上做轻柔的小幅度的环旋柔动，称为指揉法，且有单指揉法、双指揉法、三指揉法之分。临床上指揉法常与按法结合，组成按揉复合手法。

单指揉可适用于全身各部位；双指揉可适用于背俞穴，亦可适用小儿推拿乳旁、乳根穴或双侧天枢穴；三指揉可适用于背俞穴，亦可适用于小儿先天性肌性斜颈等。

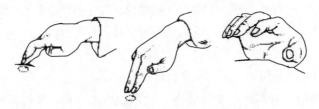

6.*搓法* 用两手掌面夹住肢体的一定部位，对称用力做方向相反的来回快速搓揉或做顺时针回环搓揉，即双掌对揉的动作，称为搓法。此法属推拿手法中一种辅助手法，常作为四肢、胁肋部、腰背部推拿治疗的结束手法，具有疏通经络、调和气血、放松肌肉等作用。搓法在临床应用时常随治疗部位而有所变化。

（1）搓肩关节：患者正坐，肩臂放松自然下垂。医师双下肢取马步位；然后双掌如抱球样相对用力做顺时针方向回环搓揉 10 ～ 20 次。此法用于肩周炎。

（2）搓上肢：体位同上，双手夹持住患侧上臂做一前一后的交替搓揉，并渐渐由前臂下移至手腕，再快速由腕部向上至腋部。如此往返搓揉 3 ～ 5 遍。此法用于上肢痹痛。搓肩、搓上肢可视为一个整体手法，由肩而下；也可分为两个手法，根据临床需要做选择。

（3）搓胁肋部：患者取坐位，医者位于其后，用双手自腋下夹持患者胸廓的左右两侧，相对用力做一前一后的交替搓揉，沿胁肋搓至髂嵴上；如此做自上而下的单向搓揉移动。一般搓 3 ～ 5 遍。此法用于胸胁进伤、肝气郁结。

（4）搓下肢：患者取仰卧位，下肢微屈，医者用双手夹持住股的内外侧（或前后侧），相对用力做一前一后的交替搓揉，经膝、小腿至踝部，再由踝、小腿、膝至股，如此往返 3 ～ 5 遍。此法用于下肢痹痛。

（5）腰背部搓法：患者取坐位或俯卧位，医者位于其后，双手放置上背部做呈水平状的搓揉动作自上而下至下腰部，再上下往返搓揉 3 ～ 5 遍。此法用于腰背痛。

手法要领：①搓动时双手动作幅度要均等，用力要对称。②搓揉时频率可快，但在体表移动要缓慢。③双手夹持肢体时力量要适中。夹持过重，搓不动，夹持过轻，搓不到。

7.*捻法* 用拇指的螺纹面与示指的螺纹面或桡侧缘相对捏住所需治疗部位，稍用力做对称的如捻线状的快速捻动，称为捻法。

（1）手法要领：①捻动时要轻快柔和，灵活连贯，每分钟约 200 次。②用力要对称、均匀，不可呆滞。

（2）适用部位：四肢远端诸指、趾小关节。

（3）功效：行气活血，化湿祛瘀，滑利关节。

（4）主治：类风湿关节炎，指、趾间关节损伤。

（5）举例说明：类风湿手，对病变的指间关节做左右位或前后位的捻动，并可再配合抹法和关节被动屈伸法等。

8. 推法　推法是推拿手法中的主要手法之一，但由于历史原因和不同的学术流派已将推法衍化出许多不同的动作和名称。按其原意，"推者，一指推去而不返……"。也就是说用拇指或手掌或其他部位着力于人体某一穴位或某一部位上，做单方向的直线或弧形移动，称之为推法。推法在成人推拿里应用主要是平推法。在小儿推拿里应用有直推、分推、旋推等多种方法。

成人推法中，有以拇指为着力点的，称拇指平推法；有以手掌为着力点的，称掌平推法；有以用拳为着力点的，称拳平推法；有以用肘尖为着力点的，称肘平推法。平推法是做直线的单向运动，体表受力较大，但推行速度相对缓慢，其意是推动气血的运行。

（1）拇指平推法：用拇指指腹为着力点，于治疗部位沿经络循行路线或肌纤维平行方向，由甲点推向乙点，其余四指并拢作支点以助拇指用力。此法一般可连续操作 5 ～ 10 遍或更多。

1）手法要领：①从甲点推向乙点时用力均匀。②从甲点推向乙点时要匀速。③对从甲点推向乙点途中所需加重手法刺激的某穴可配合按揉或按压等手法。④在治疗部位应先涂抹少量冬青油等油类介质，使皮肤有一定的润滑度，以利于操作，并防止推破皮肤。

2）适用部位：四肢、肩背、腰臀及胸腹等部位。

3）功效：疏经通络，理筋散结，活血祛瘀。

4）主治：颈、肩腰腿诸痛症，脘腹胀满。

5）举例说明：落枕，拇指平推痉挛的斜方肌。脘腹胀满，拇指平推中脘（在小儿推拿中常用）。

（2）掌平推法：以掌根为着力点，于治疗部位由甲点推向乙点。若需要增大压力时，可用另一手重叠缓慢推进。此法一般可连续操作 5 ～ 10 遍。

1）手法要领：同拇指平推法。

2）适用部位：腰背、胸腹及下肢等部位。

3）功效：舒筋通络，消积和中。

4）主治：腰背酸痛、食积、便秘等症。

5）举例说明：腰背酸痛，掌平推腰背筋膜。食积，掌平推上腹部。

（3）拳平推法：握拳，以示、中、环、小四指的近节指间关节为着力点，于治疗部位由甲点推向乙点。由于本法刺激力度较强劲，一般连续操作 3 ～ 5 遍，或更少。

1) 手法要领：同拇指平推法。

2) 适用部位：腰背部，臀部，四肢部。

3) 功效：理筋解痉，活血止痛。

4) 主治：风湿痹痛，肌肉劳损。

5) 举例说明：风湿痹痛，常以拳平推法对患部做手法刺激。

(4) 肘平推法：以肘部尺骨鹰嘴为着力点，于治疗部位由甲点推向乙点，由于本法刺激力度特强劲，一般连续操作仅 1～2 遍即可。

1) 手法要领：同拇指平推法。

2) 适用部位：背部脊柱两侧膀胱经。

3) 功效：理筋活血，祛风散寒。

4) 主治：腰背风湿伴感觉迟钝、强直性脊柱炎等。

5) 举例说明：强直性脊柱炎，可轻轻使用肘平推法施于脊柱两侧骶棘肌。

9. 擦法　用手掌紧贴皮肤，稍用力下压并做上下向或左右向直线往返摩擦，使之产生一定的热量，称为擦法。擦法以皮肤有温热感即止，是推拿常用手法之一，有掌擦、鱼际擦和侧擦之分。

(1) 手法要领：①上肢放松，腕关节自然伸直，用全掌或大鱼际或小鱼际为着力点，作用于治疗部位，以上臂的主动运动，带动手做上下向或左右向的直线往返摩擦移动，不得歪斜。更不能以身体的起伏摆动去带动手的运动。②摩擦时往返距离要拉得长，而且动作要连续不断，如拉锯状，不能有间歇停顿。如果往返距离太短，容易擦破皮肤；当动作有间歇停顿，就会影响到热能的产生和渗透，从而影响治疗效果。③压力要均匀而适中，以摩擦时不使皮肤起皱褶为宜。④施法时不能操之过急，呼吸要调匀，千万莫屏气，以伤气机。⑤摩擦频率一般为每分钟 100 次左右。

(2) 适用部位：全身各部。掌擦法以胸腹、胁肋部为主。鱼际擦法以四肢为主，尤以上肢为多用。侧擦法以背部、腰骶部为主。

(3) 功能：健脾和胃，温阳益气，温肾壮阳，祛风活血，消瘀止痛。

(4) 主治：体虚乏力，脘腹胀痛，月经不调，腰背风湿痹痛。

(5) 举例说明：体虚乏力，擦督脉、肾俞、涌泉。月经不调，擦八髎、小腹。

(6) 注意事项：①室内要保持暖和，以免患者着凉。②擦法是在体表直接摩擦，为保护皮肤，防止擦破，所以在施术前治疗部位要涂抹少量油类润滑剂。③擦法在临床上常作为最后使用之手法，一般在擦法之后，就不再在该部使用其他手法，以免皮肤破损。但擦法之后可辅以湿热敷，能加强疗效。

10. 抹法　用拇指螺纹面在体表做上下、左右或弧线呈单向或任意往返的移动，称为抹法。

(1) 手法要领：①用单手拇指螺纹面或双手拇指螺纹面紧贴于治疗部位，稍施力做单向或往返移动；其余四指轻轻扶住助力，使拇指能沉稳地完成手法操作。②双手动作要协调、灵活、力量均匀。

（2）适用部位：头面部、胸腹部、手背、足背部等。

（3）功效：开窍镇静，安神明目，疏经通络。

（4）主治：头痛、失眠、近视、感冒、胸闷痞满、指掌麻木等症。

（5）举例说明：头痛，抹前额、按列缺、揉百会。指掌麻木，抹手背，捻指间诸关节。

11. 扫散法　用手指在颞部做往返的摩擦运动，称之为扫散法。

（1）手法要领：①手势。拇指伸直呈外展位，四指并拢微屈曲。②分解动作。拇指以桡侧面少商部为着力点自前额发际向后至太阳穴做直线的往返摩擦移动，并可做少量的上下的位移。另四指以指端为着力点依少阳胆经循行路线做弧线（即耳郭上缘、耳后至乳突这一范围内）的往返摩擦移动。③操作时腕关节略背伸，以腕关节小幅度的左右摆动和肘关节少量的屈伸运动来带动手部的扫散动作。通常患者取坐位，医者面对患者站立，用一手扶住患者一侧的头部起稳固作用；另一手在患侧颞部做扫散手法。此法可左右侧交替进行，每侧 30～50 次往返摩擦移动。④动作要平稳，避免患者头部随手法操作而造成晃动。⑤手法要贴于头皮操作，以免牵拉发根而疼痛。

（2）适用部位：头颞部。

（3）功效：平肝潜阳，醒脑安神，祛风散寒。

（4）主治：头痛、头晕、高血压、失眠等症。

（5）举例说明：高血压，扫散法，按揉百会，推桥弓。偏头痛，扫散法，指揉列缺。

12. 拿法　用拇指和示、中二指或其余四指相对用力，提捏或揉捏某一部位或穴位，称为拿法。拿法是推拿常用手法之一，在临床上有三指拿（拇指与示、中指相对用力）和五指拿（拇指与其余四指相对用力）之分。

（1）手法要领：①一定要以诸手指螺纹面相对用力，去捏住治疗部位肌肤并逐渐用力内收，将治疗部位的肌肤提起，做有节律的轻重交替而又连续的提捏或揉捏动作。②腕关节要放松，巧妙地运用指力，诸指动作要协调柔和灵活。③力量要由轻到重，轻重和谐。不可以指端去扣掐。④本法的刺激性较强，特别是在三指拿法之后，常继以揉法，以缓减刺激。

（2）适用部位：三指拿主要用于颈项部、肩并等部。五指拿主要用于头部和四肢等。

（3）功效：疏经通络，解表发汗，镇静止痛，开窍提神。

（4）主治：颈项强痛、肌肉酸痛、头痛、鼻塞等。

（5）举例说明：外感头痛，拿五经，拿风池，扫散法。落枕，拿风池，按揉痉挛斜方肌，指揉列缺穴。腹痛，拿足三里，按脾俞、胃俞，摩腹。五指拿用于头部时又称为拿头五经。其法如下：患者端坐，医者站立于后侧方，一手扶其前额，另一手五指分开，用诸指末节螺纹面为着力点作用于头部；要求是中指定督脉，示、环指分别置于两侧足太阳膀胱经，拇、小指分别置于两侧足少阳胆经（称拿五经）。然后五指同时用力，由前发际起，将头皮抓起，随即松开，重复抓、放动作，并缓慢渐渐向后移动。当手移至后脑部时，示、中、环、小指要逐渐并拢，改为三指拿法，最后终于风池穴。如此可重复 3～5 遍，而且左右手可交替操作。

13. **抖法** 用双手或单手握住患肢远端，微微用力做小幅度的上下连续抖动，使患肢关节、肌肉有松动感，称为抖法。抖法在临床上常作为辅助或结束手法，有抖上肢和抖下肢之分。

（1）抖上肢：患者取坐位，上肢放松。医者站立于前外侧，上身略微前倾，用双手握住患者的手腕部（并不宜握得太紧），缓缓地将其患肢向前外侧方向抬起 60°～70°；然后医者以腕力为主做连续小幅度的上下抖动，并使其抖动如同波浪样地由远端腕部逐步地传递到近端的肩部。或医者用手掌按住患侧肩部，另一手握住患侧远端的腕部，在腕部用力做连续小幅度的上下抖动。

（2）抖下肢：患者取仰卧位，下肢放松。医者站立其足后方，用双手分别握住患者后髁部，先将双下肢徐徐抬起离床面 20～30cm，然后医者以臂力为主小幅度的上下抖动，使整个下肢产生舒松感。在做抖下肢时可配合做肢体内、外旋转的运动。对高大重实者可两腿分开操作。

1）手法要领：①抖动时用力要自然，抖动幅度要小，但频率要快。一般抖动幅度在 3～5cm；上肢抖法频率一般在每分钟 200 次左右；下肢抖法频率一般在每分钟 100 次左右。②嘱患者一定要放松肢体，配合治疗，否则无法进行。

2）适用部位：四肢部。

3）功效：疏松脉络，滑利关节。

4）主治：肩臂疼痛、腰腿疼痛等症。

5）举例说明：肩周炎，肩部手法，搓肩关节，抖上肢法。

14. **拍法** 五指自然并拢，掌指关节微屈，使掌心空虚，然后以虚掌有节律地拍击治疗部位，称为拍法。

（1）手法要领：①指实掌虚，利用气体的振荡，虚实结合，要做到拍击声声清脆而不甚疼痛。②拍法要以腕力为主，灵活自如。③一般拍打 3～5 次即可，对肌肤感觉迟钝麻木者，可拍打至表皮微红，以充血为度。

（2）适用部位：肩背、腰骶、股外侧、小腿外侧诸部。

（3）功效：行气活血，舒筋通络。

（4）主治：风湿酸痛、重着麻木、肌肉痉挛等症。

（5）举例说明：腰背部风湿酸痛，按揉委中、局部推拿后，在腰背部可涂上少量冬青油，而后做自上而下的拍法，直至表皮微红，以充血为度。

15. 弹拨法　用拇指深按于治疗部位，做如弹拨琴弦样的往返拨动，称为弹拨法。本法有广泛的适应性，若能掌握得好，可用于肢体一切的痛症。

（1）手法要领：①拇指深按程度依病变组织而定，一般要深按至所需治疗的肌肉、肌腱或韧带组织，待出现有酸胀、疼痛的指感后，再做与上述组织成垂直方向的往返拨动。若单手拇指指力不足时，可以双手拇指重叠进行弹拨。②本法因对深部组织刺激较强，所以在使用本法后局部应加以轻快的揉摩手法，以缓解疼痛反应。

（2）适用部位：四肢、颈项、腰背诸部。

（3）功效：解痉止痛，松解粘连。

（4）主治：慢性软组织损伤及痛症、关节屈伸不利等症。

（5）举例说明：落枕，可在压痛点处施以弹拨法，并辅以颈部屈伸、旋转、侧屈等被动运动。网球肘，除局部手法治疗后，可在压痛点肌腱处施以弹拨法。

16. 摇法　用一手握住或扶住被摇关节的近端肢体（有时起固定肢体的作用）；另一手握住关节的远端肢体，做缓和的环转运动，使关节产生顺时针方向或逆时针方向的转动，称为摇法。摇法是推拿常用手法之一，属被动活动类，用来防治各部关节酸痛或运动功能障碍等症。由于摇法可广泛地用于脊柱及四肢诸关节，为提高手法的正确性，避免医源性创伤（被动活动）的发生，有必要将摇法的总要领先重申一次：首先，摇法的方向和幅度一定要在生理许可的范围内进行。或者在患者能忍受的范围内进行。而且要由小到大，逐渐增强。其次，用力要柔而稳，速度要缓而匀，动作要因势利导。现根据人体不同部位的要求，将摇法操作分述如下。

（1）颈项部摇法：患者取坐位，颈项部放松，医者站立于患者的后外侧面；用一手扶其头顶部，另一手托住下颌部，双手协调以相反方向缓缓地使头按顺时针方向或逆时针方向摇动，3～5次即可。此法常用于落枕、颈椎病、颈项部软组织劳损、颈项强痛、活动不利等症。

（2）肩关节摇法：患者取坐位，肩部放松，患侧肘关节屈曲。医者站立于其侧方，半蹲位，上身略前俯。用一手扶住其肩关节上部，另一手托起患肢肘部（使患者手臂搭在医者的前臂上），然后缓缓地做顺时针方向或逆时针方向的肩关节摇动。常用于肩关节周围炎、肩部伤筋、肩部骨折后遗症等病症。

（3）肘关节摇法：患者取坐位，患肢关节半屈曲位。医者一手托住患肢关节后部，另一手握住患肢的腕部，使肘关节做顺时针方向或逆时针方向的摇动。此法常用于网球肘、肘部骨折后遗症等病症。

（4）摇腕关节法：患者取坐位或仰卧位，医者站立于患侧。一手握住患肢腕关节近端，另一手握住其掌部，使腕关节做顺时针方向或逆时针方向的摇动。常用于腕部软组织损伤，腕部骨折后遗症等病症。

（5）摇掌指关节法：患者体位同前。医者一手握住患侧掌部，另一手握住患侧手指，使掌指关节做顺时针方向或逆时针方向的摇动。此法常用于指部腱鞘炎、类风湿关节炎等病症。

(6) 摇腰法:患者取坐位,腰部放松。医者坐于其后,用一手按住其一侧腰部(拇指与四指分开,拇指按住腰间,其余四指按放于腰侧季肋部),另一手扶住对侧肩部,两手协调用力,将腰部缓缓摇晃。另一种摇腰法,可嘱患者取俯卧位,下肢伸直放松。医者用一手掌按住腰部;另一手以前臂托于双下肢股前远端,并用力将下肢抬起,然后做过伸位的腰部顺时针方向或逆时针方向的摇动。此法对医者的体力要求较高,而且仅限于腰部运动障碍恢复期应用。一般以坐位摇腰法即可。此法常用于腰部酸痛、板滞、活动不利等病症。

(7) 摇髋关节法:患者取仰位,下肢自然放松。医者站立于患侧,用一手扶住其膝前;另一手托起足跟(或握住踝关节),先将患肢屈髋、屈膝,达90°左右后双手协同做髋关节顺时针方向或逆时针方向的摇动。另一种摇髋关节法,可嘱患者取俯卧位,下肢自然放松。医者站立于患侧,用一手按住臀部;另一手置于患肢股前远端,并用力将下肢抬起,然后做过伸位的髋关节顺时针方向或逆时针方向的摇动。此法常用于腰腿痛、髋关节活动不利等病症。

(8) 摇踝关节法:患者取仰卧位,下肢自然伸直。医者站立于足端,用一手托起足跟以固定;另一手握住其足趾部,双手配合做踝关节顺时针方向或逆时针方向的摇动。此法常用于踝关节损伤性疼痛、踝关节骨折后遗症等病症。手法要领:医者与患者背靠背站立。医者双足分开与肩等宽站稳,用双肘去勾套住患者的肘窝部,两臂用力紧紧勾住患者的双臂,然后屈膝、弯腰、挺臀,将患者反背起来,使其双足离地悬空。此时患者头应后仰,贴靠于医者背部,除双臂勾紧外,应全身放松,服从医者的操作。先利用患者自身重量,使腰段脊椎得以牵伸;然后医者可通过身体的左右晃动或臀部挺起等动作使错位的小关节得以纠正。本法能缓解腰肌痉挛,整复腰间小关节错位。常用于腰椎后关节功能紊乱、急性腰肌扭伤、腰椎间盘突出症等病症。

17. 滚法 滚法是"滚法推拿流派"的主要手法。具有体表接触面积大、刺激力量强而且又十分柔和的特征。主要用于治疗运动系统和周围神经系统疾病。

(1) 手法要领:①前臂旋转与腕关节屈伸这两种动作一定要协调。即前臂旋前时,腕关节一定要伸展,以小鱼际肌为着力部位。反之在前臂旋后时,腕关节一定要屈曲,以第5、第4掌骨的背侧为着力部位。如此在体表部位上持续不断地来回滚动。其滚动频率为每分钟120～160次。②躯体要正直。不要弯腰屈背,不得晃动身体。③肩关节自然下垂,上臂与胸壁保持5～10cm距离,上臂千万不要摆动。④腕关节要放松,屈伸幅度要大,约为120°(屈腕约为80°,伸腕约为40°)。⑤滚法突出是一"滚"字。忌手背拖来拖去摩擦移动、跳动、顶压及手背撞击体表治疗部位。

⑥手指均须放松，任其自然，不要有意分开，也不要有意握紧。

（2）适用部位：颈项部、肩背部、腰臀部及四肢等肌肉较丰厚的部位。

（3）功效：舒筋活血、解痉止痛、松解粘连、滑利关节等。

（4）主治：风湿酸痛、肌肤麻木、肢体瘫痪、运动功能障碍等症。

（5）举例说明：下腰痛以骶棘肌为主施滚法治疗。肩周炎以三角肌为重点施用滚法，并辅以各项关节的被动运动。坐骨神经痛，沿膀胱经自臀、股后、腘、小腿后侧用滚法而下至足跟、足背，并辅以经穴的按压和被动运动。

二、推拿不适合的人群

随着保健推拿日益成为一种时尚，因推拿不妥而致病的患者也越来越多，有的扭伤了脚，有的痛苦加重，有的甚至瘫痪。专家指出，假如是有疾病必定要先到医院治病，而不要一味想着在推拿房"放松"。

保健推拿适用于亚健康人群，疲惫了可以靠推拿放松筋骨。但也有一些情形是不合适做推拿的，如严重的高血压、心脏病、骨质疏松症、皮肤病、沾染性疾病等患者。假如是颈部疼痛，更应慎重选择推拿，最好是拿着 X 线片给推拿医师看过之后，再接受推拿。不要在过饱、过饥时做推拿。老年人、体弱的小孩、妇女最好不要进行推拿。

推拿轻重因人而异。此刻很多人对推拿有误区，以为力度越重后果越好。实则被推拿者应当是感到略微酸痛，但完整过程可以承受时为最佳力度，不会觉得心慌、头晕、恶心等。特别是对于心脏病、高血压患者，还可能因推拿力度过重而导致疾病复发。

三、辨证分型

临床上对失眠辨明虚实通常分为以下五种类型。

1. 心脾两虚

[证候] 失眠多梦，寐而易醒，甚至彻夜难眠，心悸健忘，乏力倦怠，食欲不振，面色无华，舌淡苔薄，脉细弱。

[治则] 健脾养心，补血安神。

2. 阴虚火旺

[证候] 心烦不寐，心悸健忘，头晕耳鸣，腰膝酸软，口干津少，五心烦热，男性易伴有梦遗、早泄，女性易伴有月经色淡、白带多，舌质红，脉细数。

[治则] 滋阴降火，除烦安神。

3. 心胆虚怯

[证候] 心悸不寐，寐中多梦且易醒，醒后难以再睡，处事易惊，舌淡脉弦细。

[治则] 镇静安神，益气补血。

4. 肝郁化火

[证候] 夜眠不安，辗转反侧，急躁易怒，胸胁胀痛，头晕耳鸣，舌质红，脉弦数。

[治则] 疏肝理气，清热安神。

5. 痰热内扰

[证候] 失眠多梦，心烦易怒，胸闷嗳气，食欲不振，目赤口苦，大便干燥，小便黄赤，舌红苔黄腻，脉弦数。

[治则] 化痰清热，和胃安神。

四、治疗

推拿治疗失眠选穴以头面部腧穴为主，腰部、腹部、四肢腧穴为辅。中医治疗以调和通经、宁心安神为主，心脾两虚者兼补心脾，阴虚火旺者以交通心肾，肝郁化火者清泻肝火，痰热内扰者兼调胃气等。

1. 医者推拿

（1）仰卧位推拿：患者仰卧，用揉法或一指禅推法，从印堂开始向上至神庭再至百会；再从神庭向两侧沿眉乃至太阳穴，往返各6～7次，然后刮上、下眼眶3分钟；再用双手拇指指腹从印堂穴沿鼻两旁分推至迎香穴3分钟，最后双手拇指分别抵于两侧太阳穴，换用其余四指推擦脑后部风池穴至颈部两侧，重复2遍，再以双手拇指指尖点按百会穴，呈握苹果状，用十指端在头两侧胆经循行部位梳理以平肝潜阳、引火归原。

（2）坐立位推拿：患者坐位，医者站于患者右侧，医者双手十指分开呈握苹果状，用十指端在头两侧胆经循行部位行掐法治疗2～3分钟，再自前发际推向后发际5～7次并用拇指端或中指端点揉安眠穴5分钟；然后医者站在患者之后，沿两侧之胸锁乳突肌拿捏，拿风池、肩井各3～5分钟。

（3）俯卧位推拿：令患者俯卧，医者用掌揉法着力于背部左右肩中俞穴处揉1分钟，在两侧大杼穴的高度沿脊柱的两侧经脾俞至大肠俞反复揉5～6分钟，最后点揉神门、三阴交各1分钟。

（4）分型推拿：心脾两虚者点揉心俞、脾俞、胃俞各2分钟，配合摩腹助运，以健脾和胃、补气养血、养心安神；阴虚火旺者点揉心俞、肾俞各2分钟，配合揉拿太溪以补肾气、养肾阴，肾水上济于心，心肾相交，养心安神；肝郁化火者点揉肝俞、胆俞、三焦俞各2分钟，配合擦涌泉引火下行，以宁心安神、疏肝利胆、泻热调气；痰热内扰者点揉胃俞、足三里、中脘各2分钟，配合摩腹助运健脾化湿祛痰，以消食导滞、和胃安神。以上手法均应轻柔，以患者舒适为度。

2. 自我推拿 自我推拿是不借用医者的治疗，是患者本人借助简单的脑穴和手法使失眠得到缓解和消除，除了可迅速诱导睡眠、减少各种催眠药物的使用外还可强身健体，减轻因失眠引起的头昏、头痛、健忘、焦虑等症状。

（1）抹额：以两手指屈成弓状，第 2 指节的内侧面紧贴印堂，由眉间向前额两侧抹，约 40 次。

（2）按揉脑后：以两手拇指螺纹面紧按风池，用力旋转按揉，随后按揉脑后，约 30 次，以感觉酸胀为宜。

（3）搓手浴面：先将两手搓热，随后掌心紧贴前额，用力向下擦到下颌，连续 10 次。

（4）按摩耳郭：人体躯干和内脏均在耳郭有一定的反应部位，按摩它有助于调节全身功能。

（5）仰卧揉腹：每晚入睡前，仰卧床上，意守丹田（脐周围），先用右手按顺时针方向绕脐稍加用力揉腹，一边揉一边默念计数，揉计 120 次；再换用左手逆时针方向同样绕脐揉 120 次。

（6）拍打涌泉穴：每晚睡前洗脚后，端坐床上，先用右手掌拍打左脚涌泉穴 120 次，再用左手掌拍打右脚涌泉穴 120 次，每次力度均以感到微微胀痛为宜，即可驱除失眠，安然入睡。

（7）拍打足三里穴：该穴位在髌骨外膝眼（犊鼻穴）下 3 寸（约 4 横指），拍打至有酸麻胀感觉即可。

（8）卧位气功法：取右侧卧位，枕头适中，全身轻松自然，双目闭合，舌尖顶上腭，意守丹田。由鼻孔慢慢吸气，使整个腹部膨胀，再从鼻孔徐徐呼出，至全腹收缩。连续坚持 2 周，一般失眠即愈。

参 考 文 献

安睿蓬 . 振腹疗法治疗失眠的临床研究 [D]. 北京：北京中医药大学 , 2014.

蔡俊萍，冯睿，张雅丽 . 引阳入阴推拿配合气息导引法对失眠患者的影响 [J]. 上海护理，2011，11(2)：34-36.

曹翔凤，李树芬 . 足部推拿预防失眠的护理体会 [J]. 中国中医药现代远程教育，2009，7(6)：168-169.

陈瑶 . 穴位指针法治疗心肾不交型原发性高血压伴失眠患者的临床观察 [D]. 福州：福建中医药大学 , 2014.

程国良，钱彦方，李静，等 . 失眠机制研究进展 [J]. 世界睡眠医学杂志，2016，3(3)：174-176.

冯帆，王处渊，汪卫东，等 . 失眠症中医心理认知过程探微 [J]. 中医杂志，2016，57(21)：1828-1830.

高晓冬 . 推拿点穴辨证治疗不寐 116 例 [J]. 实用中医内科杂志 , 2008，22(5)：102-103.

顾非，吉登军，张俊，等 . 背部经穴手法治疗失眠的临床效果 [J]. 中国医药导报，2017，14(10)：117-119.

黄凤，张雅丽 . 引阳入阴推拿配合气息导引法治疗不寐症效果观察 [J]. 护理研究，2012，26(12)：

3310-3311.

李凡, 王平, 丁莉, 等. 基于基因水平的中医药对失眠症的调控机制探讨 [J]. 时珍国医国药, 2017, 28(10): 2482-2484.

李华南, 张玮, 赵娜, 等. 腹部推拿治疗内科疾病作用机制的中西医研究进展 [J]. 时珍国医国药, 2017, 28(3): 676-677.

李正祥, 李秀彬, 王立新, 等. "三才" 推拿法治疗心肾不交型失眠症的临床观察 [J]. 中国中医药科技, 2015, 22(5): 566-567.

梁晶, 陈军, 王俊杰, 等. 推拿按揉法治疗心脾两虚型失眠症的临床疗效观察 [J]. 针灸临床杂志, 2015, 31(5): 52-54.

伦轼芳, 庞军, 雷龙鸣, 等. 足反射疗法对亚健康状态调理作用的临床观察 [J]. 辽宁中医杂志, 2008, 35(12): 1910-1911.

罗永宝, 陶善平, 汪健, 等. 三部推拿联合耳穴贴压治疗心脾两虚型失眠的临床观察 [J]. 成都中医药大学学报, 2015, 38(1): 79-85.

马燕香. 推拿点穴治疗失眠 300 例 [J]. 按摩与康复医学, 2008, 24(12): 17-17.

庞军, 陈昭, 唐宏亮, 等. 足少阳胆经推拿治疗失眠症的随机对照研究 [J]. 广州中医药大学学报, 2015, 32(2): 247-250.

沈桐, 佟玲. 辨证取穴按揉辅助治疗肝郁血虚型不寐病人的临床疗效观察 [J]. 护理研究, 2016, 30(2): 703-704.

苏辰. 头面及腹部推拿治疗失眠浅析 [J]. 河南中医, 2013, 33(2): 267-26.

谭涛, 王金贵, 赵红义, 等. 津沽推拿之通脉调神手法对心脾两虚型心理生理性失眠患者血五羟色胺及去甲肾上腺素的影响 [J]. 天津中医药, 2014, 31(9): 529-533.

王见. 以振腹推拿法为主治疗心脾两虚型失眠的临床研究 [D]. 济南: 山东中医药大学, 2012.

杨琳, 占满桂. 中药高位足浴联合涌泉穴按摩治疗失眠 30 例 [J]. 河南中医, 2016, 36(4): 707-708.

姚静静. 三部推拿法对心脾两虚型失眠患者多导睡眠图及 5- 羟色胺的影响 [D]. 郑州: 河南中医学院, 2014.

张吉. 健脾宁心推拿法治疗心脾两虚型失眠的临床研究 [D]. 昆明: 云南中医学院, 2014.

张欣, 刘明军. 抓痧调神推拿对失眠大鼠脑内单胺类神经递质的影响观察 [J]. 时珍国医国药, 2011, 22(2): 490-492.

赵铎, 朱立国. 通脉调神手法干预心理生理性失眠与血中去甲肾上腺素相关性研究 [J]. 辽宁中医杂志, 2014, 41(7): 1418-1420.

第8章 失眠拔罐疗法

拔罐疗法是中医学中一种独特的特殊的治病方法，以罐为工具，利用燃火、抽气等方法排除罐内空气，造成负压，使之吸附于腧穴或应拔部位的体表，使局部皮肤充血、瘀血，以引导营卫之气运行输布，鼓动经脉气血，濡养脏腑组织器官，温煦皮毛，同时使虚衰的脏腑功能得以振奋，调整机体的阴阳平衡，以达到防治疾病的目的。

拔罐疗法在我国已有2000余年的历史。早期称之为"角法"，是一种用挖空的兽角（动物犄角）磨成有孔的筒状，刺破脓肿后以角来吸拔脓疮、吸除脓血的外治法。唐宋元时期因使用竹制工具，因而称之为"煮拔筒法""煮罐法"；清代出现陶制罐具，称之为"火罐气"。后逐渐称之为"拔罐"疗法。我国对于拔罐疗法的最早记载见于医籍《五十二病方》，书中提到了用"角"来治疗疾病，"持居资旁，大者如枣，小者如核者，方以小角角之，如熟二斗米顷，而张角，絮以小绳，剖以刀"。至魏晋南北朝时期，基本确立了角法的适应证和禁忌证，并出现"针角"疗法的记载，为现代针罐法的先驱。唐宋时期，人们开始用竹罐，竹罐取材方便易得，使其在民间得到很好的普及和推广。而且即通过用沸水浸泡蒸煮，使罐内空气排除，从而吸附在人体表面，吸拔力更强，显著提高了临床疗效。唐代王焘《外台秘要》："患掩碟（肺疠之类）等病……即以墨点上记之。取三指大青竹筒，长寸许，一头留节，无节头削令薄似剑。煮此筒子数沸，及热出筒，笼墨点处按之；良久，以刀弹破所角处；又煮筒子重角之，当出黄白赤水，次有脓出，亦有虫出者。数数如此角之，令恶物出尽，乃即除，当目明身轻也。"竹罐代替兽角在历史发展过程中有着里程碑的意义（直到今日，临床当中竹罐仍然作为一种罐疗工具而存在），并且应用广泛，而且在这一时期角法受到了进一步的重视、被纳入了正规的医学教育体系当中，与针灸、按摩等传统疗法给予了同等对待，角法成为一门独立的学科而存在。宋金元时代，竹罐已经完全取代了兽角，拔罐疗法的名称亦由"角法"变为"吸筒法"。在应用上由单纯用水煮的煮拔筒法发展出一种称作"药筒法"的新治法。在这种方法中，先将竹罐在按一定处方配制的药物中煮过备用，需要时，再将此罐置于沸水中煮，趁热拔在身上，以发挥吸拔和药物外治的双重作用。至明代，拔罐疗法已经成为一种比较成熟的临床治疗手段，拔罐法已经成为中医外科中重要的外治法之一。当时一些主要外科著作几乎都列有此法，主要用于吸拔脓血，治疗痈肿。在吸拔方法上，较之前代，又有所改进。用的较多的是将竹罐在多味中药煎熬后的汁液中煮沸直接吸拔，较之宋代的药筒法，无论是药物种类及剂量，还是使用方法方面，都有明显进步。从罐具来看，竹罐的使用已经占据主要地位，却也出现了使用陶制酒坛进行"拔罐"的个例。此外，用火燃烧排出空气的方法也开始受到关注，煮竹筒法的适应证进一步扩大。拔罐疗法在清代取得了长足的进步，不仅在罐具、操作方法上有所创新，更将拔罐疗法与脏腑经络学说相结合，大大地扩展了拔罐疗法的治疗范围。在罐具的应用上，人们尝试着用陶土烧制陶罐，发现疗效甚佳，于是陶罐的应用就此拉开帷幕，并广泛地流传至各地，并正式提出了"火罐"一词。清代医家赵学敏在《本草纲目拾遗》中做了详细介绍："火罐，江右及闽中皆有之，系窑户烧售，小如人大指，腹大两头微狭，使促口以受火气，凡患一切风寒，皆用此罐。"相应地，拔罐疗法的名称也发生改变，称为"火罐气"，即后世的"拔火罐"。操作方法即吸拔方法，由原先的水煮排除空气，变为用火燃烧消耗空气。虽然前代也有类似的方法，但"投火法"，主要在这一时期得到了确立和普及。清末民初随着针灸学的衰落，拔罐疗法亦彻底散落民间，基本处于停滞状态。随着国家重视对民间疗法的发掘、整理、研究和提高，才使其逐渐发展起来，尤其在近数十年间，拔罐疗法真正越出中医外治法的界限，取得突破性进展，成为中医学的一个重要疗法。治疗范围也从单一的外科发展到内科多种病证的治疗，并且作为一种简单实用的治疗方法广泛的流传于民间。

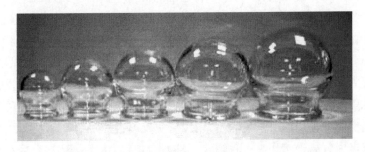

传统医学认为，拔罐可将经充斥于体表或深层组织器官内的风寒、瘀血、脓毒等病理因素，经过在皮肤上的吸拔而排出体外，从而达到邪出正复、调整脏腑气血阴阳的目的。按疾病所属系统及显现于体表部位的不同，显现罐斑当有外感、内伤之别，也有寒、热、虚、实之分。罐斑紫黑而暗，一般表示体有血瘀、内热，或外受风寒，如月经不调、痛经或瘀血内伤等，如印迹数日不退，则常表示病程已久。

如走罐出现大面积黑紫印迹时，则提示风寒所犯面积甚大，应对症处理以祛寒除邪。罐斑发紫伴有斑块，一般可表示有寒凝血瘀之证。罐斑呈散紫点，深浅不一，一般提示为气滞血瘀之证。淡紫发青伴有斑块，一般以虚证为主，兼有血瘀，如在肾俞穴处呈现，则提示肾虚，如在脾俞部位则系气虚血瘀，如在肝俞穴则属于肝郁，此点常伴有压痛。罐斑鲜红而艳，一般提示阴虚、气阴两虚，阴虚火旺也可出现此印迹。罐斑呈鲜红散点，通常在大面积走罐后出现，并不高出皮肤，如系在某穴及其附近集中，则预示该穴所在脏腑存在病邪。吸拔后没有痕迹或虽有但启罐后立即消失，恢复常色者，则多提示病邪尚轻。罐斑灰白，触之不温，多为虚寒和湿邪；罐印表面有纹络且微痒，表示风邪和湿证；罐体内有水气，表示该部位有湿气；罐印出现水疱，说明体内湿气重；如果水疱内有血水，是热湿毒的反映。

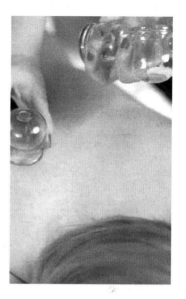

现代医学表明，拔罐过程可致机体局部组织充血、水肿，使毛细血管通透性与组织间交换增强，浅表的毛细血管扩张，其通透性改变后破裂，随即释放组胺、5-羟色胺等活性物质，并随体液周流全身，调节组织器官功能活动；其次，拔罐产生的温热作用可扩张局部血管，改善血液和淋巴液循环而增强组织器官功能活动，促进细胞核增殖抗原的表达而有益于修复局部毛细血管和内皮细胞，并通过皮肤和血管感受器反射途径作用于大脑皮质，从而调节其兴奋与抑制系统平衡，促进睡眠。此外，有学者认为，在实施拔罐治疗时，操作者和患者之间存在"治愈性接触"的关系，从而促进患者心理放松，缓解疾病症状。拔罐疗法常以加热的方法使罐内形成负压和产生温热效应，由于负压持续作用于经络和腧穴部位，故罐内负压是整个拔罐疗法中最主要的效应环节，对穴位处或相应皮肤形成持久的良性刺激，同时也是机体不同功能状态在体表的特殊反映。挖掘罐疗的优势病种和疾病谱是进一步推广拔罐治疗并扩大其应用范围的重要途径之一。

第一节　拔罐常识

一、罐具种类

拔罐工具根据所用材料而命名，包括兽角罐、竹罐、陶瓷罐、玻璃罐、橡胶罐、塑料罐、抽气罐、金属罐8种，目前竹罐、陶瓷罐、玻璃罐使用较为普遍。

兽角罐是指用牛、羊等兽角制成，多在边远少数民族地区使用。

竹罐随排气方法的不同，选材、制作有所区别。竹制火罐因用火力排气，须选取坚实成熟的老竹子来制作。竹制水罐，因要用水或药液煮罐，要选择尚未成熟但也不青嫩的质地坚实的竹子制作。竹罐的优点是取材方便，制作简单，轻便耐用，便于携带，经济实惠，不易打破。缺点是容易干裂漏气，不透明，无法观察罐内皮肤的变化。

陶瓷罐用陶土烧制而成，口底平正，里外光滑，厚薄适宜，此罐适用于火力排气法。

玻璃罐用耐热玻璃制成，腔大口小，罐口边缘略突向外。按罐口直径及腔大小可分为大、中、小三种型号，多用于火力排气法，特别适用于走罐法及针刺后拔罐。其优点是造型美观、清晰透明，便于拔罐时在罐外观察皮肤的变化，从而掌握拔罐时间，是目前临床应用最广泛的罐具。缺点是导热快，易烫伤，容易破损。

橡胶罐由具有良好伸缩性能的橡胶制成，口径小至可用于耳穴，大到可以覆盖整个人体。其形状因临床需要各异。此罐用于抽气排气法。其优点是消毒便利，不破损，适用于耳、鼻、眼、头皮、腕踝部和稍凹凸不平等特殊部位拔罐；缺点是价格高，无法观察罐内皮肤的变化。

塑料罐用耐热塑料压制而成，其规格型号与玻璃罐相似。优点是不易破损，轻便携带；缺点是不能观察罐内变化，并易老化变形。

抽气罐用有机玻璃或透明的工程塑料制成，采用罐顶活塞来控制抽气与排气。抽气罐的优点是不用点火，不会烫伤，安全可靠，抽气量和吸拔力可控制；自动放气起罐不疼痛；罐体透明，便于观察吸拔部位皮肤的充血情况，便于掌握拔罐时间。抽气罐是对传统罐具改进的一大突破，是目前临床医师广泛使用的罐具。

金属罐用铜或铁、铝、不锈钢等金属材料制成，其规格与型号要求一般与陶瓷罐、玻璃罐相似，用于火力排气法。其优点为消毒便利，不会破损；缺点是制造价格高，传热快，容易烫伤皮肤，无法观察拔罐部位皮肤的变化。

如在没有专用罐具或在突发的紧急情况下，可用随手可得的代用罐进行拔罐治疗，如茶杯、酒杯、空药瓶、罐头瓶、碗等，只要口部平整光滑，能耐热，能产生一定吸拔力的器具皆可用来拔罐。

二、常用的吸拔方法

1.火罐法　最常用，是利用燃烧时消耗罐中部分氧气，并借火焰的热力使罐内的气体膨胀而排除罐内部分空气，使罐内气压低于大气压，借以将罐吸着于施术部位的皮肤上。火罐法其吸拔力的大小与罐具的大小和深度、罐内燃火的温度和方式、扣罐的时机与速度及空气在扣罐时进入罐内的多少等因素有关。如罐具深而且大，在火力旺时扣罐，罐内热度高、扣罐动作快，下扣时空气再进入罐内少，则罐的吸拔力大；反之则小，可根据临床治疗需要灵活掌握。

（1）闪火法：用镊子或止血钳等夹住酒精棉球，或用纸卷成筒条状，点燃后在火罐内壁中段绕1～2圈，或稍作短暂停留后，迅速退出并及时将罐扣在施术部位上，即可吸住。此法比较安全，不受体位限制，是较常用的拔罐方法，须注意操作时不要烧灌口，以免灼伤皮肤。

（2）投火法：用易燃纸片或棉花，点燃后，投入罐内，迅速将罐扣在应拔部位，即可吸附于皮肤之上。此法适合用于侧面拔罐。

（3）滴酒法：用95%乙醇或白酒，滴入罐内1～3滴（切勿过多，以免拔罐时流出，烧伤皮肤），沿罐内壁摇匀，用火点然后，迅速将罐扣在应拔部位。

（4）贴棉法：用大小适宜的酒精棉一块，贴在罐内壁下1/3处，用火将酒精棉点然后，迅速将罐扣在应拔部位。

（5）架火法：即用不易燃烧、传热的物体，如瓶盖、小酒盅等（其直径要小于罐口），置于应拔部位，然后将95%乙醇数滴或酒精棉置于瓶盖或酒盅内，用火将酒精（或体精棉）点燃后，将罐迅速扣下。

在临床上，在具体运用火罐时，还有以下几种方法。

留罐法：在治疗部位上留置一定时间，这是最常用的拔罐方法，一般留罐10～15分钟，大而吸力强的火罐留置2～10分钟，小的吸力弱的时间适宜长一些。

走罐法：又名推罐法、飞罐法，一般用于面积较大，肌肉丰厚的部位，如腰背部，大腿等处。须选口径较大的罐，罐口要求平滑较厚实，最好选用玻璃罐，先在罐口涂一些润滑油脂或在走罐所经皮肤上涂以润滑油脂，将罐吸拔好后，以手握住罐底，稍倾斜，即在推动方向的后边着力，前边提起，慢慢向前推动，这样吸拔在皮肤表面上进行上下或左右或循经的来回推拉移动，至皮肤潮红为度。

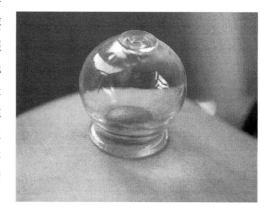

闪罐法：即将罐拔住后，立即起下，如此反复多次拔住起下，直至皮肤潮红、充血，或瘀血为度。

刺血拔罐：即在应拔部位皮肤消毒后，用三棱针点刺出血或用皮肤针叩打后，再行拔罐，加强刺血治疗作用。

留针拔罐：简称针罐，即在针刺留针时，将罐拔在以针为中心的部位上，时间为5～10分钟，直至皮肤潮红、充血，或瘀血时，将罐起下，然后将针起出，此法能起到针罐配合的作用。

2. 水罐法　一般选用竹罐在锅内加水煮沸，使用时用卵圆钳倒夹竹罐的低端，甩去罐内沸水，并用湿毛巾紧扣罐口，趁热在施术部位上吸住。此法适用于任何部位拔罐，其吸拔力小，操作须快捷。

3. 抽气法　先将备好的抽气罐紧扣在需拔罐的部位上，用抽气筒将罐内的空气抽出，使之产生所需负压，即能吸住，此法适用于任何部位拔罐。

4. 起罐法　起罐亦称脱罐。一只手拿着罐子轻轻稍微向一侧倾斜，另一只手则在火罐倾斜的对侧火罐口附近肌肉上，用手指缓缓按压，使罐子和皮肤之间形成一个空隙，让空气由此进入罐里，吸力就会逐渐消失，火罐就会自然脱落下来。避免强力取下，以防伤害皮肤。

三、拔罐注意事项

1. 首先应该检查罐口是否光滑和有无残角破口，以免伤及皮肤。

2. 拔罐时因要暴露体表皮肤，故须注意保暖，防止受凉。

3. 初次拔罐及体弱、易紧张、年老等易发生意外反应的患者，宜选用小罐具，且拔的罐数要少，宜用卧位。随时注意观察患者的面色、表情，以便及时发现和处理意外情况。若患者有晕罐征兆，如头晕、恶心、面色苍白、四肢厥冷、呼吸急促、脉细数等症状时，应及时取下罐具，使患者平卧，取头低足高体位。轻者喝些开水，静卧片刻即可恢复。重者可针刺百会、水沟等穴位以醒脑开窍。

4. 拔罐以肌肉丰满、皮下组织丰富及毛发较少的部位为宜。皮薄肉浅、五官七窍等不宜拔罐。前一次拔罐部位的罐斑未消退之前，不宜在原处拔罐。

5. 拔罐动作要稳、准、快，可根据病情轻重及患者体质的不同情况决定吸拔力的大小。一般来说，罐内温度高时扣罐、扣罐速度快、罐具深而大，吸力则大；反之则小。若吸力不足则重新拔，吸力过大可按照起罐法稍微放进一些空气。

6. 拔罐的部位肌肉厚，如臀部、大腿部，拔罐时间可略长；拔罐部位肌肉薄，如头部、胸部，拔罐时间宜短。气候寒冷拔罐时间可适当延长；天热可相应缩短。一般在夏季炎热时，留罐时间以不超过 10 分钟为宜。

7. 拔罐时，患者不要移动部位，以免罐具脱落，拔罐数目多时，罐具之间的距离不宜太近，以免罐具牵拉皮肤产生疼痛或因罐具间互相挤压而脱落。

8. 走罐时应注意在欲走罐的部位或罐口涂抹一些润滑剂，如甘油、石蜡油等，以防止走罐时拉伤皮肤。起罐时手法要轻缓，用一手拿住火罐，另一手将火罐口边缘的皮肤轻轻按下，或将火罐特制的进气阀拉起，待空气缓缓进入罐内后，罐即能落下，切不可硬拔或旋动，以免损伤皮肤。

9. 拔罐后出现水疱，可不做处理，注意防止擦破，任其自然吸收；也可以涂少许甲紫，或用少量酒精消毒后，敷盖消毒敷料。拔罐后，患者的局部皮肤上会出现深红色、黑紫色、紫青色等颜色，是由于拔罐时产生的负压造成毛细血管损伤，血液渗出到皮下组织形成的。局部皮肤颜色的深浅只是（渗出的多少）程度上的不同，可由拔罐的时间长短、负压大小、个体差异、部位不同而决定这些颜色的不同。

10. 对于有开放性软组织损伤，出血或有出血倾向的疾病，皮肤有过敏、溃疡、水肿和大血管分布部位，各种类型的骨折、急性传染病，危重的心、肝、肾、肺等脏器疾病、肿瘤患者、血友病、孕妇与妇女经期的腹部及腰骶部位，过饱、过饥、过渴、醉酒等症状与疾病应慎用。

第二节 分型施治

失眠是以经常不能获得正常睡眠为特征的一类病证。轻则主要表现为入睡困难，睡眠不深，多梦，易惊醒，早醒，醒后不易入睡，醒后感到疲乏或缺乏清醒感，白天思睡；重则彻夜不寐。失眠亦称"不寐""不得眠""不得卧""目不瞑"，多由感受外邪、饮食不节、情志失常、年老体弱、久病耗损、禀赋不足等导致阴阳失调，营卫失和，神不归舍引起。

失眠病机为心神不安，属中医学神志范畴，其病位主要在心、脑，与肝、脾、肾等均有密切联系。心藏神，主神明。主不明，则十二官危。反之，五脏功能失调，亦会引起心神不宁、阳不入阴，继而导致失眠的发生。所以安神首先要安五脏，而俞募穴则为五脏经气、气血输注之处，因此，俞募穴在失眠拔罐治疗中，具有重要地位。五脏俞穴是位于背腰部足太阳膀胱经第1侧线上的五个穴位，分别是心俞、肺俞、肝俞、脾俞、肾俞，是五脏经气、气血输注于背部之处。正如《类经》云，"俞……皆通于脏气"，"五脏居于腹中，其脉气俱出于足太阳经，为五脏之俞"。故五脏之病，当取用五脏俞来治疗。五脏募穴则是中府、巨阙、章门、京门、期门这五个穴位，是脏腑之经气结聚于胸腹的穴位。俞募配穴，又称腹背配穴，就是治疗时同时取用同一脏的俞穴和募穴。据古籍中记载，经气可通过背腹部的俞募穴相通呼应，进而调节阴阳的平衡和脏腑的功能。现代医学研究也同时证明了针刺五脏俞穴可以改善睡眠的质量。有研究表明，通过一定的力度刺激背部的督脉和膀胱经可以调节大脑兴奋和抑制的平衡功能，以调整睡眠。

一、实证

1. 痰热内扰证

[症状] 失眠，入睡困难，多梦易醒，头重，痰多胸闷，恶食嗳气，吞酸恶心，

心烦口苦，目眩，苔腻而黄，脉滑数。

[病机] 多因饮食不节，积湿生痰，因痰生热，痰热上扰则心烦不寐、多梦易醒；因宿食痰湿壅遏于中，故而胸闷；清气被遏，故头重目眩。痰食停滞则气机不畅，胃失和降，故症见恶食、嗳气或呕恶；苔黄腻、脉滑数为痰热宿食内停之证。

[治则] 清热化痰，和中安神。

[部位取穴] 背部膀胱经；配穴：膻中、丰隆、足三里。

[思路] 治疗以足太阳经为主；膀胱经五脏俞穴为脏腑之气会聚腰背之所，取合适俞穴能够达到对症下药的功效；膻中为心包募穴，失眠病位在心，心为君主之官，不能受邪，而心包可代心过，故《灵枢·邪客》云"诸邪之在心者，皆在于心之包络"，刺激膻中穴可疏通手厥阴心包经的经气，进而祛邪定宅、宁心安神，且俞募配穴，气相通应，进而调节阴阳、平和脏腑；丰隆为足阳明经络穴，化痰祛湿，主头眩痰盛；足三里是足阳明胃经要穴，生发胃气，健脾祛湿，主失眠、癫狂等神志病。

[操作] 采用走罐法、闪火法。取背部五脏俞穴采用俯卧位，将润滑油均匀抹在游走部位。手持纱布对光检查火罐罐口和罐身有无破损、裂痕。一手持火罐，另一手持止血钳夹点燃的95%乙醇棉球在罐内转动1～2周后迅速抽出，使罐内形成负压后迅速将罐口吸附在拔罐部位皮肤，确定火罐吸牢后，将点燃的棉球放在灭灰缸中熄灭。右手握住罐底，稍倾斜，在罐口后半边着力，前半边略提起，循着上下、左右方向推移，走罐约15分钟，至游走罐部位的皮肤红润、充血或瘀血。膻中、丰隆、足三里用闪火法进行拔罐。避寒凉，忌冷饮，注意休息。

2. 肝郁化火证

[症状] 失眠，多梦，易惊或难以入睡，烦躁易怒，不思饮食，口渴喜饮，目赤口苦，小便黄赤，大便秘结，舌红，苔黄，脉弦而数。

[病机] 多为情志所伤，愤怒伤肝，肝失条达，气郁化火，上扰心神则失眠多梦；肝气犯胃则不思饮食。肝郁化火，肝火乘胃，胃热则口渴喜饮；肝火偏旺，则急躁易怒；火热上扰，故目赤口苦；小便黄赤、大便秘结、舌红苔黄、脉弦而数为火热内盛之象。

[治则] 疏肝泻火，清脑安神。

[部位取穴] 足太阳膀胱经、督脉、期门、太冲、行间、阳陵泉。

[思路] 治疗以足太阳经、督脉为主。膀胱经五脏俞穴为脏腑之气会聚腰背之所，对应取穴肝俞、胆俞对症下药；督脉总任六阳经，为阳脉之海，可调节周身阳经之气；期门为肝经募穴，俞募配穴，气相通应，进而调节阴阳，平和脏腑；太冲为肝经原穴，行间为肝经荥穴，二穴相配，清肝泻火，安神定志。阳陵泉为胆经上合穴，主胆腑病证。

[操作] 采用走罐法、闪火法。患者取俯卧位或俯伏坐位，充分暴露背部，在背部涂抹适量的润滑油，选择大小适当的火罐，用闪火法将罐吸拔于背部，负压不宜过大；然后轻轻地沿着大杼穴至膀胱俞穴及大椎穴至命门穴来回推拉火罐，至经脉

线上出现 红色瘀血为止，起罐后擦净皮肤上的油迹；期门、太冲、行间、阳陵泉用闪火法进行拔罐。

3. 肝郁气滞证

[症状] 失眠梦多，入睡困难，或眠浅易惊，胸部满闷，胁肋胀痛，痛无定处，口苦嗳气，不思饮食，大便不畅，舌暗苔薄白，脉弦。

[病机] 多为情志不遂，肝失条达，胆腑失和，气机不利，上扰心神，横逆脾胃，而见失眠多梦，胸部满闷，胁肋胀痛，痛无定处，口苦嗳气，不思饮食，大便不畅。

[治则] 疏肝解郁，理气畅中。

[部位取穴] 背部督脉、膀胱经；配穴：期门、日月、神门、内关。

[思路] 治疗以督脉、足太阳经为主，通过刺激体表腧穴，调整机体的阴阳平衡，使阳入阴而达到治病的目的。督脉总任六阳经，为阳脉之海，可调节周身阳经之气；膀胱经五脏俞穴为脏腑之气会聚腰背之所，取合适俞穴能够达到对症下药的功效；期门、日月分别为肝经胆经募穴，俞募配穴，气相通应，进而疏肝利胆、调节阴阳、平和脏腑；神门穴、内关穴分别属手少阴心经、手厥阴心包经之要穴，二穴相配主失眠、心神不安。

[操作] 取背部督脉及五脏俞穴时采用俯卧位，将润滑油均匀抹在游走部位。手持纱布对光检查火罐罐口和罐身有无破损、裂痕。一手持火罐，另一手持止血钳夹点燃的 95% 乙醇棉球在罐内转动 1 ~ 2 周后迅速抽出，使罐内形成负压后迅速将罐口吸附在拔罐部位的皮肤上，确定火罐吸牢后，右手握住罐底，稍倾斜，在罐口后半边着力，前半边略提起，循经推移，走罐约 15 分钟，至游走罐部位的皮肤红润、充血或瘀血。然后让患者采用仰卧位的方式，对双侧期门、日月、神门、内关进行拔罐，留罐 15 分钟。避寒凉，忌冷饮，注意休息。

二、虚证

1. 心脾两虚证

[症状] 失眠，不易入睡，或睡中梦多，易醒且再难入睡，兼见心悸健忘，头晕目眩，身体乏力，肢倦神疲，饮食无味，面色少华，舌质淡，苔薄白，脉细弱。

[病机] 多由于思虑过度，或平素气血不足，气血不能上达，脑海失养，则不易入睡，或睡中多梦且健忘；心脉失养则心悸；气血不能上达则头晕目眩；脾胃虚弱则饮食无味，身体乏力；面色无华、舌质淡、苔薄白为气血不足之征象。

[治则] 补益心脾，养血安神。

[部位取穴] 心俞、脾俞、内关、神门、足三里、三阴交。

[思路] 治疗以足太阳经为主，通过刺激体表腧穴，调整机体的阴阳平衡，使阳入阴而达到治病的目的。膀胱经五脏俞穴为脏腑之气会聚腰背之所，选取心俞、脾俞、

能够达到对症下药的功效；神门穴、内关穴分别属手少阴心经、手厥阴心包经之要穴，二穴相配主失眠、心神不安。足三里为足阳明胃经要穴，生发胃气，健脾祛湿，补益气血，主失眠、癫狂等神志病。三阴交穴为人体要穴，为足太阴脾经、足少阴肾经、足厥阴肝经交会之处，健脾益血，助眠安神。

[操作] 取背部五脏俞穴时采用俯卧位，手持纱布对光检查火罐罐口和罐身有无破损、裂痕。一手持火罐，另一手持止血钳夹点燃的 95% 乙醇棉球在罐内转动 1～2 周后迅速抽出，使罐内形成负压后迅速将罐口吸附在拔罐部位皮肤，留罐 15 分钟。然后让患者采用仰卧位的方式，取双侧内关、神门、足三里、三阴交进行拔罐，留罐 15 分钟。避寒凉，忌冷饮，注意休息。

2. 心胆气虚证

[症状] 失眠多梦，眠浅易惊，胆怯心悸，心神不安，气短倦怠，小便清长，舌淡，脉弦细。

[病机] 多暴受惊恐，情绪紧张，或体弱心胆素虚，心虚则心神不安，胆虚则善惊易恐，故多梦易醒，心悸善惊；气短倦怠、小便清长均为气虚之象，舌色淡、脉弦细为气血不足的表现。

[治则] 益气镇惊，安神定志。

[部位取穴] 心俞、脾俞、胆俞、丘墟、神门、三阴交。

[思路] 治疗以足太阳经为主，通过刺激体表腧穴，调整机体的阴阳平衡，使阳入阴而达到治病的目的。膀胱经五脏俞穴为脏腑之气会聚腰背之所，选取心俞、脾俞、胆俞能够达到对症下药的功效；丘墟为胆经原穴，为胆经风气生发之源；神门穴为手少阴心经之要穴，主失眠、心神不安。足三阴穴为人体要穴，为足太阴脾经、足少阴肾经、足厥阴肝经交会之处，健脾益血、助眠安神。

[操作] 取背部五脏俞穴时采用俯卧位，手持纱布对光检查火罐罐口和罐身有无破损、裂痕。一手持火罐，另一手持止血钳夹点燃的 95% 乙醇棉球在罐内转动 1～2 周后迅速抽出，使罐内形成负压后迅速将罐口吸附在拔罐部位皮肤，留罐 15 分钟。然后让患者采用仰卧位的方式，取双侧丘墟、神门、三阴交进行拔罐，留罐 15 分钟。避寒凉，忌冷饮，注意休息。

3. 肝肾阴虚证

[症状] 入睡困难，眠浅梦多，甚至彻夜难眠，五心烦热，潮热盗汗，口燥咽干，耳鸣健忘，腰膝酸软，男子遗精，女子月经不调，舌红少苔，脉细数。

[病机] 久病或年事已高，肾水亏虚，不能上济于心，心火炽盛，不能下交于肾而导致不寐；耳鸣、健忘为肾精亏耗，髓海空虚，精明失养；肾虚，腰膝失养，则腰膝酸软；阴虚火旺，津液耗伤造成潮热盗汗，五心烦热，咽干少津；肾阴亏虚，虚火扰动精室，则男子遗精，冲任失养，则女子月经不调；舌红少苔、脉细数为阴

虚火旺之征。

　　[治则] 滋肾阴潜心阳，安定心神。

　　[部位取穴] 肝俞、肾俞、心俞、三阴交、足三里、太溪、太冲。

　　[思路] 治疗以足太阳经为主，膀胱经五脏俞穴为脏腑之气会聚腰背之所，取肝俞、肾俞、心俞对症下药；期门、京门分别为肝肾募穴，俞募配穴，气相通应，进而调节阴阳、平和脏腑；三阴交穴为人体要穴，为足太阴脾经、足少阴肾经、足厥阴肝经交会之处，健脾益血，助眠安神。足三里为足阳明胃经之要穴，益气健脾养血，主虚劳诸证；太溪为肾经原穴、滋补要穴，可补肾养阴、引火归原；太冲为肝经原穴，柔肝养阴、安神定志。

　　[操作] 选择各型号玻璃罐若干，取背部五脏俞穴时采用俯卧位，一手持火罐，另一手持止血钳夹点燃的 95% 乙醇棉球在罐内转动 1～2 周后迅速抽出，使罐内形成负压后迅速将罐口吸附在拔罐部位皮肤，留罐 15 分钟。然后让患者采用仰卧位的方式，取双侧丘墟、神门、三阴交进行拔罐，留罐 15 分钟。避寒凉，忌冷饮，注意休息。

参 考 文 献

李振宝，吴山，陈鹏典. 任督脉推拿点穴配合膀胱经拔罐治疗失眠症疗效观察 [J]. 辽宁中医药大学学报，2013, 15(8): 242-243.

梁秀丽. 五脏俞募配穴治疗失眠症 36 例 [J]. 辽宁中医杂志，2016, 43(1): 136-137.

吕双双. 拔罐疗法历史源流探究 [D]. 哈尔滨：黑龙江中医药大学，2015.

王晓玲，王富春，林雪. 镇静安神针法释义 [J]. 长春中医药大学学报，2004, 20(3): 4-5.

Frauke M, Andreas M, Gustav D.Functional Pain and Naturopathic Treatments Neurobiological Foundations[J].Forsch Komplementmed, 2009, 15(5): 285.

Zen Ke, Wang Jianwei Clinical opplication and reasearch progress of cupping therapy[J].Journal of Acupuncture and Tuina Science, 2016, 14(4): 300-304.

第**9**章　失眠刮痧疗法

　　刮痧疗法是以中医脏腑学说、经络学说中的十二经脉理论、十二经皮部理论、经筋学说理论为指导，众采针灸、按摩、点穴、拔罐等中医非药物疗法之所长，以铜钱、汤匙、硬币、水牛角板等边缘光滑之物，对经络循行部位涂上介质，并予反复刮拭、摩擦，以刺激五脏六腑与体表皮肤相关的对应经络穴位，具有活血化瘀、舒筋通络、调和阴阳等功效，是一种既可保健又可治疗的自然疗法。刮痧具有适应证广、疗效明显、操作方便、经济安全等优点。

　　刮痧疗法的"痧"字从"沙"衍变而来。最早"沙"是指一种病证。刮痧使体内的痧毒（即体内的病理产物）得以外排，从而达到治愈痧证的目的。因很多病证刮拭过的皮肤表面会出现红色、紫红色或暗青色的类似"沙"样的斑点，人们逐渐将这疗法称为"刮痧疗法"。刮痧疗法疗效确切，立竿见影，又能就地取材，操作简单，易学易会，千百年来受到人们的重视，并在民间广泛流传，是一种行之有效的非药物治疗方法。刮痧渊源久远，人类在同大自然的斗争中，积累同疾病斗争的经验，会有一些简单的医疗工具，如砭石之类。较锋利的砭石可以当针、刀之用，可以治疗疼痛、痈疡之类疾病，也许也会有刮摩肌肤，但尚不为真正的刮痧工具。有学者指出，刮痧真正形成于清代。如清代吴师机《理瀹骈文》曰："阳痧腹痛，莫妙以瓷调羹蘸香油刮背，盖五脏之系咸在于背，刮之邪气随降，病自松解。"清代郭志邃《痧胀玉衡》曰："刮痧法，背脊颈骨上下，又胸前胁肋，两背肩臂痧，用铜钱蘸香油刮之"。"肌肤痧用油盐刮之则痧毒不内攻；血肉痧有青筋，刺之则痧毒有所泄"。我们现今涂抹刮痧油后用刮痧板进行刮痧，正如上文所描述，甚至家中没有刮痧板时也可用瓷汤匙替代。清代赵学敏《串雅外编》有"七十二种痧症救治法"，其中不乏刮痧之例，有不少篇幅论述刮痧疗法，积累了丰富的经验，奠定了刮痧的理论基础。

第一节 治疗原则

　　"虚者补之，实者泻之"，这是中医治疗的基本法则之一。刮痧治疗失眠，也要遵循一定的补泻规律。手法轻者为补，重者为泻；在刮拭速度上，慢者为补，快者为泻；在刮拭时间上，时间长者为补，时间短则为泻；顺经刮拭者为补，逆经为泻。因此，对于实证，可使用一定的泻法，即刮痧按压力大，速度快，刺激时间较短。对于虚证，则要采取一定的补法，即刮痧按压力小，速度慢，刺激时间长。刮痧手法和力度大小决定了受到影响血管的深度，速度决定了受压迫血液的流速，流速越快血管壁受到的压力越大，越容易破裂。刮痧力度小、速度慢时血液流速也相对较慢，血管破裂较少，更多的血液在刮力的作用下加速流动，旧的血液被新的血液代替，改善病变局部病理环境的同时增加了有效循环血量，是为补法。刮痧力度大、速度快时血管破裂增多，会造成更多的血液损失，是为泻法。研究表明，背区皮动脉互相吻合成网，较粗的吻合支形成有明显方向性的纵行和横行的链式血管吻合。逆着经络气血运行的方向刮痧时，血液在刮痧的作用下向上游移动，刮痧后旧的血液再次从上游流向刮痧局部，有效循环血量减少，阻碍了气血的运行；而顺着经络气血运行的方向刮痧则能使新鲜血液更快的替换原血液，促进气血运行。刮痧疗法通过刮拭经络的循行部位或特定区域从而起到开泄腠理、疏通经络、调理气血的作用，而使经络疏通，气血得调，阴阳平衡。

　　人体是一个有机的整体，脏腑之间在生理上是相互协调，相互促进的，同时我们又是自然界中的一份子。所以其利用人工或自然界物理因素作用于人体，产生有利的反应。物理因素通过人体局部的直接作用，可对神经、体液产生间接作用而引起人体反应，从而调整了血液循环，加快了新陈代谢，促进了对细胞组织的修复，调节神经系统的功能，提高免疫功能，消除致病因素，改善病理过程，达到治病目的。现代医学认为，中枢神经如链状结构连接的系统组织，控制睡眠－觉醒机制，脑桥与中脑交界处及神经网状结构、神经传导负责启动睡眠时相，如果功能异常，导致交感神经兴奋，大脑保持觉醒状态而难以入睡，另外交感、副交感失衡还会导致冠状动脉收缩、自主神经紊乱，产生焦虑、抑郁、失眠等精神系统疾病。影响睡眠的体液方面因素主要包括神经递质、免疫物质、激素等。它们通过突触进行传递信息或者释放进入血液循环，来调控睡眠－觉醒机制，其中与睡眠相关的神经递质主要有单胺类神经递质，主要包含 5- 羟色胺（5-hydroxytryptamine，5-HT）、肾上腺素（epinephrine，E）、去甲肾上腺素（norepinephrine，NE）、多巴胺（dopamine，DA）等，是中枢神经末梢所分泌的重要的神经递质，其含量的多少直接影响到觉醒和维持觉醒的状态。现代研究表明，刮痧首先通过刮痧器具将力传导至局部组织使其受挤压变形，血液在压力作用下加速流动。快速流动的血液对血管壁的压力增高，导致部分毛细血管破裂而"出痧"。之后流出血管外的血液又对机体产生新的刺激，引发非特异性免疫反应。在刮痧的同时局部皮肤与刮痧器具摩擦迅速生热，温度升高，促使局部微血管扩张，进而局部血液循环增加，血氧供应得到改善，使局部组织新陈代谢增强。这种刮痧效应可波及刮痧局部和远端组织，促进刮拭部位周围区域血液循环并明显增加本经经脉线上皮肤的微循环血流灌注量，改善远端皮肤微循环，促进周围及沿经组织新陈代谢，发挥治疗作用。而局部血液循环的增加又能加快免疫反应、局部组织等代谢产物的清理，改善局部炎症等病理状态。多种因素共同作用，达到治疗疾病的目的。针对失眠的治疗，刮痧通过对身体特定部位皮下血管的刺激，具有增加局部血流量、调节交感神经及部分副交感释放的神经递质，尤其是头部全息区刮痧可以增加脑血流量，提高脑内葡萄糖的代谢及脑电波的活动，从而影响睡眠－觉醒过程，改善大脑兴奋状态，达到身心放松、促进睡眠的效果。在临床中，对失眠患者采取治疗方案时，应综合考虑患者的具体情况，全面掌握其病证及生理、心理方面的各项需求，合理选择治疗方法，必要的情况下可选择刮痧疗法与针灸、推拿疗法相结合，以获取最佳治疗效果。

第二节　刮痧工具及刮痧介质

一、刮痧工具

刮痧作为简单易行治疗方法，刮痧工具的材质不固定，形式多样，许多日常用具均可作为刮痧工具使用，如铜钱、汤勺、嫩竹板、棉纱线、牛角、玉石等，现代还用树脂、硅胶等材质经过现代工艺制成刮痧工具，更加适用于临床操作。

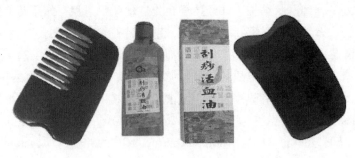

二、刮痧介质

刮痧介质由单纯使用水、油发展到现在主要以油为溶剂配合药物使用，治疗效果不断提高。刮痧直接作用在皮肤角质层，破坏皮肤的表层结构，而刮痧介质的运用，避免了刮痧器具对皮肤的直接伤害，起到了润滑、保护的作用。从刮痧介质的发展、选择来看，刮痧介质的润滑度越来越高，同时对皮肤的伤害相应减少。刮痧结束后，在刮痧部位的皮肤表面会残留一层刮痧介质，如挥发较慢的香油，它会在损伤的皮肤与空气之间形成间隔，避免了皮肤与空气的直接接触，在一定程度上对刮痧后的皮肤起到保护作用。刮痧介质亦有增强皮肤渗透作用，刮痧对皮肤的破坏作用可与脂类介质对皮肤的浸润作用互相促进，共同加速刮痧介质中有效成分的渗透作用，加快机体对药物的经皮吸收。中医学认为，含药刮痧介质通过中医辨病辨证选择后作用于局部皮肤，其中的药物有效成分通过经皮吸收，在经络的作用下运行周身发挥治疗作用。刮痧疗法（使用含药刮痧介质）同中药熏洗、穴位贴敷等一样，属于中医外治疗法，都能通过中医外治理论指导提高临床疗效。

第三节　操作手法及注意事项

一、操作手法

1. 患者取舒适体位，充分暴露其施治部位，并用温水洗净局部。

2. 用刮痧板或边缘光滑的汤匙（或调羹、铜币等）蘸上麻油（菜籽油、花生油、豆油或清水均可），在需要刮痧的部位单向重复地刮。

3. 刮痧方向一般是由上而下，或由身体中间刮向两侧，或每次都由内向外，不得来回刮动。每次每处需刮 20 下左右，直到皮肤出现深红色痧痕为止。

4. 每一部位可刮 2～4 条或 4～8 条"痧痕"。按部位不同，"痧痕"可刮成直条或弧形。

二、部位选择

首选背部：由于人之五脏六腑皆系于背，所以刮背部可以疏利五脏六腑之阴阳气血。膀胱经在脊柱两侧各分为两支由下向上循行，进入脑络，如此，背部两侧共四行膀胱经上布满了五脏六腑之本经腧穴和所藏之气穴。刮背部则五脏六腑之气均可以得到相应调理，进而促进其气血循环，祛除病邪。

刮胸腹四肢最好要按十二经脉之循行路线进行刮治，这样也有利于相应脏腑之代谢、经络之疏通、阴阳之调整。还应特别注意阴阳经之走向，即经络之顺逆。一定要顺着经络之走向进行刮治。手之三阴从脏走手，刮上肢阴侧应从上往下刮；手之三阳从手走头，刮上肢阳侧应从下往上刮；足之三阳从头走足，刮下肢阳侧应自上往下刮；足之三阴从足走头，刮下肢阴侧应自下往上刮，知气血之逆从而刮之，则可收事半功倍之疗效。

三、注意事项

1. 应避开皮肤黑痣、肿块、手术瘢痕等部位。

2. 有孔处，如肚脐、眼、鼻、口、乳头、生殖器等不宜刮痧。

3. 力度适中，不宜过轻或过重，同时结合患者耐受能力而定。

4. 治疗后介质不宜立即擦干净。

5. 治疗后休息 30 分钟，方可活动。

6. 治疗后 3～4 小时才能洗澡，禁洗冷水澡。

7. 刮痧多少对皮肤存在一定的损伤，治疗部位可左右交替，若刮拭同一部位，应间隔 3～5 天，待皮肤由紫红或暗红逐渐变浅淡后方可进行再次刮痧。

8. 晕厥处理方法：平卧，松开衣服、腰带；刮拭水沟穴，待清醒后喝温糖水，休息 30 分钟即可。若不奏效，可迅速用刮痧板刮拭患者百会穴、水沟穴、内关穴、足三里穴、涌泉穴急救。

刮痧疗法和针灸、按摩等方法是一样的，都是对人体的穴位进行刺激，只不过使用的工具不同而已。因此，在治疗过程中，有可能像晕针一样出现晕厥。表现为面色苍白、心慌、出冷汗、四肢发冷，恶心欲吐或头晕等。治疗要特别注意掌握好刺激度，即患者所能够承受的强度和力度。另外，医师应做好预防措施和把握好刮痧的禁忌证。

四、刮痧禁忌证

1. 有出血倾向性疾病（如紫癜、白血病、严重贫血等）禁刮。

2. 严重内科疾病（如有严重心、脑、肺疾病等）禁刮。

3. 严重的传染性疾病（如重症肝炎、活动性肺结核等）禁刮。

4. 各种晚期肿瘤禁刮。

5. 妇女妊娠期、月经期在其腰骶部和腹部禁刮。

6. 皮肤疾病（如湿疹、癣、疱疹、疥疮等）禁在患处刮痧。

7. 皮肤失去弹力，施治局部痈肿、疮疡、溃烂禁刮。

8. 骨折患处禁刮。

9. 幼儿的头部、颈部、脊柱部等禁刮。

10. 年老、久病体虚，或过饥过饱，酒醉、过劳之后均不宜刮痧。

11. 空腹、过度疲劳患者忌刮。

12. 低血压、低血糖和神经紧张特别怕痛的患者需要轻刮。

第四节　分型施治

失眠是以经常不能获得正常睡眠为特征的一类病证。轻则主要表现为入睡困难，睡眠不深，多梦，易惊醒，早醒，醒后不易入睡，醒后感到疲乏或缺乏清醒感，白天思睡；重则彻夜不寐。失眠亦称"不寐""不得眠""不得卧""目不瞑"。多因饮食不节、情志失常、年老体弱、久病耗损、禀赋不足等导致阴阳失调，营卫失和，神不归舍引起。

失眠病机为心神不安，属中医学神志范畴，其病位主要在心、脑，与肝、脾、肾等均有密切联系。心藏神，主神明。主不明，则十二官危。反之，五脏功能失调，亦会引起心神不宁、阳不入阴，继而导致失眠的发生。刮痧取穴按"穴 – 经 – 部"理论，以督脉、足太阳膀胱经、手少阴心经为主。

一、病因病机

1. 情志所伤　由情志不遂，肝气郁结，肝郁化火，邪火扰动心神，神不安而不寐；或由五志过极，心火内炽，心神扰动而不寐；或由思虑过度损伤心脾，心血暗耗，神不守舍，脾虚生化泛源，营血亏虚，不能奉养心神而不寐。

2. 饮食不节　宿食停滞，脾胃受损，酿生痰热，壅遏于中，胃气失和，阳气浮越于外而卧不安。

3. 久病体弱　久病血虚，产后失血，年迈血少，引起心血不足，心失所养，心神不安而不寐。

4. 禀赋不足　心虚胆怯，素体阴虚，兼因房劳过度，肾阴耗伤不能上奉于心，水火不济，心火独亢，或肝肾阴虚，肝阳偏亢，火盛神动，心肾失交而神志不宁。

二、辨证论治

本病主要特征是入睡艰难，寐而易醒，醒后不寐。分型不同兼证各不相同，临床常见痰热内扰证、肝郁化火证、肝郁气滞证、心脾两虚证、心胆气虚证、肝肾阴虚证。

1. 痰热内扰证

[症状] 入睡困难，多梦易醒，头重，或见头晕目眩，痰多胸闷，恶食嗳气，吞

酸恶心，心烦口苦，目眩，苔腻而黄，脉滑数。

[病机] 多因饮食不节，内伤脾胃，化湿生痰，蕴而化热，痰热上扰则心烦不寐、多梦易醒；因宿食痰湿壅遏于中，故而胸闷；清气被遏，故头重目眩。痰食停滞则气机不畅，胃失和降，故症见恶食，嗳气或呕恶；苔黄腻、脉滑数为痰热宿食内停之证。

[治则] 清热化痰，解郁安神。

[部位取穴] 背部膀胱经；心包经：膻中、曲泽、郄门、间使、内关、大陵；胃经：丰隆、足三里。

[思路] 治疗以足太阳经为主；膀胱经五脏俞穴为脏腑之气会聚腰背之所，取合适俞穴能够达到对症下药的功效；膻中为心包募穴，失眠病位在心，心为君主之官，不能受邪，而心包可代心过，刺激膻中穴可起到疏通手厥阴经气、宁心安神的作用，且俞募配穴，气相通应，进而调节阴阳，平和脏腑；心包经曲泽、郄门、间使、内关、大陵5个穴位，属天河水穴，刮痧泻天河水，可疏通手厥阴心包经的经气，养心安神；丰隆为足阳明经络穴，化痰祛湿，主头眩痰盛；足三里是足阳明胃经要穴，生发胃气，健脾祛湿。

[操作] 舒适坐位，刮痧前先刮涂润滑剂以保护皮肤，手拿刮痧板，以刮痧板较厚的一面对着手掌，刮痧板与刮拭方向一般保持在45°～90°。刮痧时间一次一般为10～20分钟。先取背部五脏俞穴，将润滑油均匀抹在游走部位，用力稍沉，用泻法，以皮肤潮红甚至瘀紫为度。边刮边询问患者的感受，力度宜逐渐加大。每次刮完之后，以背部感觉到血液循环加快、浑身发热为最佳感觉。心包经穴位当以近端向远端刮拭为泻，切忌误用由远端向近端刮拭。膻中、丰隆、足三里局部穴位可配合点按，力度适中。在刮痧过程中，应注意个体差异，对于一些不出痧或出痧较少的患者，不可强求出痧，以患者感觉舒服为原则。出痧后30分钟内忌洗冷水澡，出痧后饮一杯温开水为宜，并休息15～20分钟再活动。一般七次为一个疗程，每次治疗须待前次所刮出之痧消失干净后再进行下次治疗。

2. 肝郁化火证

[症状] 失眠，多梦，入睡困难，眠浅易惊，烦躁易怒，目赤口苦，头痛头晕、耳鸣，不思饮食，口渴喜饮，或嘈杂吞酸，腹胀纳差，便秘溲赤，舌红苔黄，脉弦而数。

[病机] 多为情志所伤，郁而不达，气郁化火，心肝火旺，内扰心神则失眠多梦，急躁易怒；肝火犯胃则不思饮食，口渴喜饮，嘈杂吞酸，腹胀纳差；火热上扰，故目赤口苦，头痛耳鸣；小便黄赤、大便秘结、舌红苔黄、脉弦而数为火热内盛之象。

[治则] 疏肝泻火，清心安神。

[部位取穴] 督脉；足太阳膀胱经：肝俞、胆俞、心俞；肝经：期门、太冲、行间；心包经：曲泽、郄门、间使、内关、大陵。

[思路] 治疗以督脉、足太阳经、手厥阴心包经为主。督脉总任六阳经，为阳脉之海，可调节周身阳经之气；膀胱经五脏俞穴为脏腑之气汇聚腰背之所，对应取穴肝俞、胆俞、心俞，清泻心肝之火；期门为肝经募穴，俞募配穴，气相通应，进而调节阴阳，平和脏腑；太冲为肝经原穴，行间为肝经荥穴，二穴相配，清肝泻火，安神定志。心为君主之官，不能受邪，而心包可代心过，曲泽、郄门、间使、内关、大陵 5 个穴位，属天河水穴，刮痧泻天河水，可疏通手厥阴心包经的经气，养心安神。

[操作] 舒适坐位，刮痧前先刮涂润滑剂以保护皮肤，手拿刮痧板，以刮痧板较厚的一面对着手掌，刮痧板与刮拭方向一般保持在 45°～90°。刮痧时间一次一般为 10～20 分钟，用力稍沉，用泻法，取穴沿膀胱经俞穴及大椎穴至命门穴刮拭，至经脉线上出现暗红色瘀血为止，边刮边询问患者的感受，力度宜逐渐加大。每次刮完之后，以背部感觉到血液循环加快、浑身发热为最佳感觉。期门、太冲、行间可配合点按，力度适中。心包经穴位当以近端向远端刮拭为泻，切忌误用由远端向近端刮拭，否则为补法，而犯"虚虚实实"之戒。在刮痧过程中，应注意个体差异，对于一些不出痧或出痧较少的患者，不可强求出痧，以患者感觉舒服为原则。出痧后 30 分钟内忌洗冷水澡，出痧后饮一杯温开水为宜，并休息 15～20 分钟再活动。一般七次为一个疗程，每次治疗须待前次所刮出之痧消失干净后再进行下次治疗。

3. 肝郁气滞证

[症状] 失眠梦多，入睡困难，或眠浅易惊，胸部满闷，胁肋胀痛，痛无定处，口苦嗳气，不思饮食，大便不畅，舌暗苔薄白，脉弦。

[病机] 多为情志不遂，肝失条达，胆腑失和，气机不利，上扰心神，横逆脾胃，而见失眠多梦，胸部满闷，胁肋胀痛，痛无定处，口苦嗳气，不思饮食，大便不畅。舌暗苔薄白、脉弦为肝失条达、肝气郁结之象。

[治则] 疏肝理气，解郁安神。

[部位取穴] 督脉：神庭、大椎；膀胱经：肝俞至胆俞；配穴：期门、日月、神门、内关。

[思路] 治疗以督脉、足太阳经为主，调整阴阳。督脉总任六阳经，为阳脉之海，可调节周身阳经之气；神庭穴主神志，有调神、通窍、解郁之功，大椎为手足三阳经的阳气及督脉的阳气汇合而成，故为手足三阳及督脉之会，可调节全身阳气，使阴阳平和。膀胱经五脏俞穴为脏腑之气汇聚腰背之所，取合适俞穴能够达到对症下药的功效；期门、日月分为肝经胆经募穴，俞募配穴，气相通应，进而疏肝利胆，调节阴阳，平和脏腑；神门穴、内关穴分属手少阴心经、手厥阴心包经之要穴，二穴相配主失眠、心神不安。穴位选取点、线、面结合，可同时对多个腧穴进行有效刺激，以舒经活络、安神宁志。

[操作] 患者坐位，刮痧前先刮涂润滑剂以保护皮肤，手拿刮痧板，以刮痧板较厚的一面对着手掌，刮痧板与刮拭方向一般保持在45°～90°。刮痧时间一次一般为10～20分钟，用力稍沉，用泻法，直到出现痧象为止，边刮边询问患者的感受，力度宜逐渐加大。每次刮完之后，以背部感觉到血液循环加快、浑身发热为最佳感觉。双侧期门、日月、神门、内关可配合点按，力度适中。根据痧象，确定下一次治疗时间。在刮痧过程中，应注意个体差异，对于一些不出痧或出痧较少的患者，不可强求出痧，以患者感觉舒服为原则。出痧后30分钟内忌洗冷水澡，出痧后饮一杯温开水为宜，并休息15～20分钟再活动。一般七次为一个疗程，每次治疗须待前次所刮出之痧消失干净后再进行下次治疗。

4. 心脾两虚证

[症状] 失眠，入睡困难，或睡中梦多，眠浅易惊，且醒后再难入睡，兼见心悸健忘，多思胆怯，头晕目眩，面色少华，身体乏力，肢倦神疲，饮食无味，便溏，舌质淡，苔薄白，脉细弱。

[病机] 多由于思虑过度，暗耗阴血，或脾胃虚弱，气血生化乏源，或平素气血不足，心神失养，则见失眠，入睡困难，或睡中多梦且健忘；心脉失养则心悸；气血不能上达则头晕目眩；脾胃虚弱则饮食无味，身体乏力，面色无华，便溏，舌质淡、苔薄白为气血不足之征象。

[治则] 益气养血，补心安神。

[部位取穴] 背部膀胱经：五脏俞穴；心经：神门；心包经：内关；脾经：三阴交；胃经：足三里。

[思路] 治疗以足太阳经为主，通过刺激体表腧穴，调整机体的阴阳平衡，使阳入阴而达到治病的目的。膀胱经五脏俞穴为脏腑之气汇聚腰背之所，选取心俞、脾俞、能够达到对症下药的功效；神门穴、内关穴分别属手少阴心经、手厥阴心包经之要穴，二穴相配主失眠、心神不安。足三里为足阳明胃经要穴，生发胃气、健脾祛湿、补益气血，主失眠、癫狂等神志病。三阴交穴为人体要穴，为足太阴脾经、足少阴肾经、足厥阴肝经交会之处，健脾益血、助眠安神。

[操作] 舒适坐位，刮痧前先刮涂润滑剂以保护皮肤，手拿刮痧板，以刮痧板较厚的一面对着手掌，刮痧板与刮拭方向一般保持在45°～90°。用补法刮痧，即力度轻，速度慢，给予持久刺激。取背部五脏俞穴时，须边刮边询问患者的感受，力度宜逐渐加大，以背部感觉到血液循环加快、浑身发热为最佳感觉。双侧内关、神门、足三里、三阴交可配合点按，力度轻，每穴刮拭3～5分钟。在刮痧过程中，应注意个体差异，对于一些不出痧或出痧较少的患者，不可强求出痧，以患者感觉舒服为原则；每次刮完之后，出痧后30分钟内忌洗冷水澡，出痧后饮一杯温开水为宜，并休息15～20分钟再活动。一般7次为一个疗程，每次治疗须待前次所刮出之痧

消失干净后再进行下次治疗。

5. 心胆气虚证

[症状] 失眠多梦，入睡困难，眠浅易惊，胆怯心悸，心神不安，气短倦怠，小便清长，舌淡，脉弦细。

[病机] 多暴受惊恐，情绪紧张，或禀赋不足，心虚胆怯，心虚则心神不安，胆虚则善惊易恐，故多梦易醒，心悸善惊；气短倦怠、小便清长为气虚之象，舌色淡、脉弦细均为气血不足的表现。

[治则] 益气镇惊，安神定志。

[部位取穴] 膀胱经：心俞、脾俞、肝俞、胆俞；配穴：丘墟、神门。

[思路] 治疗以足太阳经为主，通过刺激体表腧穴，调整机体的阴阳平衡，使阳入阴而达到治病的目的。膀胱经五脏俞穴为脏腑之气汇聚腰背之所，选取心俞、脾俞、肝俞、胆俞能够达到对症下药的功效；丘墟为胆经原穴，为胆经风气生发之源；神门为手少阴心经之要穴，主失眠、心神不安。

[操作] 舒适坐位，刮痧前先刮涂润滑剂以保护皮肤，手拿刮痧板，以刮痧板较厚的一面对着手掌，刮痧板与刮拭方向一般保持在 45°～90°。用补法刮痧，即力度轻，速度慢，给予持久刺激。取背部五脏俞穴时，须边刮边询问患者的感受，力度宜逐渐加大，以背部感觉到血液循环加快、浑身发热为最佳感觉。双侧丘墟、神门可配合点按，力度轻，每穴刮拭 3～5 分钟。在刮痧过程中，应注意个体差异，对于一些不出痧或出痧较少的患者，不可强求出痧，以患者感觉舒服为原则；每次刮完之后，出痧后 30 分钟内忌洗冷水澡，出痧后饮一杯温开水为宜，并休息15～20 分钟再活动。一般 7 次为一个疗程，每次治疗须待前次所刮出之痧消失干净后再进行下次治疗。

6. 肝肾阴虚证

[症状] 失眠，入睡困难，眠浅梦多，甚至彻夜难眠，五心烦热，潮热盗汗，口燥咽干，耳鸣健忘，腰膝酸软，男子遗精，女子月经不调，舌红少苔，脉细数。

[病机] 久病或年事已高，肾水亏虚，不能上济于心，心火炽盛，不能下交于肾而导致不寐；耳鸣、健忘为肾精亏耗，髓海空虚，精明失养；肾虚，腰膝失养，则腰膝酸软；阴虚火旺，津液耗伤造成潮热盗汗，五心烦热，咽干少津；肾阴亏虚，虚火扰动精室，则男子遗精，冲任失养，则女子月经不调；舌红少苔、脉细数为阴虚火旺之征。

[治则] 滋养肝肾，安定心神。

[部位取穴] 督脉：神庭、百会、大椎；膀胱经：肝俞、肾俞、心俞；配穴：四神聪、三阴交、太溪、太冲。

[思路] 治疗以督脉、膀胱经为主，通过刺激体表腧穴，调整机体的阴阳平衡，

使阳入阴而达到治病的目的。神庭穴位于大脑前额，主神志，有调神、通窍、解郁、止痛、平肝潜阳之功效；百会为督脉经穴，主神志，有醒脑安神之功；大椎为手足三阳经的阳气及督脉的阳气汇合而成，故为手足三阳及督脉之会，可调节全身阳气，使阴阳平和。膀胱经五脏俞穴为脏腑之气汇聚腰背之所，取肝俞、肾俞、心俞对症下药；四神聪疏通局部气血；三阴交穴为人体要穴，为足太阴脾经、足少阴肾经、足厥阴肝经交汇之处，健脾益血，助眠安神；太溪为肾经原穴、滋补要穴，可补肾养阴、引火归原；太冲为肝经原穴，可柔肝养阴、安神定志。

[操作] 舒适坐位，刮痧前先刮涂润滑剂以保护皮肤，手拿刮痧板，以刮痧板较厚的一面对着手掌，刮痧板与刮拭方向一般保持在 45°～ 90°。手法用补法，要求是循经、速度慢、力度轻、时间长，以皮肤潮红为度。取背部五脏俞穴时，须边刮边询问患者的感受，力度宜逐渐加大，以背部感觉到血液循环加快、浑身发热为最佳感觉。双侧三阴交、太溪、太冲可配合点按，力度轻，每穴刮拭 3 ～ 5 分钟。在刮痧过程中，应注意个体差异，对于一些不出痧或出痧较少的患者，不可强求出痧，以患者感觉舒服为原则；须边刮边询问患者的感受，力度宜逐渐加大。出痧后 30 分钟内忌洗冷水澡，出痧后饮一杯温开水为宜，并休息 15 ～ 20 分钟再活动。一般 7 次为一个疗程，每次治疗须待前次所刮出之痧消失干净后再进行下次治疗。

附：足部刮痧疗法

足部刮痧疗法是经穴配合足部反射区刮痧，而起到治疗和保健作用的一种治疗方法。经穴以百会、安眠、风池、内关、神门为主；足部反射区以 5 个基本反射区为主，即肾上腺、肾、输尿管、膀胱、腹腔神经丛，配合脑垂体、甲状腺、生殖腺反射区。

1. 治疗前先用热水加少许白酒将双足浸泡 20 分钟，擦干。

2. 在足底涂抹少许润滑剂。

3. 用牛角或玉片刮板角部或面部的边缘自上而下与足部的皮肤成 45°倾斜来进行刮拭。

4. 刮拭经穴区域时要沿着经络部位自上而下或由内向外反复刮拭 30 ～ 50 次，一个经穴刮完再刮另一个经穴。

5. 足部反射区刮拭的顺序一般先刮左足，再刮右足。刮拭时每个反射区根据病情程度可反复多次刮拭 30 ～ 50 次，注意刮拭时自始至终用力要均匀。一个反射区刮拭完毕再刮拭另一个反射区。刮痧时先刮拭 5 个基本反射区，即肾上腺、肾、输尿管、膀胱、腹腔神经丛，然后再选刮其他的反射区。

参 考 文 献

黄冠. 浅谈刮痧理论发展及其展望 [J]. 贵阳中医学院学报 , 2018, 40(5): 93-96.

李文 , 杨连招 , 李鹏 , 等 . 刮痧疗法改善睡眠障碍的生物学机制研究进展 [J]. 环球中医药 , 2018, 11(6): 979-982.

陶广正 . 刮痧的由来与临床运用 [N]. 中国中医药报 , 2018-02-04.

田宇瑛 , 王莹莹 , 罗明富 , 等 . 刮痧对家兔皮肤血流灌注量及组织形态学影响的比较研究 [J]. 中医外治杂志 , 2009(6): 8-9.

余汝堂 , 楼新法 , 唐茂林 , 等 . 躯干背区刮痧的血管解剖学研究 [J]. 温州医学院学报 , 2008(2): 151-153.

张如意 , 游秋云 , 张舜波 , 等 . 睡眠及睡眠剥夺与人体免疫系统的相关性探讨 [J]. 中华中医药杂志 , 2016(10): 4169-4171.

赵冬 , 卢春霞 , 黄冠 , 等 . 刮痧介质的临床应用及效应分析 [J]. 中医杂志 , 2018, 59(7): 573-576.

赵冬 , 卢春霞 , 黄冠 , 等 . 浅论刮痧现象与效应分析 [J]. 贵阳中医学院学报 , 2018, 40(2): 1-2, 66.

第**10**章 失眠食疗

　　食疗是通过饮食调理身体，达到强壮体魄目的的一种自然疗法。在我国，运用食材防病养生可谓历史悠久，是中医"治未病"思想的重要表现之一，历来被医家所重视。如《素问·五常政大论》主张："大毒治病，十去其六；常毒治病，十去其七；小毒治病，十去其八；无毒治病，十去其九。谷肉果菜，食养尽之，无使过之，伤其正也。"书中高度评价了食疗养生的作用，也是食疗养生理论的重大进步。唐代医家孙思邈则有言："夫为医者，当须先洞晓病源，知其所犯，以食治之，食疗不愈，然后命药。"元代饮膳太医忽思慧编撰的《饮膳正要》一书，继承食、养、医结合的传统，对健康人的饮食做了很多的论述，堪称我国第一部营养学专著。明代李时珍的《本草纲目》收载了谷物、蔬菜、水果类药物300余种，动物类药物400余种，皆可供食疗使用，使食疗养生学得到了全面的发展。

第一节　食疗原则

　　食疗是中医学防治疾病的重要组成部分，是中医学的整体观念和辨证论治的原则的具体体现，在实际运用中，要以三因制宜为根本原则。三因制宜是指根据人的体质、年龄阶段的不同，以及季节、地理环境的不同，而确定适宜的治疗方法，以达到预期的治疗效果，即因人、因时、因地制宜。我国自古就有"医食同源""药食同源"之论，诊病施药宜遵循三因制宜之原则，食疗养生亦当如此。

一、因时制宜

　　根据季节时间的特点及其与内在脏腑、气血、阴阳的密切关系选用适宜的食材进行防病养生。一年四季有寒热温凉之别，食材性能亦有清凉、甘淡、辛热、温补之异，故食材养生宜顺应四时而调整，春生、夏长、秋收、冬藏，以符合四时气候变化的自然规律。《素问·六元正纪大论》云："用寒远寒，用凉远凉，用温远温，用热远热，食宜同法。"指出了四时用药施食的具体原则。

春季：天气由寒而暖，阳气升发，万物复苏，如《素问·四气调神大论》曰："春三月，此为发陈，天地俱生，万物以荣……此春气之应，养生之道也。"肝与春季相应，故肝为春季主时之脏，故宜食疏肝之品，以使肝气条达，气机疏畅。如韭菜，味辛性温，有温阳补虚之效，辛可使肝气疏达，而温阳又合乎"春夏养阳"之论。《素问·至真要大论》云："诸风掉眩，皆属于肝。"故宜用菊花、薄荷、佛手等，为防肝气太过。

夏季：夏季气候炎热，《素问·四气调神大论》载："夏三月，此谓蕃秀，天地气交，万物华实……此夏气之应，养长之道也。"应"以寒疗热"，施以清热祛暑、滋阴生津之品，如西瓜、鲜藕、绿豆、黄瓜等。元代丘处机《摄生消息论》载："夏三月，属火，主于长养心气，火旺，味属苦。火能克金，金属肺，肺主心，当夏饮食之味，宜减苦增辛以养肺。"此即"减其时味，以杀盛气。"

长夏，为夏秋之交，炎热夹湿，为一年之中湿气最盛之时，应多选健脾利湿之食材，如茯苓、薏苡仁、冬瓜、白扁豆、莲子等。明代养生家高濂《遵生八笺》对老年人在夏季的饮食宜忌有详论："夏季心旺肾衰，虽大热，不宜吃冷淘冰雪、蜜水、冻粉、冷粥，饱腹受寒，必起霍乱。莫食瓜茄生菜等，原腹中内受阴气。"

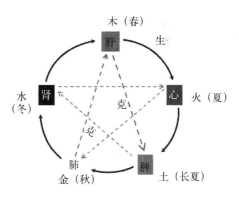

秋季：《素问·四气调神大论》云："秋三月，此谓容平，天气以急，地气以明……此秋气之应，养收之道也。"秋季万物收敛，气候凉燥，与肺相应，故老年人宜食润肺清燥之品，如梨、百合、枇杷等。又忽思慧《饮膳正要》云："秋气凉，急食麻以润其燥。"故宜常食滋润之品，如芝麻、杏仁、胡桃仁、蜂蜜、银耳等。

冬季：《素问·四气调神大论》云："冬三月，此为闭藏，水冰地坼，无扰乎阳……此冬气之应，养藏之道也。"冬气主寒，故"疗寒以热"，宜多食温热之品，如羊肉、狗肉、鸡肉、黄鳝等。高士宗《素问直解》有言："万物皆生于春，长于夏，收于秋，藏于冬。"冬三月生机潜藏，万物蓄能而带春生，人亦如此。在严寒之际代谢慢而食欲增强，故为一年中进补之时。

二、因地制宜

因地制宜是指根据不同的地理环境合理选择食材。不同的地域，地势有高下，气候、水质、土质等各异，因而在不同地域长期生活的民众，其生活习惯、工作环境等各有不同,其生理活动与病理变化亦各有特点。因此,运用食材防病养生时要"因地而食"。

东方,《素问·异法方宜论》云:"东方之域,天地之所始生也,鱼盐之地,海滨傍水,其民食鱼而嗜咸,皆安其处,美其食,鱼者使人热中,盐者胜血,故其民皆黑色疏理,其病皆为痈疡……"东方临海,民众多食水产类食材,亦乃"因近而食"。又民众久居湿地,体质偏湿,故宜食清淡之品,以健脾利湿,如茯苓,为药食两用之品,其味甘淡,有利水渗湿、健脾和胃之功。

南方,《素问·异法方宜论》云:"南方者,天地之长养,阳之所盛处也……"南方日照时间长,雨量充沛,植被繁盛,故而食材众多,如橙子、香蕉、菠萝、猕猴桃,此皆为甘凉之品,正合南方气候炎热之环境,可谓"疗热以寒"。又如我国南方多属热带气候,年降水量多,年平均气温高,雨量充沛、温暖湿润为其气候特点。此气候特点导致患病多夹杂湿邪,常会不同程度的出现头重、身困、脾胃不和、大便黏滞等,故宜常食健脾利湿和胃之食材,如扁豆、茯苓、薏苡仁、绿豆等。

西方,《素问·异法方宜论》说:"西方者,金玉之域,沙石之处,天地之所收引也,其民陵居而多风,水土刚强,其民不衣而褐荐,其民华食而脂肥……"当地民众,多食牛羊肉,抵御寒邪,如忽思慧《饮膳正要》载其:"味甘,大热。主暖中。"而天气炎热之际,又可食用瓜果等甘凉之品,以清热生津、滋阴解渴。

北方,《素问·异法方宜论》说:"北方者,天地所闭藏之域也。其地高陵居,风寒冰洌,其民乐野处而乳食……"牛乳,《食医心鉴》言其:"主消渴,口干。"《日华子本草》云其:"润皮肤,方宜论。"即当以滋补为要。

三、因人制宜

因人制宜是指根据人的性别、年龄、体质等选择相应的食材来调治机体,人的一生要经历不同的年龄阶段,在饮食调养上也会有所不同。比如老年人脏腑功能衰退,阴阳气血俱衰,肾精亏虚乃其体质之基本特点,如陈直《养老奉亲书》云:"高年之人,真气耗竭,五脏衰弱,全仰饮食,以资气血。"因而老年人宜常食粥,谷类养胃,又如清代医家曹庭栋《老老恒言》亦云:"粥能宜人,老年尤宜。"男女体质亦有着各自的生理病理特点。女子以肝为先天,故宜多食疏肝和血之食材,如玫瑰花茶、佛手、茉莉花茶等。男子以肾为先天,故宜食补肾益精、强腰壮骨之食材,如淮山药、芡实、桂圆等。

由于地域的不同,四季的差异,老年人体质、性别、喜好的不同,那么所选择的食物亦有区别。人处于天地之间,经历四时变换,应遵守"天人相应"的法则,做到因地而食、因时而食、因人而食。总之,中医三因制宜理论对于食疗有着重要指导作用。

第二节 失眠饮食建议

一、失眠饮食宜

1. 饮食宜清淡、易消化，减轻胃肠负担。

2. 宜服食养血安神食物，如牛奶（有抑制大脑神经兴奋的作用）、大枣（补益脾胃、养血安神）、蜂蜜（对失眠有调节作用）、小麦（养心安神、补肠益脾、利尿活血、除烦止渴）、小米（助眠的色氨酸含量极高，可健脾和胃、安眠）、莲子（补中、安心、止泻，可用于夜寐多梦者）、桂圆（益心脾、补气血，可用于心脾虚损、气血不足所致的失眠、健忘、惊悸、眩晕等症）、百合（润肺、清心、滋补）等。此外，深绿色蔬菜、香菇、栗子、南瓜、苦瓜、杏仁、柑橘类果蔬亦有镇定助眠的效果。

3. 要注意身体的营养是否充足，如主食要选小麦、荞麦及豆类等矿物质丰富的食物。此外，卵磷脂丰富的食物也是必不可少的，如适当鱼类、蛋黄、黄油、大豆、玉米、羊脑、猪脑、芝麻油、花生及核桃等。脂类是构成脑组织的重要物质，其含量比动物器官都丰富，其中卵磷脂含量最多。服用大量卵磷脂，有利于细胞之间的联系，改善脑功能，对失眠有较好的疗效。

二、失眠饮食忌

1. 过食油腻。过度油腻会加重胃肠工作负担，刺激神经中枢，导致失眠，胃不和则卧不安。

2. 辛辣食物。辣椒、大蒜、洋葱等会造成胃中有灼烧感和消化不良，进而影响睡眠。

3. 酒。睡前饮酒虽然可以让人很快入睡，但是却让睡眠状况一直停留在浅睡期，很难进入深睡期，醒后并不解乏。

4. 有饱腹效果的食物。这类食物在消化过程中会产生较多的气体，从而妨碍正常睡眠，如豆类、红薯、玉米、香蕉等。

5. 含有咖啡因的饮料，如可乐、咖啡、浓茶等饮品。它们都会使人兴奋，从而导致或加重失眠。

三、有助于睡眠的食物

1. 水果类

（1）香蕉：含有一种称为生物碱的物质，可以振奋精神和提高信心。而且香蕉是色胺酸和维生素 B 的最好来源，这些都可以帮助大脑减少不良情绪。香蕉味甘性寒，具有较高的药用价值。国外媒体报道，早餐、午餐和晚餐分别吃一根香蕉，能够为人体提供丰富的钾，从而使大脑血凝块形成的概率降低约21%。主要功用是清肠胃、治便秘，并有清热润肺、止烦渴、填精髓、解酒毒等功效。

（2）葡萄：葡萄不仅含有很多糖分，还含有卵磷脂、蛋白质、氨基酸、果胶、维生素和矿物质等，有营养强壮的作用。《神农本草经》中说它"益气倍力，强志"。葡萄能健脑、强心、开胃、增加气力，故神经衰弱者宜食。其酿酒饮用亦佳。

（3）奇异果：睡眠障碍的形成与中枢神经过度唤起，交感神经过度兴奋或是压力荷尔蒙大量分泌有关。奇异果中含有大量的钙、镁和维生素C，有助神经传导物质的合成与传递，此外，它还含有其他水果中极其少见的钙质，具有稳定情绪和抑制交感神经的作用。

（4）苹果：苹果中含有糖类、果胶、蛋白质、苹果酸、奎宁酸、枸橼酸、酒石酸和胡萝卜素、维生素C及钾、锌、铁、等多种元素，芳香成分中含有醇类92%，苹果浓郁的香气对人的神经有很强的镇定作用，助人睡眠。

（5）樱桃：据美国营养学会的新研究发现，早、晚一杯樱桃汁可有助缓解失眠症状。参加试验的失眠老人们，每晚睡眠时间增加了近90分钟。这是因为，酸樱桃汁是褪黑素的自然来源，并且酸樱桃汁中还含有原花青素，这种酚类能提高色胺酸水平，这是人体制造血清素的主要原料，进而改善睡眠。

（6）荔枝：荔枝美味甘甜、气性平和，并具有补脑健身、理气补血、温中止痛、补心安神等功效。此外，荔枝中富含的维生素、糖类和各种游离氨基酸，有助于治疗思虑过度、健忘失眠。

（7）菠萝：菠萝的营养价值极高，其中含有一半蔬果所缺少的维生素K，使其具有安神、缓解焦虑的作用。

（8）大枣：大枣在民间常作为补血食品，能益气、养心、安神。古代医家常用以治疗神经衰弱的病证，如《备急千金要方》中治"虚劳烦闷不得眠"，用大枣二十枚同葱白七茎煎服，相当于现代医学所说的神经衰弱失眠症。《本草汇言》中还指出："治惊悸怔忡，健忘恍惚，志意昏迷，精神不宁，或中气不和，饮食无味，百体懒重，肌肉赢瘦，此属心、脾二脏元神亏损之症，必用大枣治之。"这些都是神经衰弱的表现，均宜食用大枣以养心脾、安神志。经常服食大枣，对于身体虚弱、神经衰弱者，大有益处。大枣中含有糖类、蛋白质、脂肪、有机酸，有补脾、养血、安神的作用。晚饭后用大枣加水煎汁服用即可；或者与百合煮粥，临睡前喝汤吃枣，都能加快入睡。用鲜大枣1000g，洗净去核取肉捣烂，加适量水用文火煎，过滤取汁，混入500g蜂蜜，于火上调匀取成枣膏，装瓶备用。每次服15ml，每日2次，连续服完，可防治失眠。用大枣与面粉制成枣糕，能养胃补脑。

（9）龙眼肉：龙眼肉能补血安神、益脑力，是一种滋补健脑食品，尤其适宜思虑过度、心神失养引起的神经衰弱、健忘失眠、心慌心跳、头晕乏力等人食用。龙眼肉含有丰富的葡萄糖、蔗糖、酒石酸、维生素 A、维生素 B 等物质，这些物质能营养神经和脑组织，从而调节大脑皮质功能，改善甚至消除失眠、健忘症状与增强记忆力。中医古方"玉灵膏"就是用龙眼肉与白砂糖熬制而成的，用于脑力衰退、神经衰弱之人。民间常用龙眼肉 4～6 枚，用莲子、芡实等量，加水炖汤于睡前服。还有用龙眼肉 15g，酸枣仁 6g，泡开水 1 杯，睡前代茶饮。

（10）桑椹：桑椹既能补血，又能安神。《随息居饮食谱》说桑椹"滋肝肾，充血液，聪耳明目，安魂镇魄"。它适宜心血不足、心神失养的神经衰弱及失眠之证。可食用桑椹制作的"桑椹蜜""桑椹膏""桑椹酒"，或每晚睡前服用桑椹 30g，颇有裨益。

2. 蔬菜类

（1）百合：中医学认为，百合味甘微苦，性平，入心、肺经，有润肺止咳、清心安神之功效。临床多用于治肺痨久咳、咳唾痰血、热病后余热未清、虚烦惊悸、神志恍惚、脚气浮肿。《日华子本草》谓其"安心，定胆，益志……"经临床观察，百合对神经官能症、更年期综合征引起的心悸、失眠、多梦有较好的疗效。百合主要含秋水碱等多种生物碱和蛋白质、脂肪、淀粉、钙、磷、铁及维生素 B_1、维生素 B_2、维生素 C、β-胡萝卜素等营养物质，有良好的营养滋补之功，特别是对病后体弱、神经衰弱等症大有裨益。一般可用鲜百合 120g，和蜜蒸软，时时含 1 片食之。或以新鲜百合数个，捣汁，冲以温开水饮服，也可煮食。

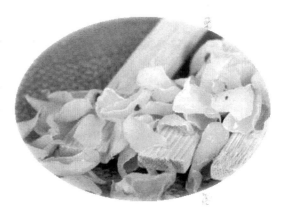

（2）莴苣汁：性味同莴苣，苦、甘、凉。《本草拾遗》称其"利五脏，通经脉，开胸膈"。据有关资料，莴苣茎、叶、皮的乳白色浆液，具有镇静、安神的功效，可助儿童、中老年人睡眠。临睡前，食服效果明显。

（3）芹菜：芹菜可镇静安神。现代研究表明，从芹菜子中分离出的一种碱性成分，对动物有镇静作用，对人体能起安定作用；芹菜苷或芹菜素口服能对抗可卡因引起的小鼠兴奋，有利于安定除烦。中医学认为，芹菜性凉，味甘辛，无毒；入肝、胆、心包经，可清热除烦、平肝。它有大量的胶质性碳酸钙，易被人体吸收，可补充双腿所需钙质，还能预防下半身浮肿。

（4）竹笋：竹笋含有丰富的蛋白质、氨基酸、脂肪、糖类、钙、磷、铁、胡萝卜素、维生素 B_1、维生素 B_2、维生素 C。其多种维生素和胡萝卜素含量比大白菜含量高 1 倍多；而且竹笋的蛋白质比较优越，人体必需的赖氨酸、色氨酸、苏氨酸、苯丙氨酸，以及在蛋白质代谢过程中占有重要地位的谷氨酸和有维持蛋白质构型作用的胱氨酸，都有一定的含量，为优良的保健蔬菜。中医学认为，竹笋味甘，性微寒，归胃、肺经，具有滋阴凉血、和中润肠、清热化痰、解渴除烦、清热益气、利膈爽胃、利尿通便、解毒透疹、养肝明目、消食的功效，还可开胃健脾，宽肠利膈，通肠排便，开膈豁痰，消油腻，解酒毒。

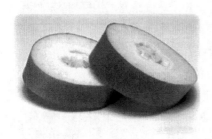

（5）冬瓜：含有丰富的蛋白质、粗纤维、钙、磷、铁、胡萝卜素等。冬瓜性寒，味甘，清热生津，解暑除烦，在夏日服食尤为适宜。

（6）莲子：《神农本草经》中称它"主补中、养神、益气力"。明代李时珍说它能"交心肾，益精血"。其适宜神经衰弱者，可同芡实、糯米煮稀粥吃。清代养生学家曹庭栋在《老老恒言》中亦云："莲肉粥，补中强志，兼养神益脾。"莲子肉味甘、涩，性平，归脾、肾、心经，具有益肾固精、补脾止泻、养心安神的功能。生莲子肉性平偏凉，长于养心安神，用于虚烦、惊悸、失眠。莲子作为保健药膳食疗时，一般是不弃莲子芯的。莲子芯是莲子中央的青绿色胚芽，味苦，有清热、固精、安神、强心之功效，将莲子芯 2g 用开水浸泡饮之，可治疗高热引起的烦躁不安、神志不清和梦遗滑精等症，也用于治疗高血压、头昏脑涨、心悸失眠。民间多用莲子 30 个，加盐少许，水煎，每晚睡前服。

（7）芦荟：富含维生素 B_1、叶酸、维生素 B_2、维生素 C、烟酰胺、维生素 E、维生素 B_6、维生素 A、胆碱、β-胡萝卜素及必需氨基酸（赖氨酸、亮氨酸、苏氨酸、异亮氨酸、苯丙氨酸、缬氨酸），可有效镇静、抗衰老。

（8）茼蒿：含有多种氨基酸，所以茼蒿有润肺补肝、稳定情绪、防止记忆力减退等作用，而且茼蒿里还含有粗纤维，有助于肠道蠕动，能促进排便，从而可以达到通便润肠的目的。茼蒿里含有丰富的维生素、胡萝卜素等，茼蒿气味芬芳，可以消痰止咳。茼蒿里含有蛋白质及较高量的钠、钾等矿物盐，能够调节体内的水液代谢，消除水肿。茼蒿还含有一种挥发性的精油，以及胆碱等物质，具有降血压、补脑的作用。茼蒿性味甘平，可以养心安神、润肺补肝、稳定情绪，防止记忆力减退；此外，茼蒿气味芬芳，可以消痰开郁、避秽化浊。

（9）马齿苋：每 100g 马齿苋鲜嫩苋茎叶含蛋白质 2.3g，脂肪 0.5g，糖类 3g，粗纤维 0.7g，钙 85mg，磷 56mg，铁 1.5mg，胡萝卜素 2.23mg，维生素 B_1 0.03mg，维生素 B_2 0.11mg，维生素 PP 0.7mg，维生素 C 23mg。此外，还含有大量去甲肾上腺素、钾盐及丰富的枸橼酸、苹果酸、氨基酸及生物碱等成分。马齿苋入心经，可以清心火；入肺经，可以散肺热。

（10）银耳：银耳有补肾、润肺、生津、提神、益气、健脑、嫩肤等功效，还能补脑强心、消除疲劳。据分析，银耳含有丰富的胶质、多种维生素和 17 种氨基酸、银耳多糖、蛋白质等营养成分，这些都对神经衰弱者有益。

3. 谷物类

（1）小米：又称粟米，味甘、咸，性凉。陈粟米味苦，性寒。李时珍在《本草纲目》里说小米"煮粥食益丹田、补虚损、开肠胃"。其功用在于"健脾、和胃、安眠"。现代医学认为，饭后的困倦程度往往与食物蛋白质中的色氨酸含量有关。色氨酸能促使大脑神经细胞分泌出一种使人欲睡的血清素（5- 羟色胺），它可使大脑思维活动受到暂时抑制，人便产生困倦感觉。大脑神经细胞分泌出这种物质越多，人就越感到困倦。小米中色氨酸的含量在所有谷物中独占鳌头，每百克含色氨酸量高达202mg，是其他谷类食物无法比的。另外，小米富含易消化的淀粉，进食后能使人产生温饱感，可促进人体胰岛素的分泌，进一步提高脑内色氨酸的数量。每 100g 小米含蛋白质 9.7g，比大米高。脂肪 1.7g，糖类 76.1g，都不低于稻、麦。一般粮食中不含有胡萝卜素，而小米每 100g 含量达 0.12mg，维生素 B_1 的含量位居所有粮食之首。除食用外，小米还可酿酒、制饴糖。小米中钙、维生素 A、维生素 D、维生素 C 和维生素 B_{12} 的含量很高。

（2）小麦：有养心神、益心气的作用，尤其适宜妇女神经衰弱、神志不宁、失眠，或喜悲伤欲哭、数欠伸（即中医所称的妇人脏躁病）者。古方有甘麦大枣汤，以小麦 60g，大枣 15 个，甘草 10g，用水 3 碗，煎至 1 碗，睡前一次服完。

（3）糯米：补气血、暖脾胃，适宜一切体虚之人及神经衰弱者食用，尤以煮稀饭，或与大枣同煮稀粥最佳，能滋润补虚、温养五脏、益气安神。

（4）西谷米：能补脾益气，适宜一切体虚之人，或产后病后神经衰弱者食用；《柑园小识》云："健脾运胃，久病虚乏者，煮粥食最宜。"若同大枣、莲子或核桃等煮粥食用更妙。

（5）玉米：是一种主食材料，是营养价值最高的一类。其维生素含量是稻米、小麦的 5 ～ 10 倍。其还含有多种微量元素，是其他米类不能比拟的。玉米含有丰富的膳食纤维，不但可以刺激肠蠕动，防止便秘，还可以促进胆固醇的代谢，加速肠内毒素的排出。玉米浑身都是宝：玉米含有维生素 A 和维生素 E 及谷氨酸等。动物实验证明，这些成分具有抗衰老作用。不饱和脂肪酸玉米胚榨出的玉米油含有大量不饱和脂肪酸，其中亚油酸占 60%，可清除血液中有害的胆固醇，防止动脉粥样硬化。玉米胚尖所含的营养物质有增强人体新陈代谢、调整神经系统的功能。玉米含胡萝卜素的量是大豆的 5 倍多，玉米还含有丰富的 B 族维生素，对保护神经传导和胃肠功能是有效的。

（6）核桃：现代医学研究认为，核桃的主要成分为不饱和脂肪酸，含维生素 A、维生素 B_1、维生素 B_2、维生素 C、维生素 E 和磷脂，以及钙、磷、铁、锌、镁等微量元素，对脑神经有良好的保健作用。核桃油含有不饱和脂肪酸，有防治动脉硬化的功效。核桃仁中含有锌、锰、铬等人体不可缺少的微量元素。人体在衰老过程中锌、锰含量日渐降低，铬有促进葡萄糖利用、胆固醇代谢和保护心血管的功能。核桃的药用价值很高，有健胃、补血、润肺、养神、延年益寿等功效，可广泛用于治疗神经衰弱、高血压、冠心病、肺气肿、胃痛等症。其可开胃、通润血脉、补气养血、润燥化痰、益命门、利三焦、温肺润肠，治虚寒喘嗽、腰腿重痛、心腹疝痛、血痢肠风、散肿痛，发痘疮，制铜毒。同补骨脂蜜丸服，补下焦，治损伤、尿道结石。历代医家视之为健身益寿，补肾抗衰食品。常吃核桃，对人的大脑神经也很有益。凡神经衰弱之人，宜早、晚空腹各食核桃 2～3 枚。民间也有用核桃仁、黑芝麻、白砂糖共研为末，早、晚各服 1 汤匙，颇有效果。

（7）杏仁：含有色氨酸和松缓肌肉的镁。所以少量服用，不仅有利于心脏健康亦可催眠。

（8）亚麻籽：富含 ω-3 脂肪酸，可有效改善睡眠。就寝前在喝的燕麦粥中撒入少许亚麻籽，会有很好的助眠效果。

（9）土豆：能清除掉对可诱发睡眠的色氨酸起干扰作用的酸，进而有助于睡眠。

（10）燕麦片：燕麦是很有价值的睡前佳品，燕麦片能诱使产生褪黑素，含有富足的 N-乙酰 -5- 甲氧基色胺。煮一小碗燕麦粥，加少许蜂蜜混合其中，可有效改善睡眠。

（11）全麦面包：B 族维生素丰富，含有丰富粗纤维、维生素 E 及锌、钾等矿物质，可以维护神经系统的稳定，增加能量的代谢，有助于对抗压力。全麦面包是复合糖类，可以缓慢释放能量，具有镇定的作用，使人放松、不紧张。

（12）芝麻：芝麻是一种抗衰老食物，对神经衰弱、失眠有很好效果。《神农本草经》中载："补五内，益气力，填脑髓。"《食疗本草》还说它能"润五脏，填骨髓"。据现代研究，芝麻中的确含有丰富的不饱和脂肪酸，丰富的维生素 E、卵磷脂等滋补强壮、健脑防衰的营养成分。

4. 蛋禽肉食类

（1）鸡蛋：又名鸡卵、鸡子，含有大量的维生素和矿物质及高生物学价值的蛋白质。其蛋白质的氨基酸组成与人体组织蛋白质最为接近。鸡蛋是大众喜爱的食品，鲜鸡蛋所含营养丰富而全面，营养学家称之为"完全蛋白质模式"，被人们誉为"理想的营养库"，人体吸收率为 99.7%。正常人每天一个鸡蛋即可满足需要。鸡蛋含蛋白质，含人体必需的八种氨基酸；脂肪中含多量卵磷脂、三酰甘油、胆固醇和蛋黄素；矿物质有铁、磷、钙等；维生素有 A、维生素 B_2、维生素 B_6、维生素 D、维生素 E 和烟酸等。鸡蛋有较高的营养价值和一定的医疗效用。鸡蛋中的卵磷脂、三酰甘油、胆固醇、卵黄素等，对神经系统和身体发育有很大作用，还可对记忆力减退有一定的抑制作用。鸡蛋味甘，性平，归脾、胃经，可补肺养血、滋阴润燥，用于气血不足、热病烦渴、胎动不安等，是扶助正气的常用食品。其能补阴益血、除烦安神、补脾和胃，用于血虚所致的乳汁减少，或眩晕，夜盲；病后体虚，营养不良；阴血不足，失眠烦躁，心悸；肺胃阴伤，失音咽痛，或呕逆等。其吃法很多，煎、炒、蒸、煮、冲或煮蛋花等均可。除单用外，亦可配伍应用，如阴血不足、失眠心悸，可用生地黄、麦冬、百合各12g，煎汤取汁，冲入鸡蛋搅匀服。

（2）蛋黄：人们多以为鸡蛋的蛋白质集中在蛋白当中，实际上，蛋清的蛋白质含量仅有11%左右。而脂肪，也绝大多数集中在蛋黄部分。蛋黄中的脂肪以单不饱和脂肪酸为主，其中一半以上正是橄榄油当中的主要成分——油酸，对预防心脏病有益。维生素也大都集中在蛋黄当中。蛋黄中有宝贵的维生素A和维生素D，还有维生素E和维生素K，这些都是"脂溶性维生素"。水溶性的维生素B族，也绝大多数存在于蛋黄之中。而蛋黄之所以呈浅黄色，就是因为它含有核黄素，而核黄素就是维生素B_2，它可以预防烂嘴角、舌炎、嘴唇裂口等。各种微量元素也一样集中在蛋黄中。蛋黄中有大量的磷，还有不少的铁。同时，鸡蛋中所有的卵磷脂均来自蛋黄，而卵磷脂可以提供胆碱，帮助合成一种重要的神经递质——乙酰胆碱。所以，婴儿的第一种辅食，往往就是鸡蛋黄。蛋黄对孩子补铁有益，对孩子的大脑发育也有益。

（3）黄油：黄油是牛奶提炼出来的，富含丰富的氨基酸，还富含维生素A等各种维生素和矿物质。黄油营养是奶制品之首，牛奶炼成的黄油营养丰富，含维生素、矿物质、脂肪酸、糖化神经磷脂、胆固醇。黄油做菜也很香，可以炸鱼，煎牛排，烤面包，涂抹面包吃，不仅营养丰富，而且很香醇味美，绵甜可口。

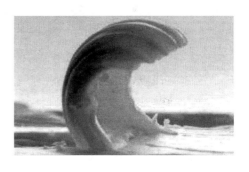

（4）牛奶：又称牛乳，味甘，性平。牛奶是一种治疗失眠较理想的食物。牛奶的营养价值很高，富含蛋白质及大脑必需的B族维生素、氨基酸。牛奶中的矿物质种类也非常丰富，除了我们所熟知的钙以外，磷、铁、锌、铜、锰、钼的含量都很多。最难得的是，牛奶是人体钙的最佳来源，而且钙、磷比例非常适当，利于钙的吸收。种类复杂，至少有100多种，主要成分有水、脂肪、磷脂、蛋白质、乳糖、无机盐等。加上牛奶的营养所产生的温饱感，更可增加催眠的效果，脱脂牛奶与不脱脂牛奶具有同样的作用。现代医学研究证实，白天人们运动肌肉会刺激神经末梢释放出钙，而血液运载着它流入睡眠中枢，当睡眠中枢储存了一定数量的钙，人们便觉困意撩扰了。这就是说，血液中必须有足够的乳酸，方能带动钙随着血流到睡眠中枢，脱脂牛奶就含有钙和乳酸，尤其是中老年人，身体难以同时获取这两种有效成分，因而，服用脱脂牛奶的同时服用钙片，可增强其疗效。试验还证明：一般催眠药的作用是逐渐减弱的，而牛奶的催眠作用是逐渐加强的，特别使下半夜睡得更香更甜，对治疗老年失眠症更为理想。

（5）猪心：味甘，性咸、平，有安神定惊、养心补血之功效。猪心作为营养与药用菜肴，已有悠久的历史。民间素有"以心补心"之说，这也是有道理的。猪心，其蛋白质含量是猪肉的 2 倍，而脂肪含量仅为猪肉的十分之一。此外，其还含有较多的钙、磷、铁、维生素等成分。猪心可用来加强心肌营养，增强心肌收缩力，治疗惊悸、怔忡、自汗、失眠等症。

（6）鳗鲡：具有很好补虚助眠作用，唐代著名食医孟诜认为鳗鲡"甚补益"。《日用本草》说它能"补五脏"，古人常用以治肺痨病。它对神经衰弱之人颇有益，可以经常煮食，大补虚羸。

（7）黄鱼：失眠之人宜常煮食，崔禹锡《食经》中记载："石首鱼主下利，明目，安心神。"石首鱼即黄鱼，故不寐者宜食之。

（8）贝类：糖类及脂肪含量非常低，几乎是纯蛋白质，可以快速供给大脑大量的酪氨酸。因此可以大大激发大脑能量、提高大脑功能。以贝类作开胃菜，能最快地提高脑力。比如牡蛎肉能治疗失眠烦热、心神不安。《医林纂要》认为，牡蛎肉"清肺补心，滋阴养血"。崔禹锡《食经》亦载："治夜不眠，志意不定。"故神经衰弱之人食之颇宜。

（9）火鸡：富含色氨酸，有保护脑组织、安神助眠的作用。

（10）鸽子肉：鸽子的营养价值极高，既是名贵的美味佳肴，又是高级滋补佳品。鸽子肉为高蛋白、低脂肪食品，蛋白含量为 24%，超过兔、牛、猪、羊、鸡、鸭、鹅和狗等肉类，所含蛋白质中有许多人体的必需氨基酸，且消化吸收率为 5%，鸽子肉的脂肪含量仅为 0.3%，低于其他肉类，是人类理想的食品，具有补益肾气、强壮性功能的作用。

（11）鹌鹑肉：适宜于营养不良、体虚乏力、贫血头晕、肾炎浮肿、泻痢、高血压、肥胖症、动脉硬化症等患者食用。其所含丰富的卵磷，可生成溶血磷脂，有抑制血小板凝聚的作用，可阻止血栓形成，保护血管壁，阻止动脉硬化。卵磷脂是高级神经活动不可缺少的营养物质，具有健脑作用。

（12）鹌鹑蛋：蛋白质含量为 13.5%，比等量鸡蛋多，特别是鹌鹑蛋富含卵磷脂，是高级神经活动不可缺少的营养物质，所以，神经衰弱之人宜常吃些鹌鹑蛋。

（13）乌骨鸡肉：经烹调后含有大量的黑色胶体物质，对人体具有特殊的滋补作用。其还含有丰富的维生素及铁、铜、锌等多种微量元素，而且胆固醇含量较低，食用后能增加人体血红蛋白，调节人体生理功能，增强机体免疫力，特别适合老年人、儿童、产妇及久病体弱者食用。

（14）蛤士蟆油：蛤士蟆油又叫田鸡油，含有丰富的蛋白质、脂肪、多种维生素和激素，是一种较好的滋补强壮食品，适宜精力耗伤、神经衰弱、久病与产后虚弱者食用，民间多用于治疗神经衰弱。如《辽宁主要药材》载："治体虚，神经衰弱。"《四川中药志》亦云："治神经衰弱：蛤士蟆油、土燕窝，蒸服。"

（15）蝗虫：我国北方农民常将它烫死以后，煎炒做菜，味如虾仁。它富含蛋白质，有补养强壮作用。叶橘泉教授曾在《食物中药与便方》中介绍："神经衰弱，蝗虫粉，每次 6g，1 日 2～3 次，食后服。"

5. 天然药物类

（1）酸枣仁：味甘，性平，有养肝、宁心、安神、敛汗功效。治虚烦不眠、惊悸怔忡、烦渴、虚汗。药理研究证实，酸枣仁煎剂给大白鼠口服或腹腔注射均表现镇静及嗜睡，无论白天或黑夜，正常状态或咖啡引起的兴奋状态。酸枣仁具有镇静、催眠作用，经临床应用证明，生用、炒用都有催眠效果。

（2）柏子仁：性平，味甘，能养心安神。《本草纲目》中就说过：柏子仁养心气，润肾燥，益智宁神。古方"柏子养心丸"治疗"劳欲过度，心血亏损，精神恍惚，夜多怪梦，怔忡惊悸，健忘遗精"，就是以柏子仁为主要成分，"常服宁心定志"。柏子仁是一种理想的滋养强壮食品，凡神经衰弱者均宜食用。

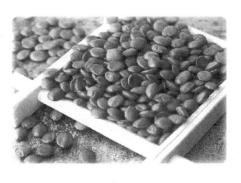

（3）灵芝：味甘、微苦，性微温，有益气、养心安神、止咳平喘之功效，用于心气虚或气血不足的失眠、心悸、健忘等症。灵芝为味甘、平和之品，能益心气、宁心神、增智慧，故治上述诸证，并可广泛用于一切虚劳体弱之症。《本草纲目》谓其"疗虚劳"。《中国药植图鉴》说，灵芝"治神经衰弱，失眠，消化不良等慢性疾患"。《食物中药与便方》中介绍：神经衰弱者用灵芝 6～10g 水煎服，或制成灵芝糖浆，每日服用 1 次，每次 20ml。现代研究资料证实：灵芝能增强中枢神经系统功能，改善冠状动脉血液循环，增加心肌营养和血流量，降低心肌耗氧量及耗糖量，增强心肌及机体对缺氧的耐受力；灵芝能降血脂、调节血压、保肝、有祛痰止咳作用。灵芝有很好的食疗价值。由于灵芝有良好的安神定志作用，所以对长期失眠、神经衰弱引起的面色萎黄、心悸不宁、精神疲乏、容颜憔悴有明显的临床疗效。

（4）芍药：芍药的根鲜脆多汁，可供药用。根据分析，芍药根含有芍药苷和安息香酸，用途因种而异。中医学认为：中药里的白芍主要是指芍药的根，它具有镇痉、镇痛、通经作用。

（5）洋甘菊：味微苦、甘香，可明目、退肝火，治疗失眠，降低血压，能增强活力、

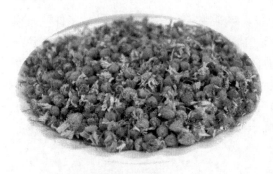

提神，增强记忆力、降低胆固醇。

（6）蛇麻草：含葎草酮（hun-mulone）、异葎草酮 A 和 B、葎草酮（cohmulone）、蛇麻酮（lupulone）、聚蛇麻酮（adlupulone）、香叶烯（myrcene）、葎草烯（humulene）、芳樟醇、蛇麻醇、芸香苷、鞣质、胆碱。国外民间将蛇麻用于癔病、不安、失眠，蛇麻提取液对中枢神经系统小量镇静、中量催眠、大量麻痹，蛇麻酮、葎草酮具镇静作用。亦有称此项作用系由其所含异缬草酸（isovaleric acid）所致。能加强大脑皮质的抑制过程，减低反射兴奋性，解除平滑肌痉挛。

（7）西番莲：内含多达 165 种化合物，17 种氨基酸和抗癌的有效成分，能防治细胞老化、癌变，有抗衰老、养容颜的功效。天然西番莲对中枢神经系统具有复杂的作用，具有全面安定神经作用。西番莲的根、茎、叶均可入药，有消炎止痛、活血强身、滋阴补肾、降脂降压等疗效。

（8）玫瑰：主要以花蕾入药，其叶、根也可药用。玫瑰花具有理气、活血、调经的功能，对肝胃气痛、月经不调、赤白带下、疮疖初起和跌打损伤等症有独特疗效，还可用于食疗，如玫瑰花泡茶可治疗食管痉挛引起的上腹胀痛。除药用外，从玫瑰花中提炼的芳香油畅销国内外市场，其价格为黄金的 1～2 倍，不仅为世界名贵香料，还具美容养颜、抗衰老作用。

（9）薏苡仁：是补身药用佳品。据医药部门化验分析，薏苡含蛋白质 16.2%，脂肪 4.6%，糖类 79.2%。夏天用薏苡仁煮粥或作冷饮冰薏米，又是很好的消暑健身的清补剂。薏苡的种仁和根又能入药治病。李时珍在《本草纲目》中记载，薏苡仁能"健脾益胃，补肺清热，去风渗湿。炊饭食，治冷气。煎饮，利小便热淋"。

（10）菊花茶：菊花茶具有柔和的舒眠作用，是凝神静气的最佳天然药方。

（11）蜂蜜：蜂蜜含有其他多种人体不可或缺的微量元素，蜂蜜中的葡萄糖、维生素、镁、磷、钙等能够调节神经系统，促进睡眠。失眠的人在每天睡觉前口服 1 汤匙蜂蜜（加入 1 杯温开水内），可以帮助尽快进入梦乡。同时，蜂蜜中含有的酶和矿物质，可帮助提高免疫力。

（12）蜂乳：蜂乳对神经衰弱有很好的治疗效果，这不仅仅是由于蜂乳的营养极为丰富。据现代研究，服用蜂乳后大脑功能明显改善，对细胞具有再生作用，可增加组织呼吸，促进代谢。其对神经衰弱所引起的各种症状，均有改善效果。

（13）茯苓：味甘、淡，性平，有利水渗湿、健脾、安神之功效。《本草衍义》说："茯苓、茯神，行水之功多，益心脾不可阙也。"《本草纲目》也讲："后人治心病必用茯神，故洁古张氏于风眩心虚，非茯神不能除，然茯苓未尝不治心病也。"

（14）枸杞子：是一味药食兼用之品。《药性论》中载："能补益髓诸不足，安神。"《摄生秘剖》中的名方"杞圆膏"，主治神经衰弱，认为有"安神养血，滋阴壮阳，益智，强筋骨，泽肌肤，驻颜色"的作用，就是以枸杞子配合等量的龙眼肉熬制而成的。在民间，对神经衰弱之人习惯用枸杞子 30g，羊脑 1 副，加清水适量炖服；也有用杞子 20g，大枣 6 个，鸡蛋 2 个同煮，吃蛋饮汤，每天 1 次，对神经衰弱、头晕眼花、精神恍惚、心悸、健忘、失眠者颇宜。

（15）人参：有大补元气、宁心安神的作用。《神农本草经》中早有记载："人参主补五脏，安精神，止惊悸，开心益智。"据近代研究，人参对中枢神经系统，特别是其高级神经系统，有某种"特异"作用，能改善神经活动过程的灵活性，既能加强大脑皮质的兴奋过程，同时也能加强抑制过程，能提高人的一般脑力和体力的功能。治疗神经衰弱，《中医杂志》《药学学报》曾先后均有介绍，认为人参对神经系统有显著的兴奋作用，能提高机体活动能力、减少疲劳，对不同类型的神经衰弱患者都有一定的治疗作用，使患者体重增加，消除或减轻全身无力、头痛、失眠等症状。

（16）冬虫夏草：有补虚损、益精气的作用，对神经衰弱失眠者尤宜。古代常用冬虫夏草同雄鸭加姜、葱及配料，炖熟食用。若能用冬虫夏草 10～15g，鲜胎盘 1 个，隔水炖熟后加配料食用，对神经衰弱者颇为有益。

（17）何首乌：何首乌有突出的强壮神经和补血功能，中医学说它能补肝肾、益精血。这是因为何首乌含有较多的卵磷脂，它能促进血液的新生，并有强心效果，对改善心脏疲劳作用更显著。

四、中医辨证选食材

1. 肝郁气滞　患者紧张不安，胁痛口苦症状较明显，宜选用玫瑰花及其果实、白梅花以疏肝解郁，同时宜进食酸甜食物，尤其是芍药、乌梅、杨梅，甚至草莓等，可柔肝养阴。

2. 热扰心神　患者紧张不安，伴见心悸、失眠、汗出异常。原则上用偏寒凉的食物和偏酸甜的食物；偏寒凉的食物，如百合、芹菜、茼蒿、马齿苋和多种绿叶蔬菜；其他绿茶等也有去火的功能，一般掌握的原则是苦味较重的食品，具有较强的去火功能。

3. 湿热内盛　患者躁扰不宁，伴尿痛、尿黄赤等，较宜选用绿豆、赤小豆、车前草、苋菜、芦荟等以清热利湿。

4. 心脾胆虚　可以出现多思善虑、心悸胆怯、善惊易恐等；患者一般体力较弱，所以基本以补为主，可以采用贝壳类食物（如牡蛎等）作为收敛心神的食疗方法。肉制品可以多食性温者，如母鸡和小公鸡等；这类患者可以适当用药物（如人参、西洋参都可以考虑）进补，可以熬汤或炖粥喝。

5. 肝肾亏虚　患者往往有腰膝酸软、性功能下降、记忆力减退等表现。食疗膳方主要进食肉食，如羊肉、海产品，也可以进补像冬虫夏草、枸杞子等中药。

第三节　失眠日常食谱

一、养心安神类

1. 酸枣仁粥　炒酸枣仁 30g，牡蛎 30g，龙骨 30g，粳米 300g。先煎牡蛎、龙骨，过滤取汁，备用。粳米、酸枣仁加水煮粥，待半熟时加入药汁，再煮至稠粥，餐食。功效：酸枣仁益肝，滋养心脾，为治疗心胆气虚、惊悸不眠之良药。牡蛎、龙骨用于心悸不安、胆怯惊恐、烦躁不寐，功效卓著。合而为方，有镇心、定志、安神之功。

2. 猪心枣仁汤　猪心 1 个，酸枣仁、柏子仁各 30g，茯苓 15g，远志 6g。把猪心切成两半，洗干净，放入净锅内，然后把洗干净的酸枣仁、柏子仁、茯苓、远志一起放入锅中，加入适量水置火上，用大火烧开，移小火炖至猪心熟透后即成。每日 1剂，吃心饮汤。此汤有补血养心、益肝宁神之功用，可治心肝血虚引起的心悸不宁、失眠多梦等症。

3. 远志枣仁粥　远志 2g，炒酸枣仁 10g，粳米 300g。粳米淘洗干净，锅中放入适量清水，加入洗净的远志、酸枣仁，用大火烧开易小火煮成粥食用。此粥有宁心安神、健脑益智之功效，可治老年人血虚所致的惊悸、失眠、健忘等症。

4. 百麦安神饮　小麦、百合各 50g，莲子肉、首乌藤、龙眼肉各 15g，大枣 2 个，甘草 6g。把小麦、百合、莲子肉、首乌藤、龙眼肉、大枣、甘草分别洗净，用冷水浸泡 30 分钟，倒入净锅内，加水至 1000ml，用大火烧开后，小火煮 30 分钟。滤汁，存入暖瓶内，连炖两次，放在一块，随时皆可饮用。此饮有益气养阴、清热安神之功效，可治神志不宁、心烦失眠、心悸气短、多汗等症。

5. 柏子仁炖猪心　柏子仁 30g，猪心 1 个，精盐、料酒、酱油、葱花适量。把猪心洗干净，切成片，同柏子仁放入有适量清水的锅中，加放料酒、精盐，在小火上炖至猪心软烂后，加入酱油、葱花即成。佐餐食用。此汤菜有养心安神、润肠通便之功效，可治心血不足所致的心悸不宁、失眠多梦等症。

6. 桂圆芡实粥　桂圆、芡实各 30g，糯米 100g，酸枣仁 20g，柏子仁 20g，蜂蜜 20g。把糯米、芡实分别洗净，入适量清水锅中，加入桂圆，大火烧开，易小火煮 25分钟，再加入酸枣仁、柏子仁，煮 20 分钟，食前调入蜂蜜。分早、晚 2 次服食。此粥有健脑益智、益肾固精之功用，可治老年人神经衰弱、智力衰退、肝肾虚亏等症（证）。

7. **绞股蓝红枣汤** 绞股蓝 15g，大枣 8 枚。两物分别洗净，放入锅中，加适量水，用小火煮 20 分钟即可。每日 1 剂，吃枣饮汤。此汤有健脑益智、镇静安神之功用，可治神疲乏力、食欲不振、失眠健忘、夜尿频多等症。

8. **枣麦粥** 酸枣仁 30g，小麦 60g，粳米 300g，大枣 6 枚。将酸枣仁、小麦、大枣洗净，加水煮至 10 沸，取汁去渣，加入粳米同煮成粥。每日 2 ～ 3 次，温热食。功效：养心安神。

9. **香蕉牛奶** 香蕉 1 根，牛奶 2500g。香蕉洗净、去皮，切块备用。将牛奶、香蕉放入果汁机中，搅打均匀，倒入杯中即可饮用。功效：养心安神。

10. **甘麦大枣汤** 甘草 12g，浮小麦 60g，大枣 30g。煮水。甘草、浮小麦、大枣同煮，将小麦煮的裂开口效佳。功效：养心安神。

11. **龙眼炖冰糖** 取龙眼 30g，配冰糖适量，炖服，每日饮 2 ～ 3 次。龙眼又名桂圆，始载于《神农本草经》，被认为能补益心脾、养血安神。另外龙眼还可以用来煮粥食，一般取龙眼约 30g，配上 100g 大米煮粥服用。

12. **百合鸡子黄汤** 百合 60g，浸泡一夜。2 个鸡蛋煮熟后取出蛋黄。百合用清水煮，煮烂煮碎后，将蛋黄融入百合中搅拌再煮，加白糖适量，即可食用。功效：养阴清热安神。

13. **葱枣汤** 大枣 30 枚，带须葱白两根。将大枣洗净用水泡发，带须葱白洗净，切成寸段备用。将大枣放入锅中，加水适量，先用武火烧开，再改用文火炖约 30 分钟，加入带须葱白后继续炖 10 分钟即成，食枣饮汤。功效：养血安神。

14. **百合枣仁汤** 取鲜百合 50g，用清水浸一昼夜。取生、熟酸枣仁各 30g，水煎去渣，用其汁将百合煮熟，连汤食用。此汤具有清心安神的作用，对治疗抑郁症、神经衰弱、更年期抑郁都有很好的疗效。

15. **龙眼枸杞粥** 抑郁症患者可将龙眼肉、枸杞子、大枣、粳米分别洗净，砂锅置中火上，清水加粳米煮开后 15 分钟，加龙眼肉、枸杞子、大枣煮成粥。

16. **养心安神粥** 莲子、龙眼肉、百合各 30g，大米 300g。上述中药与大米洗净后加水适量同煮成粥状即可。此粥有养心安神之效，可治疗焦虑症、失眠等。

17. **百合蒸枸杞** 百合 300g，枸杞子 100g，蜂蜜适量。将百合、枸杞子加蜂蜜拌匀，同蒸至百合烂熟。每晚临睡前食用。功效：补肾养血，清热除烦，宁心安神。

18. **莲子百合粥** 莲子、百合、粳米各 100g 同煮粥，每日早、晚各服 1 次。此粥适用于绝经前后伴有心悸不寐、怔忡健忘、肢体乏力、皮肤粗糙者。

19. **甘麦大枣饮** 小麦 50g，大枣 10 枚，甘草 10g，水煎。每日早、晚各服 1 次。此饮适用于绝经前后伴有潮热出汗、烦躁心悸、忧郁易怒、面色无华者。

20. **杞枣汤** 枸杞子、大枣各等份，水煎服；或用淮山药 60g，瘦肉 100g 炖汤喝，每日 1 次。此汤适用于更年期有头晕目眩、饮食不香、困倦乏力及面色苍白者。

21. 双枣桂圆安神膏　大枣 10 枚，酸枣仁 30g，桂圆 300g，蜂蜜适量。将大枣用温水浸泡 30 分钟，洗净。酸枣仁打坏。砂锅上火，放入大枣、酸枣仁，加适量冷水，用大火烧开后，改用小火慢煎 1 小时，滤出头汁。再加入两大碗冷水，用同样的方法取第二汁，将两次取的汁倒在一起备用。另起一锅，将药汁、桂圆肉、蜂蜜、冰糖倒入，再用小火熬炼 1 小时，出锅，冷却，装瓶，可分次服用。功效：益气养血，养心安神。主治：心慌、气短、胸闷、失眠、多梦、记忆力下降、舌苔薄白。

22. 百合鸡蛋汤　百合 60g，鸡蛋 1 个，冰糖适量。将鲜百合剥开，洗净；鸡蛋打入碗中，搅匀；将锅置于火上，倒入净水，用大火煮开后，放入鸡蛋、百合、冰糖，搅拌均匀即可停火。功用：养心安神，润肺健脾。此汤适用于心烦、多梦、善忘等症。

23. 茯苓煎饼　茯苓细粉 60g，米粉 30g，白糖 10g。将茯苓细粉、米粉、白糖加水适量，调成糊。以微火在平底锅里摊烙成极薄的煎饼，至两边微黄时即可出锅。茯苓具有健脾补中、宁心安神的功效。

24. 莲子糯米粥　莲子 60g，糯米 100g，白糖 8g。把糯米淘洗干净，用清水浸泡 1 小时。将莲子用温水泡发，去心后，用清水洗净。将煮锅洗净，放入莲子、糯米、清水适量，置于火上，煮成粥，加入白糖调味，即可食用。莲子除含有大量淀粉外，还含有 β - 固甾醇、生物碱及丰富的钙、磷、铁等矿物质和维生素，可养心安神、健脾和胃，有助于缓解妊娠期失眠。

25. 百合粥　百合 60g，用清水浸泡半天，去其苦味，再加大米 150g，水适量共煮至粥成，加冰糖适量，早、晚各服 1 次。百合含有少量淀粉、脂肪、蛋白质及微量生物碱，具有清热养阴、润肺安神的功效，是治疗老年人神经衰弱的强壮滋补食物与药物。

26. 百合红枣粥　百合 30g，大枣 10 枚，大米 100g。百合、大枣和大米加水适量，煮成粥服食，早、晚各一次。百合清心安神，大枣养胃健脾。此粥适用于失眠及妇女更年期失眠伴有心悸、心烦、潮热、自汗者。

27. 二仁粥　取柏子仁 30g，炒酸枣仁 30g，粳米 150g。先将柏子仁、炒酸枣仁捣碎，和粳米一同煮粥，待粥将熟时加入适量蜂蜜，睡前服食。柏子仁有养心安神之功，酸枣仁补益肝胆、滋养心脾，现代药理研究证实，酸枣仁有抑制中枢神经系统而呈现镇静和催眠作用。此粥适用于失眠伴多梦易醒、胆怯心悸属心胆气虚者。

28. 桂圆莲子粥　取桂圆肉（龙眼肉）30g，莲子 30g，大米 150g。将莲子捣碎，和桂圆、大米煮成粥，临睡前 2 小时服食。桂圆肉补益心脾、养血安神，莲子补脾、养心、益肾。此粥对心脾两虚失眠兼心悸健忘、神疲肢倦、大便溏泻稀薄、面色少华者尤为适宜。

29. 酸枣仁汤　酸枣仁 100g 捣碎，水煎，每晚睡前 1 小时服用。酸枣仁能抑制中枢神经系统，有较恒定的镇静作用。对于血虚所引起的心烦不眠或心悸不安有良效。

30. **静心汤** 龙眼肉、川丹参各 30g，以两碗水煎成半碗，睡前 30 分钟服用。此汤可达镇静的效果，尤其对心血虚衰的失眠者，功效较佳。

31. **安神汤** 将生百合 60g 蒸熟，加入一个蛋黄，以 200ml 水搅匀，加入少许冰糖，煮沸搅匀，于睡前 1 小时饮用。百合有清心、安神、镇静的作用。

32. **核桃仁粥** 核桃仁 100g，粳米 100g，白糖 100g，清水适量。将核桃仁洗净，切成米粒样大小。粳米淘洗干净。取锅放入清水、粳米，煮至半熟时加入核桃仁，继续煮至粥成，加入白糖调味食用。

33. **三味安眠汤** 酸枣仁 30g，麦冬、远志各 12g，以水 500ml 煎成 50ml，于睡前服用。以上三种药材均有宁心安神、镇静的作用，混合有催眠的效果。

34. **养心粥** 党参 30g，大枣 10g，麦冬 10g，茯神 10g 及 500ml 水。将上面的食物洗干净以后，和米一起放在锅里面煮。在煮熟出锅以后，可以在里面加点红糖一起食用。功效：益气养血安神，可改善心悸、失眠，减缓健忘。

二、疏肝解郁类

1. **佛手郁藻粥** 佛手 12g，郁金 9g，海藻 12g，粳米 300g，红糖适量。将前 3 味共煎煮，去渣留汁，入粳米、红糖煮粥。每日 1 次温热服食。功效：疏肝解郁，化痰散结，安神。此粥适用于肝郁气滞见失眠易怒、胁肋胀痛、纳呆食少者。

2. **陈皮佛手粥** 陈皮、佛手各 12g，粳米 150g，冰糖适量。将陈皮、佛手与洗净的粳米加水适量，共煮粥，粥熟时加入冰糖即可。早、晚各 1 次。此粥适用于失眠腹胀者。

3. **红枣莲子玫瑰粥** 大枣 10 枚，莲子 10g，玫瑰 10g。以上 3 味文火煮成粥，适量食用。功效：益气养血，疏肝解郁。此粥适用于平素郁郁寡欢、失眠多梦、心烦易怒者。

4. **红枣滚芹菜** 大枣 12 个，芹菜 300g，生姜 3 片。各物分别洗净。大枣去核；芹菜切小段状。在镬或锅内加入清水 125ml（约 5 碗量）放入姜、大枣，武火滚沸后改文火约滚 10 分钟，下芹菜，改中大火滚至刚熟，放入盐、油便可。功效：益气补血，疏肝利胆，健脾和胃。此汤菜男女老少皆宜。

5. **二香粥** 香附、香橼各 6g。入砂锅内加水浸泡，煎取药汁，去渣后与粳米 100g（洗净）同入锅内煮粥，将熟时可入少许白糖再煮沸即可。此粥有疏肝解郁理气之效，适用于肝气郁结证、肝郁气滞证。

6. **佛手粳米粥** 佛手 15g，粳米 200g，冰糖适量。将新鲜佛手切成片，装入洁净的纱布袋中，扎紧口。粳米洗净，加水适量煮粥，至粥八成熟时，放入纱布袋，再煮约 10 分钟，下冰糖溶化调匀，去纱布袋，温热适量食用，每日 2 次。功效：行气止痛，疏肝养胃。此粥适用于肝胃不和型慢性胃炎，症见胃脘胀痛，连及两胁，情绪不畅时加剧，嗳气反酸，急躁易怒失眠等。

7. 陈皮茯苓糕　陈皮 15g，茯苓粉 30g，糯米粉 300g，白糖 100g。将洗净的陈皮切碎后，与茯苓粉、糯米粉、白糖同放入盆中，加清水适量，充分搅拌均匀，倒入浅方盘中，用大火隔水蒸熟，取下冷却后切成小块即可食用。此糕具有疏肝解郁、理气止痛之功。适用于失眠易怒、胸胁胀闷、善叹息、舌苔薄白、脉弦者。

8. 红枣莲子玫瑰二麦粥　大枣 10 枚，莲子 30g，黑芝麻 20g，生麦芽 50g，荞麦 30g，玫瑰 10g。以上 6 味文火煮成粥，适量食用。功效：益气养血、疏肝解郁。适用于食欲欠佳、失眠多梦、心烦易怒者。

9. 玫瑰金橘饮　玫瑰花 12g，金橘饼半块。先将玫瑰花从花蒂处取散成瓣，洗净晾干，与切碎的金橘饼同放有盖杯中，用刚煮沸的水冲泡，拧紧杯盖，闷放 30 分钟即成。当茶，频频饮用，一般可冲泡 3～5 次，当日饮完，玫瑰花瓣、金橘饼也可一并嚼服。隔日泡服 1 剂，经前连服 7 天。此饮可理气止痛，适用于喜叹息、易动怒，或郁郁不欢、失眠、舌苔薄、脉弦者。

10. 玫瑰花蕾膏　玫瑰花蕾 100g，红糖 300g。将 100g 玫瑰花蕾加清水 500g 左右，煎煮 30 分钟后，滤去花渣，再熬成浓汁，加入红糖，熬成膏状即可。功效：玫瑰花蕾入药具有行气活血的功效，常用于胸胁胃脘胀痛、经前乳房胀痛、损伤瘀阻疼痛及消化不良、月经不调、失眠等症。将玫瑰煎膏制好后放入冰箱，每天服用 1～2 茶匙，可疏肝活血，长期食用对于经前乳房胀痛者更有效。

11. 玫瑰花烤羊心　鲜玫瑰花 60g（或干品 15g），羊心 60g，精盐适量。将鲜玫瑰花放入小铝锅中，加精盐、水煎煮 15 分钟，待冷备用。将羊心洗净，切成块状，穿在烤签上边烤边蘸玫瑰花盐水，烤熟即成。可边烤边食。功效：解郁安神。

12. 橘皮海带丝　干海带 300g，干橘皮 60g，香油、香菜、白糖、醋、酱油若干。把干海带放水里浸泡一天，再放入热水中浸泡 30 分钟，捞出沥干水，切成细丝。橘皮用热水浸软洗净，切成细丝；香菜切成小段。把海带丝和橘皮丝放入大碗内，加香油、酱油、醋、白糖、味精、香菜段，拌匀即可。海带含优质蛋白质和不饱和脂肪酸，还含有碘、钾、烟酸等营养元素。

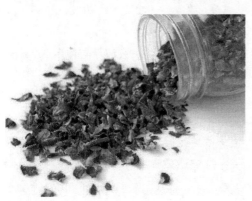

13. 火爆玫瑰猪心　玫瑰花 30g，瓣成瓣，洗净；猪心尖 300g，顶刀切成薄片，放入碗内，加入玫瑰花、葱、姜丝、蒜片、酱油、甜面酱、香油、料酒拌匀，腌约 15 分钟；炒勺内放入花生油，用旺火烧至冒青烟时，倒入腌好的猪心，快速拉动炒勺，不断推动手勺，使炒勺中的火苗熊熊燃烧，猪心片在火中边燎边炒，

约炒 2 分钟出勺即成。此汤菜有疏肝解郁、行气活血、养心安神之效,适用于肝气郁结证及气滞血瘀证。

14. **玫瑰花茶** 泡玫瑰花的时候,可以根据个人的口味,调入冰糖或蜂蜜,以减少玫瑰花的涩味,加强功效。玫瑰花味甘、微苦,性温,最明显的功效就是理气解郁、活血散瘀和调经止痛。此外,玫瑰花的药性非常温和,能够温养人的心肝血脉,疏散体内郁气,起到镇静、安抚、抗抑郁的功效。

15. **玫瑰柴胡代茶饮** 玫瑰花、柴胡各 5g。开水沏,代茶饮。有疏肝解郁,行气活血之效,适用于肝气郁结失眠诸症。

16. **二香玫瑰代茶饮** 香橼、香附、玫瑰花各 3g。开水沏,代茶饮。此饮有疏肝解郁、理气活血、调经止痛之效,适用于肝气郁结证及气滞血瘀之证失眠心烦者。

17. **青香代茶饮** 青皮、香橼、香附各 3g。开水沏,代茶饮。此饮有疏肝解郁、行气化滞之效。

18. **疏肝清火代茶饮** 柴胡、香橼各 3g,栀子、莲子心各 1g。开水沏,代茶饮。此饮有疏肝解郁、泻火清心之效,适用于肝郁化火之心烦易怒者。

19. **玫瑰菊花茶** 玫瑰花、菊花、枸杞子、大枣适量,代茶饮。功效:清肝养血、疏肝解郁。此茶适用于肝胆火旺、失眠易怒者。

20. **三花茶** 白梅花、白菊花、合欢花各 6g。开水冲泡,代茶饮。功效:白梅花味酸,涩,性平。归肝、胃、肺经。功效:疏肝,和胃,化痰。主治:梅核气,肝胃气痛,食欲不振,头晕,瘰疬。白菊花疏散风热,平肝明目,清热解毒。合欢花有宁神作用。此茶适用于郁结胸闷、失眠健忘、神经衰弱者。

三、清热祛湿类

1. **龙胆竹叶粥** 龙胆草 10g,竹叶 10g,白米 300g。先水煎龙胆草、竹叶,过滤取汁,备用。白米加水煮粥,半熟后加入药汁,煮至米烂粥稠,加冰糖适量调味,代早餐服食。

功效:方中龙胆草主泻肝经实火,清泻肝胆有余之火,使火不上炎;竹叶清心除烦。服用龙胆竹叶粥,可清肝安神。

2. **竹沥粥** 淡竹沥汁 60g,粟米(即小米)300g。先煮米做粥,临熟下竹沥汁,搅匀,代早餐服食。功效:竹沥甘寒滑润,能清心、肺、胃三经之火而涤痰除烦,定惊安神。小米性味甘凉,为治内热不寐的佳食。合而为粥,适用于痰热内扰的失眠者。

3. **玄参百合粥** 玄参 15g,百合 30g,粳米 100g。先水煎上 2 味药,取汁,加米煮粥,晨起做早餐食之。功效:玄参为滋阴降火要药;百合滋阴兼清心安神。此粥具有滋阴清热安神之效。

4. **百合绿豆乳** 取百合、绿豆各 30g,冰糖少量,煮熟烂后,服用时加些牛奶,有清心除烦镇静之效,牛奶含色氨酸能于脑部转成血清素促进睡眠。

5. 银耳莲子汤　水发银耳 300g，莲子 30g，冰糖适量。用烧水浸泡莲子至发软，洗净银耳摘成小朵，一起加入薏苡仁 30g，加水煮 45 分钟，加入冰糖调味。功效：清热解渴、养胃健脾、祛湿顺气。

6. 海带绿豆粥　海带 50g，绿豆 50g，粳米 300g，片糖适量。先浸泡海带片刻，洗净切碎；绿豆略浸泡后洗净；粳米淘洗干净，共煮为粥。食用：粥成后，加入适量片糖，随量食用。功效：消暑解毒、利水泻热。

7. 桑叶猪肝汤　鲜桑叶 300g，猪肝 100g。桑叶洗净，猪肝切片，用清水煲汤，煮约 60 分钟，用食盐调味即可。功效：祛热清血、补肝美肤、促进血液循环、消除疲劳等。

8. 赤豆薏苡仁红枣粥　赤小豆、薏苡仁、粳米各 30g，大枣 10 枚，每日熬粥食之。每日 3 次。此粥适用于更年期有肢体水肿、关节酸痛、躁烦不眠、舌苔厚腻者。

9. 绿豆西瓜皮汤　绿豆 300g，加水 1500ml，煮汤，沸后 10 分钟去绿豆，将洗净的西瓜皮（不用削去外皮）500g 放入再煮，煮沸后冷却。饮汤，一日数次。功效：清热解暑、除烦止渴。

10. 四神汤　云苓（白茯苓）30g，山药片 30g，莲子 30g，芡实 30g，水 3 碗。做法：把云苓、山药片、莲子、芡实洗净，清水煮沸，各种药材，武火煮 15 分钟，转小火煲 2 小时，下盐调味即可食用。功效：山药以补虚为长，茯苓以祛湿为长，芡实健脾祛湿，莲子养心安神；性平，适宜作为食疗，常常食用之可清热祛湿、健脾安神。

11. 绿豆藕片粥　绿豆 60g，鲜藕 30g。将藕片与绿豆共同煮粥，临熟加入薄荷搅匀。功效：清湿泻热、养阴止渴、除烦安神，治疗热盛湿重津伤之症。

12. 莲子扁豆薏米粥　扁豆 60g，莲子 60g，薏苡仁 100g，大枣 10 颗，大米 200g。将材料清洗干净后，将扁豆等浸泡 2 小时，莲子不去心。将所有材料加水煮粥。功效：健脾和胃、养心平肝。对心悸失眠、暑热伤气均有治疗效果。

13. 绿豆薏米粥　绿豆 60g，薏苡仁 60g，荷叶 30g，粳米 200g。将绿豆、薏苡仁、粳米、荷叶漂洗，浸泡 20 分钟，同煮。功效：清热祛湿，健脾安神。

14. 茯苓赤小豆龙骨汤　茯苓 50g，赤小豆 30g，龙骨 50g，陈皮 6g，生姜 3 片。先煎龙骨 30 分钟，后放入茯苓、赤小豆、陈皮、生姜，煎汤频服。功效：清热解毒、健脾祛湿安神。

15. 茯苓荷叶粥　粳米 100g，茯苓粉 20g，鲜荷叶 30g。一起放入锅中，加入适量水，调至武火将水烧沸，水开后转用文火熬至糜烂，然后加入盐、生姜粒若干，搅匀即成。每天早、晚各服用一次，根据口味可加入红糖。长期食用此粥可起到健脾祛湿安神的功效。

16. 茯苓冬瓜粥　茯苓 30g，冬瓜 100g，粳米 100g。冬瓜洗净，带皮切成小块，和茯苓、粳米一起放入砂锅加水，文火熬粥。冬瓜含有丰富的维生素和人体必需的微量元素，并能利尿祛湿，同时也是消暑佳品。茯苓具有祛湿安神之功，长期服用，可以健脾祛湿助眠。

17. 红绿百合粥　绿豆、红豆、百合各 30g，浸 30 分钟，以大火煮滚后改慢火煮至豆熟，加入适量的糖或盐，咸食甜食皆可。此粥具有清热祛湿安神之功效。

18. 冬瓜薏米荷叶汤　材料：冬瓜、荷叶、薏苡仁、盐、姜、葱。做法：薏苡仁、荷叶用清水浸泡 15 分钟。冬瓜不要去皮，洗干净，连片一起切块；姜切成 2 片。一次性注入足量水，大火烧开后，放冬瓜片、薏苡仁、荷叶煮 40 分钟，后下姜片改小火煮。放盐调味，即可。

19. 茯苓薏米瘦肉祛湿汤　材料：茯苓、荷叶、扁豆、薏苡仁、瘦肉、盐各适量。做法：茯苓、荷叶、扁豆、薏苡仁洗净；瘦肉洗净后切块，放入电砂煲中，加入适量清水煲 1.5 小时，加入适量盐调味即可。茯苓性平淡，味甘和，无毒性，可以健脾、安神、镇静、利尿，也能提高身体免疫力。荷叶具备利水消肿、祛湿安神等功效。薏苡仁性凉，味甘、淡，入脾、肺、肾经，具有清热利湿安神、健脾养胃、除痹的功效。

四、补益肝肾类

1. 二味猪脑汤　猪脑 1 付，怀山药 150g，枸杞子 30g。上三味洗净后同放入锅中，加适量清水、食盐、葱、姜，煨熟即成。功效：补脾肾，安神志。

2. 天麻炖猪脑：准备天麻 30g，猪脑 1 付，清水适量。隔水蒸熟服用，每日或隔日一次。功效：平肝补肾安神。

3. 虫草炖水鸭　准备水鸭 1 只，去内脏洗净，将冬虫夏草 6g，放入水鸭腹内，缝好切口，加水适量炖熟，用盐、味精调味，佐餐食用。功效：补肾养阴。

4. 首乌桑椹粥　做法：何首乌 10g，合欢、女贞子、桑椹各 15g，小米 200g。将上述四味药加水煎煮，去渣取药汁 300ml 再与小米粥同煮 5 分钟后即可。服用方法：逐日 2 次。此粥有滋补肝肾之效，不仅可用于抑郁症食疗，对失眠、健忘、烦躁也有很好的改善作用。

5. 山药瘦肉粥　做法：猪瘦肉 200g，山药 50g，粳米 200g，烧锅做水，水开后放入肉块、山药块，粳米，撇去血沫，可加一些盐、味精调味，每天一次。

6. 枸杞肉丝炒冬笋　枸杞子、冬笋各 50g，猪瘦肉 200g，猪油、食盐、味精、酱油适量。炒锅放入猪油烧热，投入肉丝和笋丝炒至熟，放入其他佐料即成。每日 1 次。适用于头目昏眩、心烦易怒、经血量多、面色晦暗、手足心热等。

7. 生地黄粥　生地黄 60g，炒酸枣仁 30g，粳米 100g。先将生地黄、炒酸枣仁水煎，取汁去渣，加米共煮成粥，晨起当早餐食之。生地黄清热滋阴，酸枣仁宁心安神。此粥适用于失眠兼心烦、心悸、头晕、耳鸣、腰酸梦遗、五心烦热，属阴虚火旺型患者。

8. 天麻什锦粥　取天麻 6g，粳米 100g，鸡肉 30g，胡萝卜 50g，香菇 1 个，酱油、料酒、白糖适量。将天麻浸泡 1 小时左右，使其柔软，然后把鸡肉切成碎末，洗干净的胡萝卜切成小片；水发香菇洗净，切成细丝。粳米洗净入锅中，放入白糖等调味品，用小火煮成稠饭状，每日 1 次，作午饭或晚饭食用。此饭有健脑强身、镇静安眠的功效，可治头晕眼花、失眠多梦、神疲健忘等症。

9. 枸杞炒瘦肉丝　枸杞子 50g，瘦肉 200g，竹笋 30g，酱油酌量，植物油适量。将瘦肉、竹笋洗净、切成丝，备用；在炒锅中倒入植物油，再放瘦肉、竹笋、枸杞子爆炒至熟，最后洒点酱油即可食用。功效：滋补肝肾。此汤菜适用烘热汗出、烦躁易怒或健忘失眠等。

10. 黄芪鳝鱼汤　黄芪 50g，鳝鱼 1 条，大枣 10 个，盐、姜、蒜、油适量。首先将黄芪、人枣洗净备用，将大蒜切成片，姜洗净切丝，鳝鱼宰杀后，洗净切块备用。锅内放油烧热后，放入鳝鱼块、姜末，炒至鳝鱼半熟，将大枣、黄芪放入锅内，加清水，大火煮沸后，文火煲 1 小时左右，加盐等调味即可。功效：补益气血，养血安神。

11. 山药芡实陈皮百合煲鲫鱼　鲜淮山药 100g，芡实 50g，百合 50g，陈皮 12g，鲫鱼 1 条（约 500g），猪瘦肉 100g，生姜 6 片。做法：各物洗净，淮山切段；芡实、百合、陈皮浸泡；鲫鱼宰洗净，煎至微黄，溅入少许热水。一起与猪瘦肉、姜下瓦煲内，加入清水 2000ml（约 10 碗量），武火滚沸改文火煲约 1 小时，下盐便可。功效：淮山药性平味甘，能健脾补肺、补肾益精、养胃和中；芡实性平味甘，能补中益气、补脾止泻、固肾涩精。百合养心安神，陈皮能健脾燥湿、行气祛滞，鲫鱼能补中利水、健脾养胃。合而为汤，平和清润，既健脾益肾、又润燥祛湿安神。

12. 百合山药猪脑汤　百合 50g，山药 50g，猪脑 100g，生姜、生葱各适量，食盐少许。山药洗净，猪脑洗去血浆；先把山药、百合、姜、葱放入砂锅中，加清水 500ml，用小火煲 30 分钟，放入猪脑，再煲 30 分钟，加入适量食盐调味即可，可佐餐食用。功效：滋补肝肾，安神益智。

参 考 文 献

代民涛. 人口老龄化背景下中医食材养生研究 [D]. 杭州：浙江中医药大学，2015.

郝晓晓，朱方石，王小宁，等. 从"治未病"思想论中医药膳养生 [J]. 中医杂志，2012, 53(24): 2075-2077.

李志更. 历代中医学家对"三因制宜"学术思想的认识 [J]. 中国中医基础医学杂志，2010；16(2): 98-100.

第11章 保健功法

第一节 八段锦与六字诀

一、八段锦

在我国古老的导引术中，八段锦是流传最广、对导引术的发展影响最大的一种技法，是中华民族悠久文化的组成部分，是以人自身形体活动、呼吸吐纳、心理调节相结合为要素的传统运动方法。八段锦动作舒展大方，动静结合，简单易学。八段锦是一种低强度的有氧运动方式，具有调节心理状态、促进气血运行的作用。一直坚持练习八段锦，可以取得了很好的健身效果。八段锦有坐八段锦、立八段锦之分。

1. 坐八段锦　依据现有文献，八段锦之名最早出现在南宋洪迈撰写的《夷坚志》中，其具体内容，首见于瞿仙《活人心法》，其歌诀及说明如下：闭目真心坐，握固静思神；叩齿三十六，两手抱昆仑；左右鸣天鼓，二十四度闻；微摆撼天柱；赤龙搅水浑，漱津三十六，神水满口匀，一口分三咽，龙行虎自奔；闭气搓手热，背摩后精门；尽此一口气，想火烧脐轮；左右辘轳转，两脚放舒伸；叉手双虚托，低头攀足频；以候逆水上，再漱再吞津；如此三度毕，神水九次吞，咽下汩汩响，百脉自调匀；河车搬运讫，发火遍烧身。邪魔不敢近，梦寐不能昏，寒暑不能入，灾病不能迍。子前午后作，造化合乾坤；循环次第转，八卦是良因。

叩齿集神法：叩齿集神三十六，两手抱昆仑，双手击天鼓二十四。右法，先须闭目冥心，盘坐握固，静思。然后叩齿集神，次叉两手向项后，数九息，勿令耳闻。乃移手掩两耳，以第二指压中指，弹击脑后，左右各二十四次。

撼天柱法。左右手摇天柱，各二十四。右法，先须握固，乃摇头左右顾，肩膊随动，二十四次。

舌搅漱咽法：左右舌搅上腭三十六，漱三十六，分作三口，如硬物咽之。然后方得行火。右法，以舌搅口齿并左右颊，待津液生方漱之，至满口方咽之。

摩肾堂法：两手摩肾堂三十六，以数多更妙。右法，闭气搓手令热，摩后肾堂如数，毕，收手握固，再闭气，思用心火下烧丹田，觉极热，即止。

单关辘轳法：左右单关辘轳各三十六。右法，须俯首，摆撼左肩三十六次，右肩亦三十六次。

双关辘轳法：双关辘轳三十六。右法，两肩并摆撼至三十六数。想自丹田透双关，入脑户。鼻引清气，后伸两脚。

托天按顶法：两手相搓，当呵五次，呵后叉手，托天按顶各九次。右法，叉手相交向上，拖空三次或九次。

钩攀法：以两手向前如钩，攀双足心十二，再收足端坐。右法，以两手向前，攀脚心十二次，乃收足端坐。候口中津液生，再漱吞，一如前数。摆肩并身二十四，乃再转辘轳二十四次。想丹田火自下而上，遍烧身体。想时，口鼻皆闭气少顷。

2. 立八段锦　立八段锦的内容首见于南宋曾慥《道枢·众妙篇》："仰掌上举以治三焦者也；左肝右肺如射雕焉；东西独托，所以安其脾胃矣；返复而顾，所以理其伤劳矣；大小朝天，所以通其五脏矣；咽津补气，左右挑其手；摆鳝之尾，所以祛心之疾矣；左右手以攀其足，所以治其腰矣。"此时的立八段锦还未定名，亦没有歌诀化。而在南宋陈元靓所编的《事林广记·修真秘旨》中将该养生功法定名为"吕真人安乐法"且其文已歌诀化：昂首仰托顺三焦；左肝右肺如射雕；东脾单托兼西胃；五劳回顾七伤调；鳝鱼摆尾通心气；两手搬脚定于腰；大小朝天安五脏；漱津咽纳指双挑。

明代《道藏·灵剑子引导子午记》中的"导引诀"，其文字与陈元靓大致相同："仰托一度理三焦；左肝右肺如射雕；东肝单托西通肾；五劳回顾七伤调；游鱼摆尾通心脏；手攀双足理于腰；次鸣天鼓三十六；两手掩耳后头敲。"清末《新出保身图说》首次以八段锦命名，并绘有图像，形成了较完整的动作套路，其歌诀为：两手托天理三焦；左右开弓似射雕；调理脾胃须单举；五劳七伤往后瞧；摇头摆尾去心火；背后七颠百病消；攒拳怒目增气力；两手攀足固肾腰。

从此，传统八段锦动作固定下来。今人周稔丰著的《气功导引养生》所收录的立八段锦，其动作名称为：两手托天理三焦；左右开弓似射雕；调理脾胃臂单举；五劳七伤往后瞧；摇头摆尾去心火；两手攀足固肾腰；攒拳怒目增气力；背后七颠百病消。

3. 新编八段锦　国家体育总局健身气功管理中心委托北京体育大学对立八段锦进行了重新研究与整理，将之定名为健身气功·八段锦。

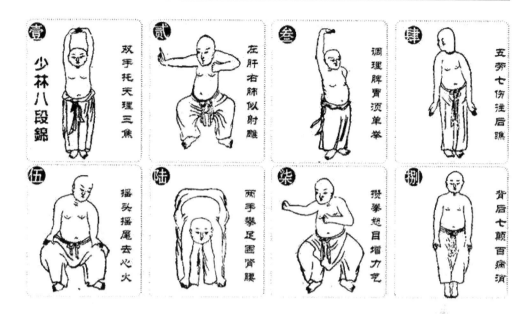

二、六字诀

六字诀，即六字诀养生法，是我国古代流传下来的一种养生方法，为吐纳法。它的最大特点是：强化人体内部的组织功能，通过呼吸导引，充分诱发和调动脏腑的潜在能力来抵抗疾病的侵袭。它是通过嘘、呵、呼、呬、吹、嘻六个字的不同发音口型，唇齿喉舌的用力不同，以牵动不同的脏腑经络气血的运行。

1.预备式　两足开立，与肩同宽，头正颈直，含胸拔背，松腰松胯，双膝微屈，全身放松，呼吸自然。

呼吸法：顺腹式呼吸，先呼后吸，呼气时读字，同时提肛缩肾，体重移至足跟。

调息：每个字读六遍后，调息一次，以稍事休息，恢复自然。

2.嘘字功平肝气　嘘，读（xū）。口型为两唇微合，有横绷之力，舌尖向前并向内微缩，上下齿有微缝。

呼气念嘘字，足大趾轻轻点地，两手自小腹前缓缓抬起，手背相对，经胁肋至与肩平，两臂如鸟张翼向上、向左右分开，手心斜向上。两眼反观内照，随呼气之势尽力瞪圆。屈臂两手经面前、胸腹前缓缓下落，垂于体侧。再做第二次吐字。如此动作六次为一遍，做一次调息。

嘘字功可以治疗目疾、肝大、胸胁胀闷、食欲不振、两目干涩、头目眩晕等症。

3.呵字功补心气　呵，读（hē）。口型为半张，舌顶下齿，舌面下压。

呼气念呵字，足大趾轻轻点地；两手掌心向里由小腹前抬起，经体前到至胸部两乳中间位置向外翻掌，上托至眼部。呼气尽吸气时，翻转手心向面，经面前、胸腹缓缓下落，垂于体侧，再行第二次吐字。如此动作六次为一遍，做一次调息。

呵字功治疗心悸、心绞痛、失眠、健忘、盗汗、口舌糜烂、舌强语言謇塞等心经疾病。

4. 呼字功培脾气　呼，读（hū）。口型为撮口如管状，舌向上微卷，用力前伸。

呼字时，足大趾轻轻点地，两手自小腹前抬起，手心朝上，至脐部，左手外旋上托至头顶，同时右手内旋下按至小腹前。呼气尽吸气时，左臂内旋变为掌心向里，从面前下落，同时右臂回旋掌心向里上穿，两手在胸前交叉，左手在外，右手在里，两手内旋下按至腹前，自然垂于体侧。再以同样要领，右手上托，左手下按，做第二次吐字。如此交替共做六次为一遍，做一次调息。

呼字功治疗腹胀、腹泻、四肢疲乏、食欲不振、肌肉萎缩、皮肤水肿等脾经疾病。

5. 呬字功补肺气　呬，读（si）。口型为开唇叩齿，舌微顶下齿后。

呼气念呬字，两手从小腹前抬起，逐渐转掌心向上，至两乳平，两臂外旋，翻转手心向外成立掌，指尖对喉，然后左右展臂宽胸推掌如鸟张翼。呼气尽，随吸气之势两臂自然下落垂于体侧，重复六次，调息。

6. 吹字功补肾气　吹，读（chuī）。口型为撮口，唇出音。

呼气读吹字，足五趾抓地，足心空起，两臂自体侧提起，绕长强、肾俞向前划弧并经体前抬至锁骨平，两臂撑圆如抱球，两手指尖相对。身体下蹲，两臂随之下落，呼气尽时两手落于膝盖上部。随吸气之势慢慢站起，两臂自然下落垂于身体两侧。共做六次，调息。

吹字功可治疗腰膝酸软，盗汗遗精、阳痿、早泄、子宫虚寒等肾经疾病。

7. 嘻字功理三焦　嘻，读（xī）。口型为两唇微启，舌稍后缩，舌尖向下。有喜笑自得之貌。

呼气念嘻字，足四、五趾点地。两手自体侧抬起如捧物状，过腹至两乳平，两臂外旋翻转手心向外，并向头部托举，两手心转向上，指尖相对。吸气时五指分开，由头部循身体两侧缓缓落下并以意引气至足四趾端。重复六次，调息。

嘻字功治疗由三焦不畅而引起的眩晕、耳鸣、喉痛、胸腹胀闷、小便不利等疾病。

六字诀全套练习每个字做六次呼吸，早、晚各练三遍，日久必见功效。

六字诀因历代流传，版本较多，2003 年中国国家体育总局把重新编排后的六字诀等健身法作为"健身气功"的内容向全国推广，其发音标注为 xū - hē - hū - sī - chuī - xī。健身气功"六字诀"是具有开合补泻相结合的养生功法，既可以补身体之"虚"，也可以泻身体的"实"。其总的开合补泻规律是：吸气不发声伴随的动作与意想为合、为补；吐字伴随的动作、意想为开、为泻。中医谓：顺则补、逆则泻，补则补其不足，泻则泻其有余。"六字诀"是补中有泻、泻中有补、开中寓合、合中寓开为一体的功法，与"阴中有阳、阳中有阴"的整体观念和辨证思维相吻合。

第二节 五 禽 戏

五禽戏是中国传统导引养生的一个重要功法，其创编者华佗（约 145—208），出生在东汉末期沛国谯县（今安徽亳州）。其一生著述颇丰，但均亡佚。今传《中藏经》《华佗神医秘传》等皆托名之作。华佗弟子中著名者有吴普、樊阿、李当之等。其中，吴普著有《吴普本草》，李当之著有《李当之药录》，而樊阿则擅长针灸及养生，据传他活到 100 多岁。

一、《养性延命录》中的动作说明

华佗在《庄子》"二禽戏"（"熊经鸟伸"）的基础上创编了"五禽戏"。其名称及功效据《后汉书·方术列传·华佗传》记载："吾有一术，名五禽之戏：一曰虎，二曰鹿，三曰熊，四曰猿，五曰鸟。亦以除疾，兼利蹄足，以当导引。体有不快，起作一禽之戏，怡而汗出，因以著粉，身体轻便而欲食。普施行之，年九十余，耳目聪明，齿牙完坚。"

南北朝时陶弘景在其《养性延命录》中有比较详细的记载："虎戏者，四肢距地，前三掷，却二掷，长引腰，侧脚仰天，即返距行，前、却各七过也。鹿戏者，四肢距地，引项反顾，左三右二，左右伸脚，伸缩亦三亦二也。熊戏者，正仰以两手抱膝下，举头，左擗地七，右亦七，蹲地，以手左右托地。猿戏者，攀物自悬，伸缩身体，上下一七，以脚拘物自悬，左右七，手钩却立，按头各七。鸟戏者，双立手，翘一足，伸两臂，扬眉鼓力，各二七，坐伸足，手挽足距各七，缩伸二臂各七也。夫五禽戏法，任力为之，以汗出为度，有汗以粉涂身，消谷食，益气力，除百病，能存行之者，必得延年。"陶弘景在该书中，不但对五禽戏的具体操作步骤进行了描绘，而且提出了五禽戏的锻炼原则——"任力为之，以汗出为度"。

二、亳州五禽戏

五禽戏发展至今，形成了不同的流派、各有不同。在华佗故里——安徽亳州，现在主要是董文焕和刘时荣所传的五禽戏。

1. 董文焕所传五禽戏 董文焕传承的五禽戏套路共 54 个动作（虎戏 13 式、鹿戏 9 式、熊戏 9 式、猿戏 10 式、鸟戏 13 式）。另外，还有相生练习法、相克练习法、灵猿戏笨熊练习法、鹤戏对练、简体（易）五禽戏（每戏三动，共 15 式。其中虎、鹿、熊、猿四戏第三动为调息式，鸟戏第三式为白鹤飞翔）等套路，其动作较为古朴典雅。

2. 刘时荣所传五禽戏 刘时荣所传"古本新探华佗五禽戏"，不但有徒手套路，而且还有器械套路——华佗五禽剑。其中，华佗五禽戏徒手套路 40 个动作（每戏各

8式）；华佗五禽剑则是刘时荣结合自己练习五禽戏的亲身体会，深入民间挖掘五禽戏的历史资料，广泛搜集技艺精华，通过不断研究、修改，在传统五禽戏的基础上创编的，共44式（虎戏8式、鹿戏8式、熊戏8式、猿戏10式、鸟戏10式）。

刘时荣所传五禽戏强调"五禽戏亦属武术范畴"，其所传套路演练时，"动作圆活"，"有些架式从外形上看似不大圆，但对意与气仍要按照圆的要求运行"。

董文焕、刘时荣同学于安徽亳州武术名师谭继林，但传承过程中发生的变化除上述差异外，在一些具体的手法上，两人亦存在不同。如刘时荣所传的鹿戏手势是示指和环指弯曲，而董文焕所传的五禽戏鹿戏手势则是中指和环指弯曲等。

三、新编五禽戏

2001年，国家体育总局健身气功管理中心成立后，委托上海体育学院迅速展开了对五禽戏的挖掘、整理与研究。并编写出版了《健身气功·五禽戏》，2003年由人民体育出版社出版发行。"健身气功·五禽戏"其动作编排按照《三国志》的虎、鹿、熊、猿、鸟的顺序，动作数量按照陶弘景《养性延命录》的描述，每戏两个动作，共十个动作，分别仿效虎之威猛、鹿之安舒、熊之沉稳、猿之灵巧、鸟之轻捷，力求蕴涵"五禽"的神韵。

治疗失眠的气功属于保健治病的方法，不能以治疗失眠为由而去学习邪教气功，更不能走火入魔，而有害于健康，有害于家庭，有害于社会。

第三节　太　极　拳

太极拳（中国武术中的拳法）是国家级非物质文化遗产，是以中国传统儒、道哲学中的太极、阴阳辩证理念为核心思想，集颐养性情、强身健体、技击对抗等多种功能为一体，结合易学的阴阳五行之变化，中医经络学、古代的导引术和吐纳术而形成的一种内外兼修、柔和、缓慢、轻灵、刚柔相济的中国传统拳术。1949年后，

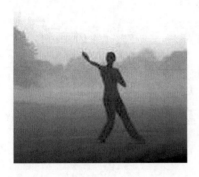

被国家体委统一改编作为强身健体之体操运动、表演、体育比赛用途。改革开放后，部分还原本来面貌；从而再分为比武用的太极拳、体操运动用的太极操和太极推手。传统太极拳门派众多，常见的太极拳流派有陈式、杨式、武式、吴式、孙式、和式等派别，各派既有传承关系，相互借鉴，也各有自己的特点，呈百花齐放之态。由于太极拳是近代形成的拳种，流派众多，群众基础广泛，因此是中国武术拳种中

非常具有生命力的一支。2006 年，太极拳被列入中国首批国家非物质文化遗产名录。

第四节 生物反馈治疗

一、生物反馈疗法定义

生物反馈疗法（biofeedback therapy）是利用现代生理科学仪器，通过人体内生理或病理信息的自身反馈，使患者经过特殊训练后，进行有意识的"意念"控制和心理训练，从而消除病理过程、恢复身心健康的新型心理治疗方法。该疗法是从 20世纪 20 年代通过监测到的肌电活动开始的，就是将肌电活动、脑电、心率、血压等生物学信息进行处理，然后通过视觉和听觉方式显示给人们，使人们能够有意识地控制自己的心理活动，以达到调整机体功能、防病治病的目的。生物反馈疗法的运用一般包括两个方面的内容：一是让来访者学习放松训练，以便能减轻过度紧张，使身体达到一定程度的放松状态；二是当来访者学会放松后，再通过生物反馈仪，使其了解并掌握自己身体内生理功能改变的信息，进一步加强放松训练的学习，直到形成操作性条件反射，解除影响正常生理活动或病理过程的紧张状态，以恢复正常的生理功能。

二、生物反馈的分类

1. 肌电反馈仪　骨骼肌的活动是由中枢神经系统复杂的冲动引起的。这种冲动从脑、脊髓通过运动神经通路最终达到肌肉纤维，出现相继的肌肉收缩，当神经冲动减少后便出现肌肉松弛。伴随肌肉活动产生的电活动称为肌电。肌电常常可以通过贴附在该部皮肤表面的电极测得。肌肉的紧张程度是与肌电的高低呈比例的，因此，肌电是肌肉收缩或松弛的一个直接的生理指标。肌电反馈仪把测得的肌电放大，然后整流、集合变成声光信号，告诉被试者他的肌肉是相对的紧张或是松弛。被试者还可在声、光信号的提示下体会自己肌肉的细微变化，这些变化一般是感觉不到的。通过这种训练，可以使被试者对肌肉活动获得空前的自我控制能力，这种控制能力对于使紧张的肌肉松弛和恢复衰退肌肉的运动功能有特殊的意义。

2. 皮电反馈仪　汗腺和它周围的组织形成了一个电的环路，如果汗腺经常出汗，它就产生了相对于皮肤表面来说的负电势。当出汗增加时，皮肤表面和汗腺之间的电阻下降，结果造成皮肤导电性的增加。所以，皮肤导电性直接受汗腺的影响，而汗腺又受控于交感神经。在紧张、焦虑、恐惧等情况下，交感神经兴奋，泌汗增加，因而使皮肤导电性能增加。皮电是情绪活动的一个重要指标。

3. 脑电反馈仪　大脑活动时会不断地产生一些微弱的电信号，脑电反馈仪就是将个体觉察不到的脑电活动转换成直观的信号，并让被试者理解这些信号的意义。在被试者体验到这些直观信号与各种心理状态之间的关系后，学习按要求改变这些信号——实际上就是随意控制脑电活动。

4. 皮温反馈仪　当交感神经被激活时，接近皮肤表面的血管壁的平滑肌就会收缩，致使血管管腔缩小，血流量减少，因此皮肤表面温度下降。相反，当交感神经的兴奋性下降时，血管壁的平滑肌松弛，血管管腔扩张，血流量增加，皮肤温度上升。在环境因素恒定的情况下，皮肤的变化与交感神经系统的兴奋性密切相关。而交感神经的活动又能特别地反映出与情感有关的高级神经活动。

生物反馈治疗依靠患者的自我训练来控制体内功能，且主要靠按时练习，仪器监测与反馈只是初步帮助自我训练的手段，而不是治疗的全过程。要每天练习并持之以恒，才会有良好效果。

参 考 文 献

[南北朝] 陶弘景 , [元] 丘处机 . 养性延命录 · 摄生消息伦 [M]. 北京 : 中华书局 , 2011.

[宋] 洪迈 . 夷坚志 (上)[M]. 郑州 : 中州古籍出版社 , 1994.

陈宇洁 . 失眠的中医中药治疗 [J]. 家庭医学 (下半月), 2011(3): 8-9.

董文焕 . 华佗五禽戏 [M]. 香港 : 香港天马图书有限公司 , 2002.

国家体育总局健身气功管理中心 . 健身气功 · 五禽戏 [M]. 北京 : 人民体育出版社 , 2003.

刘时荣 . 华佗五禽剑 [M]. 北京 : 人民体育出版社 , 1997.

王国华 , 魏连海 . 从《内经》理论分析健身气功 "六字诀" 的开阖补泻 [J]. 中医药导报 , 2019, 06: 18-20

吴志超 . 导引养生史论稿 [M]. 北京 : 北京体育大学出版社 , 1996.

周金钟 . 传统华佗五禽戏 [M]. 北京 : 人民体育出版社 , 2013.

BIO 国际组织教材编写组 . 心理咨询与治疗基础 [M]. 人民日报出版社 , 2007.

第12章 失眠症的中医调护

第一节　失眠症的中医预防

一、保持良好的情绪

中医学认为，七情失和，思虑过度，或恼、怒、悲、恐，均可导致气机郁滞，心神受扰而发失眠。由于生活中出现了负性事件或长期处于紧张的工作状态，干扰了睡眠；睡觉前常企盼一次良好的睡眠，并为此焦虑不安，造成入睡困难；过分担忧失眠对健康的危害，也会使精神紧张、不安。西医学也认为，精神刺激可诱发自主神经功能紊乱，使交感神经功能亢进，而副交感神经功能受抑，诱使失眠发生。因此保持轻松愉快的心情，对于失眠的预防具有十分重要的意义。

二、保持规律的作息

制订一个日常作息时间表，并严格遵照时间表上的时间安排，使每天的入睡和起床活动按程序化进行，养成一种有规律的生活习惯。这是一项长期的根本的防治措施。尽快在晚间 10 点之前上床睡觉。

三、尽量远离不利于睡眠的活动

1. 睡前 6 小时内不喝酒、睡前不吸烟。

2. 不看电视剧、小说，不玩手游、麻将、扑克等，不做剧烈体育锻炼。

3. 避免摄入过多水分或过多食物，少进食刺激性食物，避免过饱或者过饥。

4. 每天坚持规律的体育锻炼，根据自身情况，选择快走或慢跑等。

5. 避免在午饭后喝茶、喝咖啡等一些咖啡因含量高的饮料，因为它们具有兴奋作用而且效果持续时间长达 8 ～ 12 小时之久。

四、简易失眠自我治疗对策

1.*逆转意图疗法*　具体操作方法是当你躺在床上久久难以入眠时，干脆睁开你的双眼，尽可能长时间的保持清醒，直至你感到很疲劳，有了睡意，这样可以减轻由于害怕难以入眠带来的紧张压力。值得注意的是，白天不得进行补偿性睡眠，即使你在工作和学习过程当中由于睡眠不足感到很困时，也不得补偿睡眠，你可以通过别的方式来驱赶睡意，如做做运动，与人聊聊天等。

2.*对抗疗法*　如果你发现自己在床上辗转反侧10分钟都没能入睡，请立即起床，或者看看书，或者看看电视，或者做别的什么轻松的事情，直至你感到昏昏欲睡为止，哪怕是到天亮你都不想睡也不要向床屈服。这是因为，这种不能入睡使你感到苦恼，吸引了你的注意力，而对自己的这种不能入睡的关注又加强了你对不能入睡的苦恼、紧张，要打破这种精神交互作用的恶性循环，只有转移自己的注意力。同样白天不得进行补偿性睡眠。

3.*自我催眠法*　自我催眠的技术有多种多样，但常见的有以下几种。

（1）听音乐法：适用的音乐只能是那些节奏少变的、旋律比较缓慢的、轻悠典雅的乐曲，最好是那种只有曲子没有歌词的乐曲，比如二胡独奏、琵琶曲等。

（2）单调声音刺激法：单调的微弱的声音容易使人入睡，如钟表的嘀嘀嗒嗒声。你可以在床头放一块钟表，把你的注意力都集中到这块钟表所发出的声音上，当这种单调的声音刺激使你感到疲劳时自然而然地就容易进入梦乡。

（3）眼皮变重法：躺在床上缓慢地深呼吸，同时集中注意感觉自己的心跳，放松自己的肌肉特别是额头、脸部和鼻尖部位的肌肉，当自我感觉心无杂念时在心里默默地暗示自己，自己的眼皮越来越沉重，越来越沉重，沉重得已经睁不开了，我想睡了。

（4）书籍引入法：有些人不能入睡时只要躺在床上手捧一本书，不一会儿就能睡着，不管他房间里的灯有多亮。这或许是已经建立了牢固的条件反射，形成了一种习惯，也有可能是这样可以加速眼睛的疲劳从而导致睡眠。

第二节　失眠症的中医护理

一、环境护理

创造舒适的睡眠环境。调节卧室的光线和温湿度，以人体舒适为宜，减少噪声，保持室内空气流通，被褥干净、舒适，去除可能引起不安全感的因素。睡前可适当听听音乐或看看书，放松心情，帮助睡眠，避免睡前过多娱乐使精神亢奋而难以入睡。

二、了解疾病知识

患者可以向医师详细了解失眠症的相关问题，检查并发现自己可能存在的错误观念，用正确的疾病知识加以取代，认识到自身存在的不健康生活习惯，主动加以改正。并通过正确的引导，使患者认识到治疗失眠的重要性，主动积极配合治疗。

三、心理护理

失眠患者一般内心都备受煎熬，情绪易烦躁、顾虑多、常有恐惧紧张感，负面情绪较多。应针对患者的心理状态，医师和家属向患者进行耐心细致的心理疏导，用语言安慰及疏导患者情绪，诱导患者倾诉内心想法及痛苦，鼓励以适当的方式发泄心中的苦闷，并站在患者的角度理解尊重患者。鼓励患者多参加社会交往活动，多与人沟通，利用和人或团体接触的机会，改善处理问题的人际互动方式，增强社交技巧。同时也要让患者检讨自己的认知、逻辑与结论的正确性，修正不合实际的目标，加强自我的正确评价，学会自我释怀，使心情保持舒畅，帮助患者树立战胜疾病、重返社会的信心。

四、饮食护理

中医学认为，胃不和则卧不安，若长期嗜食生冷、辛辣、油腻食物，使脾胃运化失司、宿食停滞、壅遏于中，则损伤脾胃，胃气不和而致失眠。故平时饮食应提倡食用清淡、易消化、富含营养的食物，保护和促进脾胃运化。指导患者多食豆类、鸡、鸭、猪肝、猪心、鱼类、蛋类等；忌食辛辣、油腻及刺激性食物。中药食疗可用黄芪粥、党参粥、红枣粥、山药粥等以益气生血、养心安神。指导患者养成均衡规律的饮食习惯，每日睡前饮水不宜过量，晚餐不宜过饱，饭后不要进行剧烈的运动。

五、行为矫正

1. 睡前指导　进行睡眠卫生教育，睡前 2 小时勿进难以消化的食物，晚饭后不可大量饮水，以减少夜尿；睡前 30 分钟用温水或中药泡脚，并进行足部按摩，可促进血液循环，消除疲劳，有助于睡眠质量的改善。

2. 制订合理的作息计划　制订活动、休息、睡眠时间表，督促患者按时间表每日有规律的活动、定时休息、准时上床，建立合理的睡眠 – 觉醒节律，保持运动和休息的平衡。

3. 渐进性放松训练　包括抗阻等张收缩、无张力活动和等长收缩，促使自律神经活动朝着有利于睡眠的方向转化并促使警醒水平下降，从而诱导睡眠的发生。

4.指导患者合理用药 指导患者正确认识催眠药物的作用与不良反应,避免患者产生依赖心理,影响治疗与预后。

5.培养兴趣爱好 鼓励患者坚持自己的爱好或者培养自己的兴趣,使患者能够参与到社区文体活动,使患者从集体活动当中实现自己的价值,满足患者的社会需求。

六、穴位按摩

1.普通穴位按摩 穴位按摩是运用手法作用于人体的穴位上以放松身心、减轻痛苦、改善睡眠状态的一种中医护理方法。操作方法:①患者取仰卧位,操作者坐于患者头部前方,用按法或揉法在睛明穴治疗5遍或6遍,再以一指禅法自印堂穴向两侧眉弓至太阳穴往返治疗5遍或6遍,重点按揉印堂、攒竹、鱼腰、太阳穴。然后推印堂沿鼻两侧向下经迎香沿颧骨至两耳前往返2遍或3遍,接着用指推法自印堂穴沿眉弓分别推至两侧太阳穴,再换用其余四指搓推脑后部,沿风池至颈部两侧,重复2遍,最后点按百会、双侧神门、足三里穴。操作时间约10分钟。②患者取仰卧位,顺时针方向按摩腹部,同时按中脘、气海、关元穴,时间约6分钟。操作②主要用于由食滞、胃气不和所致的失眠。注意事项:操作时用力要均匀、柔和、持久,手法正确。观察患者的反应,若有头晕、目眩、恶心、自汗等不适,应及时调整手法或停止操作。

2.时辰穴位按摩 根据子午流注时辰论,当气血流注于某穴时则该穴功能旺盛,此时刺激该穴能起到最佳刺激效应。以子午流注时辰论为基础,应用适宜的补泻手法进行时辰穴位按摩,以心肾不交型失眠的症状为例。干预方法:基于补法,午时(11:00~13:00)按摩少冲穴,酉时(17:00~19:00)按摩复溜穴。每次按摩20分钟,注意倾听患者主诉。对照组根据本科室中医护理常规操作时间在辰时(7:00~9:00)和未时(13:00~15:00)进行按摩。穴位选择:根据《难经》本经补母泻子法则,分别选取心经和肾经本经母穴少冲穴及复溜穴。少冲穴位于左右手部,小指指甲下缘,靠环指侧的边缘上,主治心悸、心痛、胸胁痛、癫狂、热病、昏迷、喉咙疼痛等病症。按揉此穴能减轻疲劳引起的头痛不舒服,有助于醒脑提神。复溜穴位于人体的小腿里侧,足踝内侧中央上二指宽处,胫骨与跟腱间(或太溪穴直上2寸,跟腱的前方),主治泄泻、肠鸣、盗汗等病症(指宽以患者自身指宽为准)。按摩手法:穴位按摩分为点、按、揉、摩四种手法。根据穴位和疾病证型(心肾不交型),本研究选择按、揉两种手法。少冲穴:患者仰卧放松,操作者左手托患者被操作侧手,以右手拇指和示指夹住患者小指指甲两侧的凹陷处,以垂直方式轻轻揉按此穴。心经属于手少阴经,为胸部向手部流向,因此,揉此穴时须顺时针揉,为顺应经脉流注方向,为补法。复溜穴:患者仰卧放松,嘱被操作侧腿适当支起,以自觉舒适为宜,揉按穴位。肾经为足少阴经,由足流注于腹,故顺时针揉,为顺应经络流注方向。

由于两处穴位均采取补法按摩，所以力度较弱，频率较慢，较长时间，顺经络方向较向上、向内、向心、顺时针。

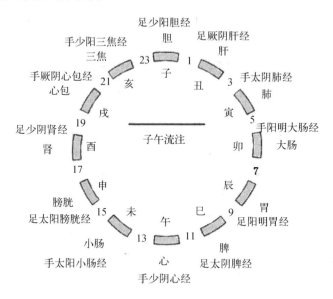

七、耳穴压豆

从中医学角度讲，人体的耳朵与人体经络和脏腑之间存在着紧密的联系，耳穴压豆法是中医治疗失眠的方法之一。耳穴选穴：心、脾、神门、皮质下。操作：选用王不留行籽压丸或揿针，每 5 日 1 次，两耳交替。2 次为 1 个疗程，共治疗 4 个疗程。

八、艾灸疗法

曾瑶等采用督脉灸治疗肾阳虚型失眠取得满意临床效果，予督脉灸：清洁患者皮肤，用温热姜汁敷涂脊柱及左、右各 5cm 皮肤，沿着大椎穴至腰俞穴铺盖姜蓉，宽 10cm，厚 2cm，周边用毛巾保暖，姜蓉上再铺一长条蕲艾绒，其状如一条乌梢蛇伏于脊背。分别点燃蛇头、身、尾三点，盖上督灸盒。隔日 1 次。艾灸时适时与患者沟通，了解其温度感受，防止患者烫伤，一般温度控制在 39 ～ 42℃。灸后 4 ～ 6 小时禁止洗澡，注意保暖，忌吹空调、风扇，如有烫伤或过敏者可涂芦荟治疗。注意精神情志调摄，使之喜怒哀乐有节，保持精神舒畅，病室居住环境安静、舒适、避免噪声干扰。督脉灸期间，禁饮酒，禁食海鲜、生冷、辛辣、肥甘厚味等食物，食物以清淡、营养为主，多食蔬菜、水果，睡前避免咖啡、浓茶、可乐等兴奋饮料。

九、穴位贴敷疗法

穴位贴敷疗法是在中医经络学说指导下，通过药物对穴位进行慢刺激，不断地通过经络作用于全身,以疏通经络、调和气血、扶正祛邪、平衡阴阳,从而达到治疗的目的。现代研究认为,经穴对药物具有外敏感性和放大效应,经络系统是低电阻的运行通道。因此,药物贴敷于特殊经穴,能迅速在相应组织器官产生较强的药理效应,起到单相或双相调节作用。中药穴位贴敷治疗:取中药首乌藤、酸枣仁、肉桂、远志研末,加陈醋少许调匀成膏状,选取双侧的三阴交和涌泉及心俞与肾俞。贴敷方法:清洁皮肤,确认贴敷部位的皮肤无感染、破损,将适量中药膏放入敷贴中,把敷贴贴在穴位上再按摩 3 ～ 5 分钟,以穴位处有热、胀感为止,以促进药物的吸收。每日敷药 1 次,每次 4 ～ 6 小时。10 天为 1 个疗程,共治疗 2 个疗程。

十、中药足浴结合足部穴位按摩

首先将黄芪、赤芍、桃仁、红花、白芷、防风、当归、牛膝、路路通、黄柏、首乌藤、冰片、川芎等配制好的中药液倒入足浴盆中,加入约 5000ml 水,温度以 40 ～ 45℃为宜,将患者双足浸泡于药液中,并进行轻柔搓洗约 30 分钟。浸泡完毕后行双足按摩,涂适量按摩膏,取涌泉、足腰及后足心点按压,然后以大拇指搓按双足整个足底,按顺时针方向,由轻到重,再由重到轻,反复按摩。每晚临睡时进行 1 次。

参 考 文 献

曾瑶,唐晓娜,陈阳阳. 督脉灸治疗肾阳虚型失眠护理观察 [J]. 山西中医, 2018(09): 61-62.

丛榕,董兰芬,田燕丽. 中药穴位贴敷治疗失眠护理体会 [J]. 世界最新医学信息文摘, 2015(88): 195, 197.

费红燕. 循证护理在老年糖尿病患者失眠护理中的应用 [J]. 世界最新医学信息文摘, 2018(44): 281, 283.

李洛丽. 中医穴位按摩结合情志调理在住院病人失眠护理中的应用 [J]. 全科护理, 2009(29): 2655-2656.

帅文玉,赵亮,康颖倩. 毫针及耳穴压丸加失眠护理治疗心脾两虚型失眠效果的临床观察 [J]. 辽宁中医杂志, 2010(10): 2010-2011.

孙彦丽. 耳穴压豆治疗失眠护理的教学体会 [J]. 中国卫生产业, 2017(33): 68-69.

徐晓敏,熊燕,王磊. 时辰穴位按摩辅治老年卒中后轻度失眠患者的效果 [J]. 护理学杂志, 2015(13): 51-53.

张丽玲,赵敬霞,米惠如,等. 失眠症患者的中西医结合护理探讨 [J]. 现代中西医结合杂志, 2015(15): 1693-1695.

张祥云,李庆友. 大学生失眠的中医防治 [J]. 中国中医药现代远程教育, 2014(05): 142-143.

周颖,姜益常. 失眠的预警信号,你读懂了吗?[J]. 祝您健康, 2018(02): 24-25.

第13章 失眠症常用中药及其干预机制研究

失眠是现代生活中最常见的睡眠障碍疾病，其发病率逐年升高。长期失眠会引起多脏器功能紊乱和免疫功能下降及记忆力衰退、机体衰老，容易引发高血压病、糖尿病、心脑血管疾病、消化道疾病及其他精神疾病，如精神分裂、脑萎缩、老年痴呆、帕金森病等，给患者带来巨大的身心损害。

随着近代医药工业的进步与发展，不断有新的催眠药物问世，而目前大量使用的西药类镇静催眠药物对中枢神经系统有广泛的抑制作用，长期使用几乎都可产生耐受性和依赖性，突然停药时可产生戒断症状等，大大影响了这些药物的临床应用。相对于这些西药的毒副作用、不良反应来说，中医药的安全有效性早已被长期临床实践所证实。中医药防治失眠症系统

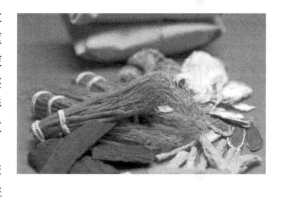

的理论体系对今天抗失眠中药新药研究仍有着不可替代的指导作用。因此利用中医药理论，开发出有效且无依赖性的镇静催眠药物必将产生良好的社会效益和经济效益。

近年来大量实验研究及临床观察结果提示，多种单味中药、复方自拟或经典方均有较好的抗失眠作用，许多研究人员开展了通过现代方法探讨中药药理作用机制及其对神经、内分泌、免疫系统影响的实验研究，试图阐释中药抗失眠的现代药理机制。目前对中药抗失眠的研究，主要是通过镇静、催眠、抗惊厥试验以及脑电图、神经递质的检测来证明。

第一节　中药干预失眠机制研究

近年来针对中药有效组分治疗失眠进行多项基础研究。发现许多单味药及所含生物碱类、挥发油等成分有不同程度的镇静催眠作用，研究发现酸枣仁油、总皂苷、总黄酮、总生物碱等活性物质是酸枣仁中枢抑制作用的主要成分，其可抑制小鼠自发活动和协同阈下剂量戊巴比妥钠，使入睡鼠数目增加，具有较明显的镇静催眠作用。北五味子水提取物有明显的镇静催眠作用，五味子乙醇提取物有中枢抑制作用。远志对巴比妥类药物均有协同作用，具有镇静和抗惊厥作用。大鼠口服远志提取物后，在血和胆汁中发现了能延长小鼠戊巴比妥钠睡眠时间的活性物质。研究发现合欢叶、合欢花对小白鼠的自发活动有非常显著的抑制作用，且有良好的量效关系，其总的镇静效果合欢皮无明显差异，而合欢叶的作用似乎更较首乌藤养心安神，其水煎剂和袋泡剂都能显著提高戊巴比妥钠阈下剂量的睡眠率，并能缩短戊巴比妥钠诱导的睡眠潜伏期，且对动物的睡眠持续时间无明显影响，提示首乌藤在发挥催眠作用的同时不会引起明显的后遗效应。淫羊藿水提取液具有明显的中枢抑制作用，能明显抑制小鼠自发活动。缬草醇提取物具有良好的镇静催眠作用，对小鼠的自发活动具有明显的抑制作用，与戊巴比妥钠有较好的催眠协同作用，可延长小鼠睡眠时间，提高小鼠的入睡率。总而言之，诸多研究显示中药有效组分能显著促进睡眠，这为中药助眠作用提供了科学依据，为寻找与研制新的镇静催眠药物打下了实验基础。

第二节　失眠症常用中药

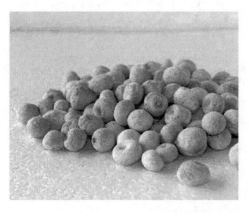

半夏

[概述] 半夏为天南星科植物半夏的块茎。中国各地均产，长江流域量多。生用或用生姜、明矾炮制后用。半夏味辛，性温，有小毒，归肺、脾、胃经。功效：燥湿化痰，降逆止呕。

[历代论述]《神农本草经》：味辛，平。主治伤寒寒热，心下坚，下气，喉咽肿痛，头眩，胸胀，咳逆，肠鸣，止汗。

《本草求真》：半夏能和胃气而通阴阳。

《药性论》：使，忌羊血、海藻、饴糖，柴胡为之使，有大毒。汤淋十遍去涎方尽，其毒以生姜等分制而用之。能消痰涎，开胃，健脾，止呕吐，去胸中痰满，下肺气，主咳结，新生者。

《本草图经》：胃冷呕哕，方药之最要。

《药性解》：味辛平，性生寒熟温，有毒，入肺、脾、胃三经。下气止呕吐，开郁散表邪，除湿化痰涎，大和脾胃。射干、柴胡为使，恶皂荚，畏雄黄、生姜、干姜、秦皮、龟甲，反乌头，忌羊血、羊肉、饴糖、海藻。

《本草新编》：半夏，味辛、微苦，气平，生寒，熟温，沉而降，阴中阳也。入胆、脾、胃三经。研末，每一两，用入枯矾二钱，姜汁一合，捏饼，楮叶包裹，阴干，又名半夏曲也。片则力峻，曲则力柔，统治痰涎甚验，无论火痰、寒痰、湿痰、老火之痰。孕妇勿用，恐堕胎元。然有不可不用之时，暂用亦无碍。吐血家亦不可用，恐性愈动火也。片半夏为末，吹鼻中，可救五绝，并产后血晕甚效。

[用法用量] 水煎服，3 ～ 9g。

[使用禁忌] 其性温燥，对阴亏、热痰等证当忌用或慎用。反乌头。

[现代药理研究]

（1）半夏有镇咳、祛痰作用。

（2）半夏有催眠、抗惊厥作用。

（3）半夏对心血管系统有抑制心功能、降低血压和抗心律失常的作用。

（4）半夏对肾上腺皮质功能有抑制作用。

[评述] 半夏性温，可燥湿化痰，对诸痰作祟效佳，故痰热内盛所致之不寐可用半夏；半夏还能和胃除痞，治疗"胃不和"之"卧不安"效果显著。

大枣

[概述] 大枣为鼠李科植物枣树的成熟果实，主产于河南、河北、陕西等地。大枣喜干燥冷凉气候，喜光，耐寒、耐旱。其味甘，性温，归脾、胃经。功效：补中益气，养血安神，缓和药性。

[历代论述]《神农本草经》：味甘，平。主治心腹邪气，安中，养脾，助十二经，平胃气，通九窍，补少气少津，身中不足，大惊，四肢重，和百药。

《药性赋》：味甘，平，性温，无毒。降也，阳也。其用有二：助脉强神，大和脾胃。

《新修本草》：主心腹邪气，安中养脾，助十二经胃气，通丸窍，补少气少津，身中不足，大惊，四肢重，和百药。

《得配本草》：补中益气，生津液，和百药，益五脏，润心肺，调营卫。杀乌头、附子、天雄毒。

《本草新编》：味甘，气温，无毒，阳也，降也。入五脏。通九窍，和百药，养肺胃，益气，润心肺，生津，助诸经，补五脏。惟中满及热疾忌食，齿疼并风疾禁尝。乃调和之品，非补益之味。《本经》曰其补者，亦因其调和之故也。

[用法用量] 擘破煎服，10 ～ 50g。

[现代药理研究]

（1）大枣有一定的抗肿瘤作用。

（2）大枣有镇静、降压、抗惊厥作用。

（3）大枣对非血小板减少性紫癜有较好的治疗作用。

（4）大枣有一定的抗衰老作用。

（5）大枣有抗疲劳、促生长及增加四氯化碳中毒的组织血流作用。

[评述] 大枣有健脾益气生津之功，和百药而作为佐使之用。

茯神

[概述] 茯神为多孔菌科真菌茯苓的菌核中间抱有松根的白色部分。其味甘、淡，性平，归心、脾、肾经。功效：宁心安神，用于心脾两虚之心神不宁、心悸失眠。

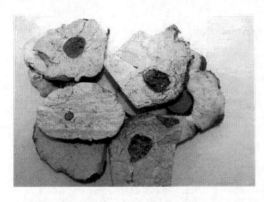

[历代论述]《名医别录》：无毒。止消渴，好睡，大腹淋沥，膈中痰水，水肿淋结，开胸府，调脏气，伐肾邪，长阴，益气力，保神守中，其有根者，名茯神。

《开宝本草》：味甘，平，无毒。止消渴，好睡，大腹淋沥，膈中痰水，水肿淋结，开胸腑，调脏气，伐肾邪，长阴，益气力，保神守中。其有抱根者，名茯神。

茯神，味甘、平。主辟不详，疗风眩、风虚，五劳、七伤，口干，止惊悸，多恚怒，善忘，开心益智，安魂魄，养精神。

《本草经集注》：味甘，平。主辟不祥，治风眩、风虚，五劳、七伤，口干，止惊悸，多恚怒，善忘，开心益智，安魂魄，养精神。

《医学衷中参西录》：其抱根而生者为茯神，养心之力，较胜于茯苓。

[用法用量] 水煎服，10 ～ 20g。

[评述] 茯神专于补心气，多用于心悸胆怯的调护治疗。

山栀子

[概述] 栀子为茜草科植物栀子的干燥成熟果实。其味苦，性寒，归心、肝、肺、胃、三焦经。功效：泻火除烦，清热利尿，凉血解毒。焦栀子凉血止血；姜栀子和胃止呕。

[历代论述]《神农本草经》：味苦，寒。主治五内邪气，胃中热气，面赤酒齄鼻，白癞，赤癞，疮疡。

《名医别录》：大寒，无毒。主治心中烦闷，胃中热气。

《本草图经》：仲景及古今名医治发黄，皆用栀子、茵陈、甘草、香豉四物作汤饮。

又治大病后劳复，皆用栀子、鼠矢等，利小便而愈。其方极多，不可胜数。

《本草衍义》：仲景治发汗吐下后，虚烦不得眠。若剧者，必反覆颠倒，心中懊恢，栀子豉汤治之。虚，故不用大黄，有寒毒故也。栀子虽寒无毒，治胃中热气，既亡血、亡津液，腑脏无润养，内生虚热，非此物不可去，张仲景《伤寒论》已著。又治心经留热，小便赤涩，去皮山栀子、火炮大黄、连翘、甘草炙，等份，末之，水煎三二钱匕，服之无不效。

《本草新编》：山栀子，味苦，气寒，可升可降，阴中阳也，无毒。入于肝、肺，亦能入心。有佐使之药，诸经皆可入之。专泻肝中之火，其余泻火，必借他药引经而后泻之也。止心胁疼痛，泻上焦火邪，祛湿中之热，消五瘴黄病，止霍乱转筋赤痢。用之吐则吐，用之利则利。可为臣佐之药，而不可以为君。虽然山栀未尝不可为君也，当两胁大痛之时，心君拂乱之后，苟不用山栀子君，则拂逆急迫，其变有不可言者矣。用山栀三五钱，附子以甘草、白芥子、白芍、苍术、贯众之类，下喉而痛立止，乱即定，其神速之效，有不可思议者。然则山栀又似君臣佐使而无不宜者，要在人善用之，而非可拘泥也。

[用法用量] 水煎服，6～9g。泻火生用，止血炒炭用。

[使用禁忌] 脾虚便溏者不宜用。

[现代药理研究]

(1) 栀子有凝血作用。其炒焦品、烘品水煎液可明显缩短小鼠凝血时间。

(2) 栀子对中枢神经系统有抑制作用。

(3) 栀子对心血管系统有作用。

(4) 栀子有抗炎作用，并对软组织损伤有一定的治疗作用。

(5) 栀子有致泻作用。

[评述] 栀子苦寒折直，泻火、凉血、燥湿，可泻三焦火邪，有清心除烦之效；亦可清利肝胆湿热、凉血解毒，可用于热邪旺盛所致的不寐之证。然而栀子属大寒之药，久用易伤阳于中，须注意。

人参

[概述] 人参为五加科植物人参的干燥根，主产地吉林、辽宁、黑龙江等地。栽培者为"圆参"，野生者为"山参"。原植物生于海拔数百米的落叶阔叶林或针阔叶混交林下，喜寒冷、湿润气候，忌强光直射，抗寒力强，对土壤要求一般，以富含有机质、通透性良好的砂质壤土、腐殖质壤土最宜

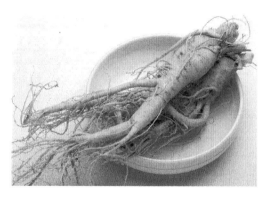

生长。其味甘、微苦，性平，归脾、肺、心经。功效：大补元气，复脉固脱，补脾益肺，生津，安神益智。临床用名有生晒参、红参、糖参、边条参、白参须、红参须、生晒山参。

[历代论述]《神农本草经》：味甘，微寒。主补五脏，安精神，定魂魄，止惊悸，除邪气，明目，开心益智。

《名医别录》：微温，无毒。主治肠胃中冷，心腹鼓痛，胸胁逆满，霍乱吐逆，调中，止消渴通血脉，破坚积，令人不忘。

《药性论》：主五脏气不足，五劳七伤虚损，瘦弱吐逆，不下食，止霍乱烦闷呕哕，补五脏六腑，保中守神。又云马蔺为之使，消胸中痰，主肺痿吐脓及痫疾，冷气逆上，伤寒不下食，患人虚而多梦纷纭，加而用之。

《本草纲目》：治男妇一切虚证，发热自汗，眩晕头痛，反胃吐食，痎疟，滑泻久痢，小便频数淋沥，劳倦内伤，中风中暑，痿痹，吐血、嗽血、下血、血淋、血崩、胎前、产后诸病。

《药性解》：味甘，性微温，无毒，入肺经。补气活血，止渴生津。肺寒可服，肺热伤肺。茯苓为使，反藜芦。

《本草新编》：味甘，气温，微寒，气味俱轻，可升可降，阳中有阴，无毒，乃补气之圣药，活人之灵苗也。能入五脏六腑，无经不到，非仅入脾、肺、心而不入肝、肾也。五脏之中，尤专入肺、入脾……如提气也，必加升麻、柴胡；如和中也，必加陈皮、甘草；如健脾也，必加茯苓、白术；如定怔忡也，必加远志、枣仁；如止咳嗽也，必加薄荷、苏叶；如消痰也，必加半夏、白芥子；如降胃火也，必加石膏、知母；如清阴寒也，必加附子、干姜；如败毒也，必加芩、连、栀子；如下食也，必加大黄、枳实。用之补则补，用之攻则攻，视乎配合得宜，轻重得法耳……可见人参必须有辅佐之品，相济成功，未可专恃一味，期于必胜也。

[用法用量] 水煎服，5～10g。入汤剂宜文火另煎，将煎液兑入其他药液中服。

[使用禁忌] 实证、热证而正气不虚者忌服。服药期间不宜吃萝卜、喝茶，以免影响补力。反藜芦，畏五灵脂。

[现代药理研究]

（1）人参能提高学习记忆能力。人参总皂苷小剂量对中枢神经系统有兴奋作用，大剂量则转为抑制作用。

（2）人参制剂有 M 受体样作用，对 α 受体、β 受体及递质亦有一定影响，人参皂苷有缓解吗啡成瘾性作用。

（3）人参对垂体肾上腺皮质系统、垂体性腺系统均有刺激作用；有利尿作用；能提高胰岛素合成量，短时大量应用，可加强兔的甲状腺功能，较长期应用则呈现抑制作用。

（4）人参能提高机体适应性，有抗疲劳、抗应激作用。

（5）人参有明显的抗衰老作用。

（6）人参皂苷对剧烈运动产生的肌酸激酶同工酶的活性增加的上升趋势有协同作用，对骨骼肌的生长和分化有促进作用，能使肌细胞中乙酰胆碱酶活性增加，对骨骼肌的细胞膜钙离子通道拮抗剂受体有一定作用。

（7）人参有耐缺氧、抗疲劳作用。

[评述] 人参为温补之要药，其可补心气而安神助眠。其性偏温燥，阴虚火旺者不宜多用。

木香

[概述] 木香为菊科植物木香的干燥根，主产于云南、四川等地，生用或制用。其味辛、苦，性温，归脾、胃、大肠、胆经。功效：行气止痛、健脾消食。临床用名有木香、煨木香。

[历代论述]《神农本草经》：味辛，温。主治邪气，辟毒疫温鬼，强志，治淋露。久服不梦寤魇寐。

《名医别录》：温，无毒。治气劣，肌中偏寒，主气不足，消毒，杀鬼、精物、温疟、蛊毒，行药之精。

《药性论》：君。治女人血气刺心，心痛不可忍，末酒服之，治九种心痛，积年冷气，疢癖癥块胀痛，逐诸壅气上冲烦闷。治霍乱吐泻，心腹疗刺。

《日华子本草》：治心腹一切气，止泻，霍乱，痢疾，安胎，健脾消食，疗羸劣，膀胱冷痛，呕逆反胃。

《药性赋》：味苦、辛，气微温，无毒。升也，阴中之阳。其用有二：调诸气不可无，泄肺气不可缺。

《景岳全书》：味苦辛，性温。气味俱厚，能升能降，阳中有阴。行肝脾肺气滞如神，止心腹胁气痛甚捷。和胃气，止吐泻霍乱；散冷气，除胀疼呃逆。治热痢可佐芩连，固大肠火煨方用。顺其气，癥积恶逆自除；调其气，安胎月经亦用。亦治疫疠温疟，亦杀虫毒鬼精。若下焦气逆诸病，亦可缩小便，亦能通秘结，亦能止气逆之动血，亦能消气逆之痛肿。

《得配本草》：辛、苦，温。入三焦气分。通上下诸气。止九种心痛，逐冷气，消食积，除霍乱吐泻，破疢癖癥块，止下痢后重，能健脾安胎。君散药则泄，佐补药则补。痘出不快者，用之更宜。

得木瓜，治霍乱转筋腹痛；得黄芩、川连，治暴痢；得川柏、防己，治脚气肿痛。配煨姜，治冷滞；配枳壳、甘草，治小儿阴茎肿或痛缩；配没药，疗便浊；如因热邪而浊者不宜用。配冬瓜籽，治闭目不语。（中气不省也。）佐姜、桂，和脾胃；使皂角，治心痛；合槟榔，疗中下气结。

[用法用量] 水煎服，3～10g。生用行气力强，煨用行气力缓而多用于止泻。

[使用禁忌] 阴虚，津液不足者慎用。

[现代药理研究]

（1）木香去内酯挥发油、二氢木香内酯和总内酯云木香碱均能明显抑制犬在体小肠运动紧张性。

（2）云木香总内酯、木香内酯、二氢木香内酯挥发油对吸入致死量组胺或乙酰胆碱的气雾剂动物有保护作用。

（3）木香小剂量的水提液与醇提液能兴奋在体蛙心与犬心；大剂量则呈现抑制作用，云木香碱也能兴奋在体猫心。去内酯挥发油、总内酯、12-甲氧基二氢木香内酯与小剂量总生物碱均可扩张血管，增加血流量。木香水提液、醇提液使血压轻度升高，去内酯挥发油、总内酯、木香内酯、去氧木香内酯及12-甲氧基二氧基木香内酯使血压中度下降。

[评述] 木香辛行苦降温通，芳香性燥，通行三焦，尤善行脾胃及大肠之气滞，为行气止痛之要药，凡脾胃大肠气滞者皆有良效。且可疏理肝胆，又可用于治疗胁肋疼痛、黄疸。

酸枣仁

[概述] 酸枣仁为鼠李科植物酸枣的干燥成熟种子，均系野生，主产于河北、河南、陕西、辽宁等地。原植物生于向阳或干燥的山坡、山谷、丘陵、平原、路旁和荒地，喜温暖干燥气候，耐旱、耐寒、耐碱。酸枣仁生用味甘，性平。功效：清肝胆虚热、宁心安神；炒后增强醒脾补阴、敛汗宁心之功。临床用名有酸枣仁、炒酸枣仁。

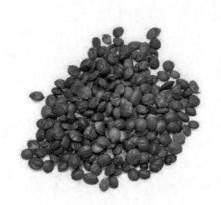

[历代论述]《神农本草经》：味酸，平。主治心腹寒热，邪结气，四肢酸疼湿痹。久服安五脏。

《名医别录》：无毒。主治烦心不得眠，脐上下痛，血转，久泄，虚汗，烦渴，补中，益肝气，坚筋骨，助阴气，令人肥健。

《药性论》：主筋骨风。炒末作汤服之。

《本草纲目》：枣仁，味酸性收，故主肝病，寒热结气，酸痹久泄，脐下满痛之症。其仁甘而润，故熟用疗胆虚不得眠、烦渴虚汗证；生用疗胆热好眠，皆足厥阴、少阳药也。今人专以为心家药，殊味此理。

《景岳全书》：味微甘，气平。其色赤，其肉味酸，故名酸枣。其仁居中，故性主收敛而入心。多眠者生用，不眠者炒用。宁心志，止虚汗，解渴去烦，安神养血，益肝补中，收敛魂魄。

《得配本草》：恶防己。

酸，平。入足厥阴，兼入手少阴经血分。收肝脾之液，以滋养营气。敛心胆之气，以止消渴。补君火以生胃土，强筋骨以除酸痛。

得人参、茯苓，治盗汗；无火可用。得生地、五味子，敛自汗。心火盛不用。配辰砂、乳香，治胆虚不寐；有火勿用。配地黄、粳米，治骨蒸不眠，枣仁只用一钱。

去壳，治不眠；炒用，治胆热不眠。生用，止烦渴盗汗；醋炒，醒脾。临时炒用恐助火，配二冬用。

肝旺烦躁，肝强不眠，服之肝气敛火亦盛。心阴不足，致惊悸者，血本不足，敛之亦增烦躁，但禁用。

世医皆知枣仁止汗，能治不眠。岂知心火盛、汗溢不止，胆气热、虚烦不眠，阴虚痨瘵症，有汗出上焦而终夜不眠者，用此治之，寐不安，而汗更不止。

《本草分经》：甘，润。生用酸平，专补肝胆；炒熟酸温而香，亦能醒脾，敛汗宁心。疗胆虚不眠，肝胆有邪热者勿用。

[用法用量] 水煎服，9～30g。

[现代药理研究]

（1）酸枣仁具有镇静催眠、安定、抗惊厥、镇痛降温作用。

（2）酸枣仁具有降血压、强心、抗缺氧作用。

（3）酸枣仁具有免疫增强作用；对放射线引起的白细胞降低有明显的保护作用。

（4）酸枣仁可以降血脂。

[评述] 本品为助眠名方酸枣仁汤之君药，其功效有补心养肝、安神定志。其多与柏子仁配伍使用以达滋补肝肾阴虚之功。

茯苓

[概述] 茯苓为多孔菌科真菌茯苓的菌核。多寄生于松科植物赤松或马尾松等的树根上，主产于云南、湖北、四川等地。7～9月采挖，反复堆置、晒干，生用。其味甘、淡，性平，归心、脾、肾经。功效：利水渗湿，健脾宁心。

[历代论述]《神农本草经》：味甘，平。主胸胁逆气，忧恚，惊邪恐悸，心下结痛，寒热，烦满，咳逆。止口焦舌干，利小便。久服安魂魄养神。

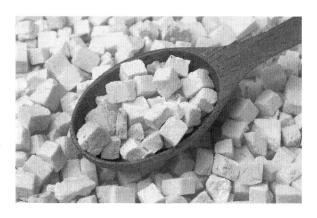

《药性论》：臣，忌米醋。能开胃，止呕逆，善安心神，主肺痿痰壅，治小儿惊痫，疗心腹胀满、妇人热淋。赤者破结气。

《日华子本草》：补五劳七伤，走胎，暖腰膝，开心益智，止健忘，忌醋及酸物。

《药性赋》：味甘淡，性平，无毒。降也，阳中阴也。其用有六：利窍而除湿，益气而和中，小便多而能止，大便结而能通，心惊悸而能保，津液少而能生。白者入壬癸，赤者入丙丁。

《液》云：入足少阴，手足太阳。色白者入辛壬癸，赤者入丙丁。伐肾邪，小便多能止之，小便涩能利之。与车前子相似，虽利小便而不走气。酒浸，与光明朱砂同用，能秘真。味甘平，如何是利小便？

《本草衍义补遗》：得松之余气而成，属金。仲景利小便多用之。

此暴新病之要药也，若阴虚者，恐木为相宜。

《本草发挥》：成聊摄云：茯苓以伐肾邪。又云：脾恶湿，甘先入脾，茯苓、白术之甘以益脾，逐水。又云：津液少者甘润之，茯苓、白术之甘，缓脾生津。

《药性解》：白茯苓，味淡，味甘，性平，无毒，入肺、脾、小肠三经。主补脾气，利小便，止烦渴，定惊悸。赤者专主利水。抱根而生者名茯神，主补心安神，除惊悸，治健忘。恶白蔹、地榆、雄黄、秦艽、龟甲，忌醋及酸物。

《得配本草》：得甘草、防风、芍药、麦门冬、紫石英，疗五脏。马蔺为之使。畏地榆、秦艽、牡蒙、龟甲、雄黄。恶白蔹。忌米醋、酸物。

甘、淡，平。入手足少阴、太阴、太阳经气分。性上行而下降，通心气以交肾，开腠理，益脾胃。除呕逆，止泄泻，消水肿，利小便，除心下结痛，烦满口干，去胞中积热，腰膝痹痛，及遗精、淋浊、遗尿、带下，概可治之。以其能利三阴之枢纽，故治无不宜。

得人参，通胃阳；得白术，逐脾水；得艾叶，止心汗；得半夏，治痰饮；得木香，治泄痢不止。配黄醋，治浊遗带下。君川连、花粉，治上盛下虚之消渴；加朱砂，镇心惊。能利心经之热，故可治惊。

[用法用量] 水煎服，10 ～ 30g。

[现代药理研究]

（1）茯苓有利尿作用，且单味药利水作用不及复方所产生的作用持久。

（2）茯苓具有镇静作用。

[评述] 茯苓味甘，益脾，能助脾运化水湿而达到健脾的作用。平素多取其利水之功，若稍提高使用剂量，其安神助眠之功益彰。

麦冬

[概述] 麦冬为百合科植物麦冬的干燥块根。其味甘、微苦，性微寒，归心、肺、胃经。功效：养阳生津，润肺清心。临床用名有麦冬、朱砂拌麦冬。

[历代论述]《神农本草经》：味甘，平。主治心腹结气，伤中，伤饱，胃络脉绝，羸瘦，短气。

《名医别录》：微寒，无毒。主治身重目黄，心下支满，虚劳、客热，口干、燥渴。止呕吐，愈痿蹷，强阴，益精，消谷调中，保神，定肺气，安五脏，令人肥健，美颜色，有子。

《药性论》：使。能治热毒，止烦渴。主大水，面目肢节浮肿，下水。治肺痿吐脓，主泄精。疗心腹结气，身黑目黄，心下苦支满，虚劳客热。

《开宝本草》：味甘、平，微寒，无毒。身重、目黄，心下支满，虚劳客热，口干燥渴。止呕吐，愈痿蹷，强阴益精，消谷调中，保神，定肺气，安五脏，令人肥健，美颜色，有子。

《本草衍义》：治心肺虚热，并虚劳客热。

《药性赋》：味甘、平，性寒，无毒。降也，阳中阴也。其用有四：退肺中隐伏之火；生肺中不足之金；止烦燥阴得其养；补虚劳热不能侵。

《药性解》：麦门冬，味甘，性平，微寒，无毒，入肺、心二经。退肺中隐伏之火，生肺中不足之金。止消渴，阴得其养；补虚劳，热不能侵。去心用。地黄、车前为使，恶款冬、苦参，忌鲫鱼。肥大者佳。

《得配本草》：地黄、车前为之使。畏苦参、青葙、木耳。恶款冬、忌鲫鱼。

甘、平，微苦，凉。入手少阴、太阴气分。生上焦之津液，清胸膈之渴烦。治呕吐，止吐衄，消痰嗽，止泄精，疗痿厥，去支满，散结气。

得乌梅，治下痢口渴；得犀角，治乳汁不下；得桔梗，清金气之郁；得荷叶，清胆腑之气。佐地黄、阿胶，润经血；佐生地、川贝，治吐衄。

[用法用量] 水煎服，6～12g。

[使用禁忌] 外感风寒及痰湿阻肺的咳嗽，或脾胃虚寒泄泻者，均不宜服用。

[现代药理研究]

（1）麦冬具抗心肌缺血、抗心律失常、抗休克作用。

（2）麦冬可显著延长机体耐缺氧能力。

（3）麦冬有镇静、催眠、抗惊厥作用。

（4）麦冬有抗疲劳、清除自由基作用。

（5）麦冬有促进肾上腺皮质功能的药理作用，而且具有增强抗体对一切非特异性刺激的适应能力。

[评述] 麦冬可用于心阴虚失眠。

麦冬甘而微寒，偏于润肺宁心，兼能养胃阴、止烦渴。

淡竹叶

[概述] 淡竹叶为禾本科植物淡竹叶的叶，主产于浙江、江苏、湖南、湖北等地。

夏季采收，晒干，切段，生用。其味甘、淡，性寒，归心、胃、小肠经。功效：养阴润燥、止津止渴。

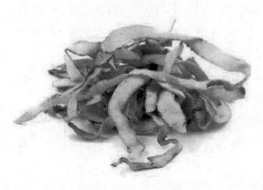

[历代论述]《名医别录》：无毒。主治心腹结气，虚热，湿毒，腰痛，茎中寒，及目痛眦烂泪出。

《药性论》：君。主时疾寒热、内补不足，去虚劳客热。头痛不安，加而用之，良。

《本草蒙筌》：味甘，气平。无毒。益气补中，润肺除热。主心腹结气，虚热湿毒。治腰脚冷痛，天行热狂。止眦烂双眸，逐风淫四末。泽容颜去面黯，调气血令体康强。

《本草乘雅》：女萎，动摇名风，不能动摇，名中风。无风大性故泽色轻身，皆属风力所转。

《本草新编》：萎蕤，味甘，气平，无毒。一名玉竹，即华佗所食漆叶青黏散中之青黏也。入心、肾、肺、肝、脾五脏。补中益气，润津除烦。主心腹结气，虚热湿毒。治腰脚冷痛，定狂止惊。眼目流泪，风淫手足，皆治之殊验。去黑斑，泽容颜，乌发须，又其小者。此物性纯，补虚热，且解湿毒。凡虚人兼风湿者，俱宜用之，但其功甚缓，不能救一时之急，必须多服始妙。近人用之于汤剂之中，冀目前之速效，难矣。且萎蕤补阴，必得人参补阳，乃阴阳既济之妙，所收功用实奇。故中风之症，萎蕤与人参煎服，必无痿废之忧。惊狂之病，萎蕤与人参同饮，断少死亡之病。盖人参得萎蕤益力，萎蕤得人参鼓勇也。

[用法用量]水煎服，6～10g。

[现代药理研究]

(1)玉竹有降血糖和降血脂的作用。

(2)玉竹对免疫系统有促进作用。

(3)玉竹能清除机体代谢产生的自由基，具有抗衰老作用。

(4)玉竹有一定的抗菌作用。

[评述]本品上能清心火而除烦，以治热病烦热、口舌生疮、咳逆喘促、小儿风热惊痫等症；中能清胃热，以治烦热口渴、呕哕吐血等症；下能渗湿、利小便，以治小便短赤、湿热黄疸诸症。

远志

[概述]远志为远志科植物细叶远志的根，分布于东北、华北、西北及山东、安徽、江西、江苏等地，药材主产于山西、陕西、河北、河南。春季出苗前或秋季地

上部分枯萎后挖取根部，除去残基及泥土，阴干或晒干。趁新鲜时，选择较粗的根用木棒搂松或用手搓揉，抽去木心，即为远志筒；较细的根用棒捶裂，除去木心，称远志肉；最细小的根不去木心，名远志棍。其味甘、淡，性寒，归心、胃、小肠经。功效：宁心安神，祛痰开窍，解毒消肿。

[历代论述]《神农本草经》：味苦，温。主治咳逆伤中，补不足，除邪气，利九窍，益智慧，耳目聪明，不忘，强志，倍力。

《名医别录》：毒。主利丈夫，定心气，止惊悸，益精，去心下膈气，皮肤中热、面目黄。久服好颜色。

《药性论》：治心神健忘，安魂魄，令人不迷，坚壮阳道，主梦邪。

《景岳全书》：味微苦、微辛，气温，阳也，升也。制以甘草汤，浸一宿，晒干炒用。功专心肾，故可镇心止惊，辟邪安梦，壮阳益精，强志助力。以其气升，故同人参、甘草、枣仁，极能举陷摄精，交接水火。但可为佐，用不宜多。神气上虚者所宜，痰火上实者当避。

《得配本草》：得茯苓、龙骨、冬葵子良。畏珍珠、藜芦，杀天雄、附子、乌头毒。

辛、苦，温。入手足少阴经气分。开心气，去心邪，利九窍，散痈肿。

得甘草、陈皮，治脾经郁结。配川贝、茯神，除痰郁，开心窍。佐茯苓，入肾经以泄邪；佐麦冬，散心郁以宁神。若无邪，则散心之正气。研末嗅鼻，治脑风头痛。

心虚不寐，用之则有怔忡之患。肾气不足用之恐过提肾气。二者禁用。

远志一味，今皆以为补心安神之剂。其实消散心肾之气，心肾一虚，鼓动龙雷之火，而莫有底止，虚怯者实所禁用。惟心气郁结，痰涎壅塞心窍，致有神呆健忘，寤寐不宁等症，用以豁痰利气则可，若谓益精强志，使心肾交密，万万不能。

《本草分经》：苦、辛，温。入心。能通肾气，上达于心而交心肾。泄热利气，散郁，利窍豁痰，兼治痈疽。去心用。

[用法用量] 水煎服，3～10g。

[使用禁忌] 溃疡病及胃炎患者慎用。

[现代药理研究]

（1）远志具有祛痰作用。

（2）远志具有镇静作用。

（3）远志具有降压作用。

[评述] 本品多用于心肾不交或痰阻清窍所引起的不寐。本品还有益智的作用，可用于因心肾不足而导致的记忆力减退、善忘、精力不集中等症。

淡豆豉

[概述] 淡豆豉为豆科植物大豆的黑色成熟种子的发酵加工品，各地均有加工。其味苦、辛，性凉，归肺、胃经。功效：解表除烦，健胃消食，止汗。临床用名有

淡豆豉、炒淡豆豉。

[历代论述]《名医别录》：味苦，寒，无毒。主治伤寒、头痛、寒热、瘴气、恶毒、烦躁、满闷、虚劳、喘吸、两脚疼冷，又杀六畜胎子诸毒。

《药性论》：味苦，甘。主下血痢如刺者，豉一升，水渍才令相淹，煎一二沸，绞取汁，顿服。不差，可再服。又伤寒暴痢腹痛者：豉一升，薤白一握，切，以水三升，先煮薤，内豉，更煮汤，色黑，去豉，分为二服。不差，再服。熬末，能止汗，主除烦躁。治时疾热病，发汗。又治阴茎上疮痛烂；豉一分，蚯蚓湿泥二分，水研，和涂上，干易，禁热食酒菜蒜。又寒热风，胸中疮，生者，可捣为丸服，良。

《本草衍义补遗》：苦咸、纯阳。去心中懊侬，伤寒头痛，烦躁。

《本草发挥》：成聊摄云：香豉味苦，寒。助栀子以吐虚烦。洁古云：苦，阴。去心中懊侬。生用之。

《药性解》：豆豉，味甘，性寒，无毒，入肺经。主伤寒头痛寒热，恶毒瘴气，烦躁满闷，虚劳喘吸。按：豉之入肺，所谓肺苦气上逆，急食苦以泄之之意也。伤寒瘴气，肺先受之，喘吸烦闷，亦肺气有余耳，何弗治耶。

《得配本草》：苦，寒。入手太阴经。调中下气，发汗解肌。治伤寒温疟，时行热病，寒热头痛，烦躁满闷，发斑呕逆，懊侬不眠，及血痢腹痛。

得薤白，治痢疾。配葱白煎，发汗；《肘后》用代麻黄汤。配生栀子，探吐烦闷。佐杏仁，开膈气。

伤寒时症，宜下不宜汗者禁用。

怪症：肉出如锥，痛痒非常，不能饮食，此血壅也。不速治，溃脓不已，服豆豉汤则愈。外用赤葱皮烧灰淋洗。

[用法用量]水煎服，9～12g。

[现代药理研究]淡豆豉中的烟酸能促进细胞的新陈代谢，并有扩张血管作用。

[评述]淡豆豉有除烦宁心之功，用以调节伴有紧张担心之失眠效果明显。

天麻

[概述]天麻为兰科植物天麻的干燥块茎，野生或栽培，主产于四川、贵州、湖北、陕西等地。原植物喜生于海拔1200～1800米的林下湿地、腐殖质较厚的地方，喜凉爽、湿润环境，怕冻，怕高温，怕积水，以土层疏松肥沃、土壤微酸性、排水良好的砂质壤土最宜生长。其味甘，性平，归肝经。功效：息风止痉，平肝潜阳。

[历代论述]《神农本草经》：味辛，温。主杀鬼精物，蛊毒，恶气。久服益气力，长阴肥健。

《本草拾遗》：寒。主热毒痈肿，捣茎叶傅之。亦取子作饮，去热气。

《药性论》：又名定风草。味甘，平。能治冷气痪痹，瘫缓不遂，语多恍惚，多惊失志。

《日华子本草》：味甘，暖，助阳气，补五劳七伤，鬼疰，蛊毒，通血脉，开窍，服无忌。

《开宝本草》：味辛，平，无毒。主诸风湿痹，四肢拘挛，小儿风痫惊气。利腰膝，强筋力。

《本草纲目》：天麻，乃肝经气分之药。《素问》：诸风掉眩，皆属风木。故天麻入厥阴之经而治诸病。罗天益云：眼黑头旋，风虚内作，非天麻不能治。天麻乃定风草，故为治风之神药。今有久服之遍身发出红丹者，是其祛风之验也。

[用法用量] 水煎服，3 ～ 10g。

[现代药理研究]

（1）天麻有镇静作用。

（2）天麻有抗惊厥作用。

（3）天麻有增强耐力、智力及抗衰老作用。

（4）天麻能使小鼠皮肤温度升高。

（5）天麻能抑制小鼠疼痛反应。

[评述] 天麻有息内风、祛痰、止痉的作用，最适用于肝风内动、风痰上扰而致的眩晕、四肢麻木、抽搐、失眠等症。

柏子仁

[概述] 柏子仁为柏科植物的干燥成熟种仁，栽培或野生，主产于山东、河南、河北等地。原植物生于土壤肥沃地，或石灰岩山地。其味甘，性平，归心、肾、大肠经。功效：养心安神，敛汗，润肠通便。临床用名有柏子仁、炒柏子仁、柏子仁霜。

[历代论述]《神农本草经》：味甘，平。主治惊悸，安五脏，益气，除风湿痹。久服令人润泽美色，耳目聪明。

《名医别录》：无毒。主治恍惚、虚损，吸吸历节，腰中重痛。益血，止汗。

《药性论》：君，恶菊花，畏羊蹄草，味甘、辛。能治腰肾中冷，膀胱冷脓宿水，兴阳道，益寿，去头风，治百邪鬼魅，主小儿惊痫。

《日华子本草》：治风润皮肤。

《药性论》云：柏子仁，君。恶菊花，畏羊蹄草。能治腰肾中冷、膀胱冷脓宿水，兴阳道，益寿。去头风，治百邪鬼魅，主小儿惊痫。柏子仁，古方十精丸用之。

《本草纲目》：柏子仁，性平而不寒不燥，味甘而补，辛而能润，其气清香，能透心肾，益脾胃，宜乎滋养之剂用之。

养心气，润肾燥，安魂定魄，益智宁神。烧沥，泽头发，治疗癣。

《药性解》：柏子仁，味甘辛，性平，无毒，入肺、脾、肾三经。主安五脏，定惊悸，补中气，除风湿，兴阳道，暖腰膝，去头风，辟百邪，润皮肤，明耳目。侧柏叶，味苦涩，性微寒，止吐衄崩痢，除风冷湿痹，乌须黑发，灸音冻疮。牡蛎、瓜子为使，畏菊花。

按：柏子仁辛归肺，甘归脾，浊阴归肾，故均入之。柏叶之苦涩，属金而善守，最清血分，为补阴要药，须用嫩叶，春采东，夏采南，秋采西，冬采北，才得节候生气。

《景岳全书》：味甘平，性微凉，能润心肺，养肝脾，滋肾燥，安神魂，益志意。故可定惊悸怔忡，益阴气，美颜色，疗虚损，益血止汗，润大肠，利虚秘，亦去百邪鬼魅，小儿惊痫。总之，气味清香，性多润滑，虽滋阴养血之佳剂，若欲培补根本，乃非清品所长。

[用法用量] 水煎服，9～30g。

[使用禁忌] 便溏多痰者慎用。

[现代药理研究]

(1) 柏子仁具有镇静作用。

(2) 柏子仁含有大量的脂肪油，有缓和的泻下作用。

(3) 柏子仁水及乙醇提取物对跳台试验中东莨菪碱所致的记忆存储障碍有改善作用，能明显改善跳台试验中电惊厥休克所致的记忆巩固障碍。

[评述] 本品能补心气养心血而安神。对思虑过度、心脾受损而出现的心慌不安、惊悸失眠、夜间盗汗等症，常以本品配酸枣仁同用。

乌梅

[概述] 乌梅为蔷薇科植物梅未成熟果实的加工熏制品，主产于浙江、福建、云南等地。初夏采收，低温焙至果肉呈黄褐色，呈皱皮，再焖至黑色，去核生用或炒炭用。其味酸，性平，归肝、脾、肺、大肠经。功效：敛肺、涩肠、生津、安蛔。

[历代论述] 《神农本草经》：味酸，平。主下气，除热烦满，安心，肢体痛，偏枯不仁，死肌，去青黑痣，恶疾。

《名医别录》：无毒。止下痢，好唾，口干。

《本草拾遗》：本功外，止渴，令人膈上热。乌梅去痰，主疟瘴，止渴调中，除冷热痢，止吐逆。

《日华子本草》：暖，无毒。除劳，治骨蒸、烦闷，涩肠，止痢，消酒毒，治偏枯、皮肤麻痹，去黑点，令人得睡。

《药类法象》：主下气，除热烦满，安心调中，治痢止渴。以盐豉为白梅，亦入除痰药中用。

《本草蒙筌》：收敛肺气，解渴除烦。因涩大肠，禁痢止泻，却伤寒温疟，逐虚劳骨蒸。同建茶干姜为丸，治休息久痢尤验。黑痣可脱，虫痛能安。

《药性解》：味酸，性温，无毒，入肺、肾二经。主生津液，解烦热，止吐逆，除疟瘴，止久痢，消酒毒。又主皮肤黑点，麻痹不仁。按：乌梅入肺者，经所谓"肺欲收，急食酸以收之"是也；肾则其所生者也，宜并入之。多食最宜损齿。风寒初起、疟痢未久者，不可骤以此收敛也。

[使用禁忌] 有表邪或内有实热积滞者均不宜内服。

[现代药理研究]

（1）乌梅可刺激唾液腺、胃腺分泌，对胆囊有轻度收缩作用，可促进胆汁分泌，并可改变胆汁酸碱度。乌梅煎剂对离体兔肠有抑制作用，对奥迪括约肌有弛缓作用。

（2）乌梅对蛋白质过敏性及组胺性休克具有减低死亡数目的作用，还具有脱敏作用。

（3）乌梅果浆有明显抗氧化溶血和抗肝匀浆脂质过氧化作用，可抗衰老，抗疲劳。

（4）乌梅成分苦，味酸，具有提高肝功能的作用，苦扁桃苷具有解热、镇痛作用。

龙眼肉

[概述] 龙眼肉为无患子科植物龙眼肉的成熟果实。其味甘，性温，归心、脾经。功效：补心脾、益气血。临床用名有龙眼肉、桂圆肉。

[历代论述]《神农本草经》：味甘，平。主治五脏邪气，安志厌食。久服强魂魄，聪察，通神明。

《名医别录》：无毒。除虫去毒。

《开宝本草》：味甘，平，无毒。除虫去毒。

《本草衍义》：甘味归脾，而能益智，此说甚当。

《本草纲目》：食品以荔枝为贵，而资益则龙眼为良。盖荔枝性热，而龙眼性和平也。严用和《济生方》治思虑劳伤心脾有归脾汤，取其甘味归脾，能益人智之义。

开胃益脾，补虚长智。

《药性解》：味甘，性温，无毒，入心、脾二经。主补血气，养肌肉，益虚赢，美颜色，除健忘，治怔忡，增智慧，明耳目。

按：龙眼甘温之品，脾家所悦。心者脾之母也，母无顾子之忧，则心血可葆故，故入兹二经。然甘能作胀，凡中满气隔之证，均宜远之。

《本草分经》：甘平而润。补心脾，安神，治一切思虑过度，劳伤心脾及血不归脾诸症。

《医学衷中参西录》：味甘，气香，性平。液浓而润，为心脾要药。能滋生心血，兼能保合心气，能滋补脾血，兼能强健脾胃，故能治思虑过度，心脾两伤，或心虚怔忡，寝不成寐，或脾虚泄泻，或脾虚不能统血，致二便下血。为其味甘能培补脾土，即能有益肺金，故又治肺虚劳嗽、痰中带血，食之甘香适口，以治小儿尤佳。

[用法用量] 煎汤，10～15g，大量30～60g。

[现代药理研究]

（1）龙眼肉对小鼠遭受低温、高温、缺氧刺激有明显保护作用，并可增加小鼠体重。

（2）龙眼肉可增加小鼠静脉注射碳粒的廓清率，并能增加小鼠脾重。

[评述] 龙眼肉为补养心脾阴血之要药，主要用于心脾血虚之不寐、心悸等。

合欢皮

[概述] 合欢皮为豆科植物合欢的树皮，主产于长江流域各省。夏、秋两季剥取树皮，晒干，切段用。其味甘，性平，归心、肝、脾经。功效：安神解郁，活血消肿。

[历代论述]《神农本草经》：味甘，平。主安五脏，和心志，令人欢乐无忧。

《日华子本草》：杀虫，煎膏消痈肿，并续筋骨。

《药性论》：属土而有水与金，补阴之有捷功也。长肌肉，续筋骨，概可见矣。而外科家未曾录用，何也？又名夜合，人家多植庭除间，蠲人之忿。

《本草蒙筌》：味甘，气平。无毒。利心志补阴，安五脏明目。令人事事遂欲，时常安乐无忧。

《药性解》：合欢皮，味甘，性平，无毒，入心经。主安五脏，利心志，杀诸虫，消痈肿，续筋骨，令人欢乐无怒，轻身明目。花主小儿撮口，煎汤洗拭；跌打伤疼，热酒调下。

《得配本草》：甘，平。入手足太阴经。安五脏，治肺痈。又能补心脾之阴。得阿胶，治肺痿吐血。配白蜡，煎膏，长肌肉，续筋骨；配白芥子，内服外敷，治跌打折骨。

《本草分经》：甘，平。和血补阴，安五脏，和心志，益心脾。调和则五脏自安矣。

[用法用量] 水煎服，10～15g。

[评述] 合欢皮有开郁安神之功，用于伴有焦虑抑郁的失眠疗效显著。

龙骨

[概述] 龙骨为古代哺乳动物（如三趾马、犀类、鹿类、牛类、象类等）的化石，主产于山西、内蒙古、陕西、甘肃、河北、湖北等地。其味甘、涩，性微寒，归心、肝经。功效：平肝潜阳、镇静安神、收敛固涩。临床用名有龙骨、煅龙骨。

[历代论述]《神农本草经》：味甘，平。主治心腹鬼疰，精物，老魅，咳逆，泄痢脓血，女子漏下，癥瘕坚结，小儿热气，惊痫。龙齿：主治小儿大人惊痫，癫疾，

狂走，心下结气，不能喘息，诸痉，杀精物。

《名医别录》：微寒，无毒。主治心腹烦满，四肢痿枯，汗出，夜卧自惊，恚怒，伏气在心下，不得喘息，肠痈内疽阴蚀，止汗，小便利，溺血，养精神，定魂魄，安五脏。

《药性论》：君，忌鱼，有小毒。逐邪气，安心神，止冷痢、皮下脓血、女子崩中带下，止梦泄精、夜梦鬼交，治尿血，虚而多梦纷纭加而用之。

《汤液本草》：气平微寒，味甘，阳也。无毒。

《本草》云：主心腹鬼疰，精物老魅，咳逆，泄痢脓血，女子漏下，癥坚结，小儿热气惊痫。疗心腹烦满，四肢痿枯汗出，夜卧自惊，恚怒，伏气在心下，不得喘息。肠痈内疽，阴蚀。止汗，缩小便，溺血，养精神，定魂魄，安五脏。

按：经曰肾主骨，宜龙骨独入之。观其沾舌，大抵涩之用居多，故主精滑等症，经曰涩可去脱，是之谓耶。

《景岳全书》：味甘，平，性收涩。其气入肝肾，故能安神志，定魂魄，镇惊悸，涩肠胃，逐邪气，除夜梦鬼交，吐血衄血，遗精梦泄，收虚汗，止泻痢，缩小便，禁肠风下血尿血，虚滑脱肛，女子崩淋带浊，失血漏胎，小儿风热惊痫。亦疗肠痈脏毒，内疽阴蚀，敛脓敛疮，生肌长肉，涩可去脱，即止属也。

《得配本草》：得人参、牛黄、黑豆良。畏石膏、铁器。忌鱼。

甘，平，涩。入足少阴、厥阴经。收浮越之正气，涩有形之精液。镇惊定魄，止肠红，生面肉，疗崩带，愈溺血，敛疮口，祛肠毒。能引治毒之药黏滞于肠，以治患也。

得白石脂，治泄泻不止；得韭菜子，治睡即泄精；配桑螵蛸，治遗尿；合牡蛎粉，扑阴汗酒痒。

《本草新编》：龙骨，味甘，气微寒，阳也。虽有雌雄，无分功效，但色黑者不可用。必须火煅研末，水飞过，始可用之。闭塞滑泻之大肠，收敛浮越之正气，止肠风下血，及妇人带下崩中，塞梦寐泄精，并小儿惊痫风热，辟鬼疰精物，除肠痈内疽，固虚汗，缩小便，散坚结，消癥痕。

[用法用量] 水煎服，15～30g，打碎先煎。外用适量。收敛固涩煅用，其他生用。

[现代药理研究]

（1）龙骨具有镇静催眠作用。

（2）龙骨具有抗惊厥作用

（3）龙骨具有促凝血作用。

[评述] 用于平肝潜阳、镇静安神时，应用生龙骨。用于阴虚阳亢所致的烦躁、失眠。

牡蛎

[概述] 牡蛎为牡蛎科动物长牡蛎、大连湾牡蛎或近江牡蛎等的贝壳，我国沿海一带均有分布，全年可采，以冬季、春季产量最多。采取后，去肉取壳，洗净晒干，

生用或煅用，用时打碎。其味咸，性微寒，归肝、胆、肾经。功效：重镇安神、潜阳补阴、软坚散结、收敛固涩。

[历代论述]《神农本草经》：味咸，平。主治伤寒、寒热，温疟洒洒，惊恚怒气；除拘缓，鼠瘘，女子带下赤白。久服强骨节，杀邪鬼。

《名医别录》：微寒，无毒。主除留热在关节荣卫、虚热去来不定、烦满，止汗、心痛气结，止渴，除老血，涩大小肠，止大小便，治泄精、喉痹、咳嗽、心胁下痞热。

《药性赋》：味咸，平，性寒，无毒。可升可降，阴也。其用有四：男子梦寐遗精，女子赤白崩中；荣卫往来虚热，便滑大小肠同。

《药性解》：牡蛎，味咸，性微寒，无毒，入肾经。主遗泄带下，喉痹咳嗽、荣卫虚热、去来不定、心胁下老痰痞积、宿血温疟、疮肿结核。贝母为使，喜甘草、牛膝、远志、蛇床，恶麻黄、吴茱萸、辛夷。

《景岳全书》：味微咸微涩，气平。用此者，用其涩能固敛，咸能软坚。专入少阴肾脏，随药亦走诸经。能解伤寒温疟、寒热往来，消瘀血，化老痰，去烦热，止惊痫心脾气痛，解喉痹咳嗽、疝瘕积块，痢下赤白，涩肠止便，禁鬼交遗沥，止滑精带下，及妇人崩中带漏，小儿风痰虚汗。同熟地，固精气，禁遗尿；同麻黄根，敛阴汗；同杜仲，止盗汗；同白术，燥脾利湿；同大黄，善消痈肿；同柴胡，治胁下硬痛；同天花茶，消上焦瘿瘤瘰疬结核。

[用法用量]煎服10～30g，宜打碎先煎。除收敛固涩煅用外，其余皆生用。

[现代药理研究]

(1)牡蛎有增强体液免疫作用。

(2)牡蛎有增强消化力作用。

(3)牡蛎有滋阴润燥、保肝益肾作用。

(4)提取的牡蛎多糖具有降血脂、抗凝血、抗血栓、促进机体免疫功能和抗白细胞下降的作用等。

(5)牡蛎能抑制神经肌肉的兴奋性，还能降低毛细血管通透性。

[评述]本品生用有养阴潜阳的作用，因阴虚阳亢而致的烦躁、失眠、盗汗等症，可用本品养阴潜阳。常配伍生龙骨、生地黄、白芍、黄芩、香附、远志、首乌藤等同用。生牡蛎还有养阴清热解除烦的效能，对于因阴虚所致的夜间口渴、虚热烦躁等症，可用本品配合元参、生地黄、花粉、白芍、石斛等同用。

琥珀

[概述]琥珀为古代松科植物的树脂埋藏地下经久凝结而成的碳氢化合物，从地层或煤层中挖出后，除去砂石、泥土等杂质而得，主产于云南、河南、广西、福建、贵州、辽宁等地。其甘、平，归心、肝、膀胱经。功效：镇惊安神、散瘀止血、利水通淋、去翳明目。

[历代论述]《名医别录》：味甘，平，无毒。主安五脏，定魂魄，杀精魅邪鬼，消瘀血，通五淋。

《本草拾遗》：止血，生肌，合金疮。和大黄、鳖甲，作散子，酒下方寸匕，下恶血，妇人腹内血尽即止。

《药性论》：君，治百邪，产后血疹痛。

《本草衍义补遗》：属阳。今古方用为利小便以燥脾土有功。脾能运化，肺气下降，故小便可通。若血少不利者，反致其燥急之苦。茯苓、琥珀二物，皆自松出而所禀各异。茯苓生成于阴者也，琥珀生于阳而成于阴，故皆治荣而安心利水也。

《本经逢原》：古方用琥珀利小便，以燥脾土有功，脾能运化，肺气下降，故小便可通。若阴虚内热，火炎水涸，血少不利者，反致燥结之苦。其消磨渗利之性，非血结膀胱者，不可误投。和大黄、鳖甲作散，酒下方寸匕，治妇人腹内恶血，血尽则止。血结肿胀，腹大如鼓，而小便不通者，须兼沉香辈破气药用之。又研细傅金疮，则无瘢痕，亦散血消瘀之验。凡阴虚内热，火炎水涸，小便不利者勿服，服之愈损其阴，滋害弥甚。

《得配本草》：甘，平。入手少阴、足厥阴气分。达命门，利水道。散瘀破坚，宁神定魄。得朱砂，治胎惊。配朱砂、全蝎，治胎痫。佐大黄、鳖甲，下恶血；和鹿葱，治淋沥。肾虚溲不利者禁用。

《本草分经》：甘，平。入心肝血分。又能上行，使肺气下降，而通膀胱。从镇坠药则安心神，从辛温药则破血生肌，从淡渗药则利窍行水。亦治目疾。

[用法用量]内服：入丸，散，3～6分。外用：研末点、撒。

[使用禁忌]阴虚内热及无瘀滞者忌服。

[现代药理研究]

琥珀有中枢抑制作用。

[评述]琥珀质重，镇心定惊。对心神受伤，神不守舍之心神不宁、惊悸失眠、健忘多梦等症，可收定惊安神之效。

钩藤

[概述]钩藤为茜草科植物钩藤及其同属多种植物的带钩茎枝，主产于湖南、福建、广东等省。原植物生于山地次生林中，喜温暖湿润气候，不耐严寒，以土层深厚、疏松肥沃、富含腐殖质的的砂质壤土最宜生长。其味甘，性微寒，归肝、心包经。功效：息风止痉，清热平肝。

[历代论述]《名医别录》：微寒，无毒。主小儿寒热，十二惊痫。

《药性论》：臣，味甘，平。能主小儿惊啼，瘛疭热壅。

《药性解》：味甘苦，性微寒，无毒，入十二经。主小儿寒热、诸种惊痫、胎风客忤、热壅夜啼，舒筋活血。色黄而嫩、钩多者佳。

按：钩藤兼主气血，故于经络靡所不入。惟疗小儿，不入余方。

《景岳全书》：味微甘微苦，性微寒。能清手厥阴之火，足厥阴、足少阳之风热，故专理肝风相火之病。凡大人小儿惊痫眩晕、斑疹天钓、头旋烦热等证，用之而风静火息，则诸证自除矣。

《得配本草》：甘、苦，微寒。入手足厥阴经。平肝风，除心热，祛肝风而不燥。小儿客忤瘛疭，大人头旋目眩，能通心胞于肝木，风静火息，则诸症自除。相火为病者，可用以为使。

得硝石、炙甘草，治惊热；得甘草，治惊痫；配紫草，发斑疹。

纯用钩力大，久煎力薄。

[用法用量] 水煎服，3～12g，不宜久煎。

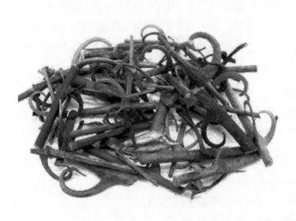

[现代药理研究]

（1）钩藤有降压作用。钩藤碱可抑制血管运动中枢，直接和间接扩张外周血管，阻滞交感神经及神经节，并能抑制神经末梢介质的释放。

（2）钩藤有镇静、抗惊厥作用。

（3）钩藤能舒张肠、支气管及子宫平滑肌，对抗组胺引起的收缩，但对抗乙酰胆碱的作用较弱，不能对抗烟碱和5-HT引起的痉挛。

[评述] 本品可清心热、息肝风，病变脏腑在心肝的不寐之证多可应用本品。前任使用钩藤息风时主张"后下"，认为钩藤后下力大、久煎力小。近代实验研究证明，钩藤煮沸煎熬超过20分钟，其降低血压的成分即受到部分破坏。

五加皮

[概述] 五加皮为五加科植物细柱五加和刺五加等同属植物的干燥根皮，前者主产于陕西、河南、安徽、江苏等地，后者主产于东北地区。原植物生于海拔200～1600米的灌木丛中，喜温和湿润气候，耐荫蔽，耐寒，以向阳潮湿的山坡、丘陵、河边、土层深厚、肥沃、排水良好、稍酸性的冲积土或砂质壤土最宜生长。其味辛、苦，性温，归肝、肾经。功能：祛风湿，补肝肾，强筋骨，通瘀血，利水肿。临床用名有五加皮、酒五加皮。

[历代论述]《神农本草经》：味辛，性温。主治心腹疝气、腹痛，益气，治小儿不能行，疽疮，阴蚀。

《本草拾遗》：花者，治眼瞤，人捣沫酒调服，自正。

《药性论》：有小毒。能破逐恶风血，四肢不逐，贼风伤人软脚瘠腰。主多年瘀血在皮肌，治痹湿内不足。主虚羸，小儿三岁不能行，用此便行走。

《日华子本草》：明目，下气，治中风、骨节挛急，补五劳七伤。

《本草纲目》：五加治风湿痿痹，壮筋骨，其功良深。仙家所述，虽若

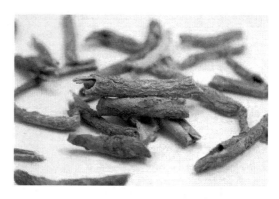

过情，盖奖辞多溢，亦常理尔。亦可煮酒饮，加远志为使更良。五纶《医论》云：风病饮酒能生痰火，惟五加一味浸酒，日饮数杯，最有益。

《药性解》：五加皮，味辛苦，性温，无毒，入肺、肾二经。主心腹腰膝痛、疝气、骨节拘挛多年、瘀血在皮肤、阴痿囊湿、小儿脚软、女子阴痒阴蚀，补劳伤，坚筋骨，益志气，添精髓。远志为使，畏蛇皮、玄参。

《景岳全书》：味辛，性温。除风湿，行血脉，壮筋骨，明目下气。治骨节四肢拘挛，两脚痹痛，风弱五缓，阴痿囊湿，疝气腹痛，小便遗沥，女人阴痒。凡诸浸酒药，惟五加皮与酒相合，大能益人，且味美也。仙家重此，谓久服可以长生，故曰：宁得一把五加，不用金银满车。虽未必然，然亦必有可贵者。

《得配本草》：远志为之使。畏玄参、蛇皮。

辛、苦，温。入足厥阴、少阴经气分。去风湿之在骨节，逐瘀血之在皮肤。除寒痛，止遗沥，杀阴虫，疗疝气。

得牛膝、木瓜，治脚痹拘挛。配丹皮、当归、赤芍，治妇人血风劳。

肺气虚，水不足。二者禁用。

[用法用量] 水煎服，5～10g。

[现代药理研究]

（1）南五加皮具有镇静、镇痛的作用。

（2）南五加皮总糖苷具有抗疲劳的作用；南五加皮醇浸膏可延长常压缺氧小鼠的死亡时间；细柱五加皮、南五加皮总皂苷均有抗应激的作用。

（3）红毛五加皮具有扩张血管、增加冠脉流量及降压的作用。藤五加皮具抗心律失常的作用。

（4）细柱五加皮有降血糖的作用；南五加皮具有抗肿瘤及止血的作用。

[评述] 本品可补肾益精，强筋壮骨，肾在神为志，故本品还有"强意志"之功效。

鸡血藤

[概述] 鸡血藤为豆科植物密花豆和香花崖豆藤等的藤茎，前者主产于广西，后

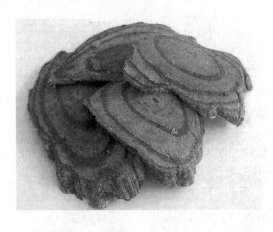

者主产于江西、福建、云南、四川等地。原植物生于山谷、溪边及灌丛中。其味苦、微甘，性温，归肝经。功效：行血补血、舒筋通络。临床用名为鸡血藤。

[历代论述]《本草纲目拾遗》：《云南志》：熬膏可治血症。

《滇游杂记》：熬成膏，泡酒饮之，大补气血，与老人妇女更为得益；或不饮酒者早晚用开水化服亦能奏效。

壮筋骨，已酸痛，和酒服，于老人最宜。

治老人气血虚弱，手足麻木瘫痪等症。男子虚损，不能生育，及遗精白浊。男妇胃寒痛。妇女经血不调，赤白带下。妇女干血劳，及子宫虚冷不受胎。陆象咸云：曾见妇人合药服之，多年不育者，后皆有子。

《滇志》：鸡血藤胶治风痛湿痹，性活血舒筋，患在上部，饱食后服；在下部，空心酒服，不饮酒者，滚水调服。

尤明府佩莲云：此胶治跌打如神，其太夫人一日偶闪跌伤臂，痛不可忍，用山羊血、参三七治之，多不验，有客教服此胶，冲酒一服，其疾如失。其性捷走血分可知。

统治百病，能生血、和血、补血、破血，又能通七孔，走五脏，宣筋络。治妇人经水不调，四物汤加减八珍汤加玄胡索为引；妇女劳伤气血，筋骨酸痛转筋，牛膝、杜仲、沉香、桂枝、佛手、干木瓜、穿山甲、五加皮、砂仁、茴香为引；大肠下血，椿根皮煎汤送下；男子虚弱，八味加减为引。服此胶忌食酸冷。

[用法用量] 水煎服，10～20g。

[现代药理研究]

(1) 鸡血藤水煎剂具有调脂作用。

(2) 鸡血藤提取物有抗凝、促凝、抗纤溶和促纤溶作用。

(3) 鸡血藤对异常免疫功能有低调高、高调低的双向调节作用。

(4) 鸡血藤有降血压作用，对在位心脏有抑制作用。

[评述] 此药善于活血补血、调经止痛，一般用于治疗风湿痹证，然其具安心宁志之效，特别是血虚失眠者，或者难治性失眠，往往颇有奇效。

黄连

[概述] 为毛茛科植物黄连、三角叶黄连或云连的根茎。其味苦，性寒，归心、肝、胃、大肠经。功效：清热燥湿，清热泻火，泻火解毒。

[历代论述]《神农本草经》：味苦，寒。主治热气，目痛，眦伤，泣出，明目，

肠澼，腹痛，下痢，妇人阴中肿痛。久服令人不忘。

《药性论》：恶白僵蚕，忌猪肉，恶冷水。杀小儿疳虫，点赤眼昏痛，镇肝，去热毒。

《日华子本草》：治五劳七伤，益气，止心腹痛、惊悸、烦躁，润心肺，长肉，止血。并疮疖，盗汗，天行热疾。猪肚蒸为丸，治小儿疳气。

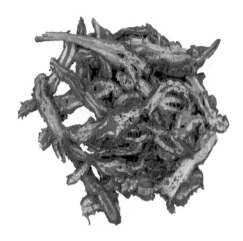

《开宝本草》：味苦，微寒，无毒。五脏冷热，久下泄澼、脓血，止消渴、大惊，除水利骨，调胃，厚肠，益胆，疗口疮。

《本草图经》：黄连治目方多，而羊肝丸尤奇异。盖眼目之病，皆血脉凝滞使然，故以行血药合黄连治之。血得热则行，故乘热洗也。

《药类法象》：泻心火，除脾胃中湿热，治烦躁恶心，郁热在中焦，兀兀欲吐。治心下痞满必用药也。仲景治九种心下痞，五等泻心汤皆用之。

《本草》又云：龙骨、理石、黄芩为之使，恶菊花、芫花、玄参、白鲜皮，畏款冬花，胜乌头，解巴豆毒。

《本草经疏》：大惊益胆者，凉心清肝胆也。久服令人不忘者，心家无火则清，清则明，故不忘。

《药性解》：因寒得泻者忌之，又久病气虚，心火不盛者，用之则心气愈虚，虚火反炽。

《景岳全书》：黄连之苦寒若此，所以过服芩连者，无不败脾，此其湿滑，亦自明显易见。独因陶弘景《别录》中有调胃厚肠之一言，而刘河间复证之曰：诸苦寒药多泄，惟黄连、黄柏性冷而燥。因致后世视为奇见，无不谓黄连性燥而厚肠胃，凡治泻痢者，开手便是黄连，不知黄连、黄柏之燥，于何见之？呜呼！一言之谬，流染若此，难洗若此，悖理惑人，莫此为甚。虽曰黄连治痢亦有效者，然必其毒禀阳脏，或多纵口腹，湿热为痢者，乃其所宜。且凡以纵肆不节而血气正强者，即或误用，未必杀人，久之邪去亦必渐愈，而归功黄连，何不可也？此外，则凡以元气素弱，伤脾患痢，或本无火邪而寒湿动脾者，其病极多，若妄用黄连，则脾肾日败，百无一生。凡患痢而死者，率由此来，可不寒心？余为此言，而人有未必信者，多以苦燥二字有未明耳，故余于《传忠录》辨河间条中，复详言苦味之理，以俟卫生仁者再为赞正，庶是非得明，而民生有攸赖矣。道书言：服黄连犯猪肉，令人泄泻。

[用法用量] 水煎服，2～5g；研末吞服，0.5～1g。外用，适量。黄连酒炒，清上焦火；姜汁及吴茱萸炒，缓和苦寒之性，增强降逆止呕作用；猪胆汁炒，泻肝

胆实火。

[使用禁忌] 本品大苦大寒，易伤脾胃阳气，脾胃虚寒者忌用。苦燥伤阴，阴虚津伤者慎用。

[现代药理研究]

(1) 黄连有降血脂的作用。

(2) 黄连有利胆、抗溃疡的作用。

[评述] 黄连主要有清泻心胃火热、凉肝胆、解热毒的作用。并且有燥湿的作用。心热亢盛而致的失眠、口干舌红、尿黄、脉数等证，可以本品配栀子、生地黄、当归、甘草、辰砂、豆豉等同用。

黄柏

[概述] 黄柏为芸香科植物黄柏和黄皮树除去栓皮的树皮，前者主产于河北、吉林、辽宁等地；后者主产于四川、湖北、云南、贵州等地。生于山地杂林中或山谷溪边，喜凉爽气候，抗风力强，怕干旱、怕涝，以土层深厚、疏松肥沃、富含腐殖质的微酸性或中性土壤最宜生长。其味苦，性寒，归肾、膀胱经。功效：清热燥湿、泻火除蒸、解毒疗疮。临床用名有黄柏、盐炙黄柏、酒炙黄柏、黄柏炭。

[历代论述]《神农本草经》：味苦，性寒。主治五脏肠胃中结气热、黄疸、肠痔，止泄痢、女子漏下、赤白、阴阳蚀疮。

《名医别录》：无毒，主治惊气在皮间，肌肤热赤起，目热赤痛，口疮。久服通神。

《药性论》：使，平。主男子阴痿，治下血如鸡鸭肝片，及男子茎上疮，屑末傅之。

《得配本草》：伏硫黄。恶干漆。

苦，寒。入足少阴经血分。泻下焦隐伏之火，除脏腑至阴之湿。溲便癃闭，水泻血痢，由湿热致者，宜此治之。

得肉桂，治咽痛。桂乃命门之匙，赖以开之。配知母，降肺火。佐苍术，治湿痿；柏可直入。使细辛，泻脾火。辛用二三分。

治上，酒制；治中，蜜炙；治下，盐水制。止崩带，炒炭；涂疮乳调。

脾胃虚泻，尺脉细弱，二者禁用。

川柏补水，以其能清自下泛上之阴火。火清则水得坚凝，不补而补也。盖阴中邪火，本非命门之真火，不妨用苦寒者除之。若肾中之真水不足，水中之真火虚浮于上，宜用二地以滋之，水足火自归脏也。如误投知、柏，水愈燥而火愈炎，反成孤阳飞越，莫可救矣。

又曰：命门之火，安其位为生生之少火，出其位即为烁阴食气之壮火，是畏火也。非急除之不可川柏、丹皮，在所必需。然少火出位，失水之源，用川柏之苦燥，不若丹皮之辛润，为无伤于真阴也。

[用法用量] 水煎服，2～12g，或入丸、散。外用适量。清热燥湿解毒多生用，

泻火除蒸退热多盐水炙用，止血多炒炭用。

[使用禁忌] 本品苦寒易伤胃气，脾胃虚寒者忌用。

[现代药理研究]

（1）黄柏对中枢神经系统有抑制作用。

（2）黄柏有抗炎作用。

（3）黄柏有降血压作用。黄柏对麻醉动物静脉或腹腔注射可产生显著而持久的降压作用。

（4）黄柏可影响乙酰胆碱的作用，对在体及离体的动物心脏，小剂量小檗碱能增强乙酰胆碱的作用，大剂量则对抗乙酰胆碱引起的离体蛙腹直肌的收缩，可被黄柏素所抑制。

[评述] 本品能健身清热而益阴，故能清热降火，常配合滋阴药用于清阴虚阳亢所致的虚火，如知柏地黄丸和大补阴丸。

五味子

[概述] 五味子为木兰科植物北五味子和华中五味子（南五味子）的成熟果实。北五味子为传统用的正品，主产于东北、内蒙古、湖北、山西等地；南五味子主产于西南及长江流域以南地区。原植物五味子生于海拔 1500 米以下的向阳山坡杂林中、林缘及溪旁灌木中；华中五味子生于 600～2400 米的密林或沟溪边。其喜阴凉湿润气候，耐寒，不耐水浸，以疏松、肥沃、富含腐殖质的壤土最宜生长。

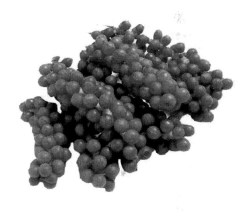

其味酸，性温，归肺、肾、心经。功效：敛肺滋肾，生津敛汗，涩精止泻，宁心安神。临床用名有五味子、酒五味子、醋五味子、焦五味子。

[历代论述]《神农本草经》：味酸，温。主益气，咳逆上气，劳伤羸瘦，补不足，强阴，益男子精。

《名医别录》：无毒。主养五脏，除热，生阴中肌。

《药性论》：君。能治中下气，止呕逆，补诸虚劳，令人体悦泽，除热气。病人虚而有气兼嗽加用之。

《药性赋》：味酸，性温，无毒。降也，阴也。其用有四：滋肾经不足之水，收肺气耗散之金，除烦热生津止渴，补虚劳益气强阴。

《景岳全书》：皮甘肉酸，性平而敛；核仁味辛苦，性温而暖，俱兼咸味，故名五味。入肺、肾二经。南者治风寒咳嗽，北者疗虚损劳伤。整用者用其酸，生津解渴，止泻除烦。疗耗散之肺金，滋不足之肾水，能收敛虚火，亦解除酒毒。敲碎者用其辛温，补元阳，壮筋骨，助命门，止霍乱。但感寒初嗽当忌，恐其敛束不散。肝旺吞酸当忌，恐其助木伤土。

《得配本草》：苁蓉为之使。恶葳蕤。胜乌头。

皮肉甘、酸，核苦、辛，其性皆温。入手太阴经血分，兼入足少阴经气分。敛肺经耗散之气，归肾脏散失之元。收瞳子之散大，敛阴阳之汗溢。退虚热，止烦渴，定喘止嗽，壮水镇阳。佐半夏，治痰；佐阿胶，定喘；佐干姜，治冬月寒嗽；佐参、芪，治夏季困乏；佐蔓荆子，洗烂弦风眼；佐麦冬、五倍，治黄昏咳嗽。合吴茱萸，治肾泄，即五更泻。入醋糊为丸，治胁背穿痛。黄昏嗽，乃火气浮入肺中，不宜用凉剂，宜五味子、倍子敛而降之。

[用法用量] 水煎服，2～6g。或研末服，1～3g。

[使用禁忌] 表邪未解，内有实热，咳嗽初起，麻疹初起患者均不宜用。

[现代药理研究]

（1）五味子能延长小鼠睡眠时间，抑制小鼠自发活动，并有抗惊厥、改善神经系统功能的作用。

（2）五味子能改善机体对糖的利用，促进蛋白质的合成，对肝损害有保护作用，对药酶有诱导作用，并对血吸虫病及纤维化有明显影响，对病毒性肝炎有明显的治疗作用。

（3）五味子能促进小鼠脑内 DNA、RNA 的蛋白质的生物合成。

（4）五味子有延缓衰老作用。

（5）五味子有抗应激作用。

[评述] 由于心气不足而致的失眠、心悸、易惊、多梦等症，可用五味子养心气而安神。汗为心之液，五味子能滋养心肾，其性味酸收，故又有止汗作用。

知母

[概述] 知母为百合科植物知母的根茎，主产于河北、山西及东北等地。春、秋季采挖，除去茎苗和须根，或剥去外皮晒干、切片，生用或盐水炙用。其味苦、甘，性寒，归肺、胃、肾经。功效：清热泻火、滋阴润燥。临床用名有知母、盐知母。

[历代论述]《神农本草经》：味苦，寒。主治消渴、热中，除邪气，肢体浮肿，下水，补不足，益气。

《名医别录》：主治伤寒久疟烦热，胁下邪气，膈中恶，及风汗内疽。多服令人泄。

《药性论》：主治心烦躁闷，骨热劳往来，生产后蓐劳，肾气劳。憎寒虚损。患人虚而口干，加而用之。

《景岳全书》：味苦，寒，阴也。其性沉中有浮，浮则入手太阴、手少阴，沉则入足阳明、足厥阴、足少阴也。故其在上，则能清肺止渴，却头痛，润心肺，解虚烦喘嗽，吐血衄血，去喉中腥臭；在中则能退胃火，平消瘅；在下则能利小水，润大便，去膀胱肝肾湿热，腰脚肿痛，并治劳瘵内热，退阴火，解热淋崩浊。古书言：知母佐黄柏，滋阴降火，有金水相生之义。盖谓黄柏能制膀胱命门阴中之火，知母能消肺金制肾水化源之火，去火可以保阴，是即所谓滋阴也，故洁古、东垣皆以为滋阴降火之药也。继自丹溪而后，则皆用以为补阴，诚大谬矣。夫知母以沉寒之性，本无生气，用以清火则可，用以补阴则何补之有？第其阴柔巽顺，似乎有德，倘元气既亏，犹欲藉此以望补益，是亦犹小人在朝，而国家元气日受其削，有阴移焉而莫之觉者，是不可不见之真而辨之早也。

《得配本草》：得黄柏及酒良。

辛、苦，寒。入足少阴、手太阴经气分。泻肾火，除骨蒸，退邪热，滋化源。疗初痢脐痛。治久疟酷热，消痰定嗽，止渴除烦。

得人参，治子烦；得地黄，润肾燥；得莱菔子、杏仁，治久嗽气急。配麦冬，清肺火。

拣肥润里白者去毛，铜刀切片，犯铁器，损肾。欲上行，酒拌焙燥；欲下行，盐水润焙。

肠胃滑泄，虚损发热，二者禁用。

邪热伏于肺中，不能生水，膀胱绝其化源，秘塞不通。用知母清金，而泉源滋长，此所以有知母补阴之谓。若真水不足，膀胱失气化之司，速当补肾，使阴气行而阳自化，便自通也。知母苦寒，大伤肾水，尤宜禁用。

[用法用量] 水煎服，6～12g。清热泻火宜生用；滋阴降火宜盐水炙用。

[使用禁忌] 本品性寒质润，能滑肠，脾虚便溏者不宜用。

[现代药理研究]

（1）知母对皮质醇激素有影响，知母对肾上腺皮质激素既有协同作用，亦有相反的拮抗作用，即有离解作用。

（2）知母对呼吸和血液循环系统有影响。兔静脉注射知母浸膏可使呼吸中枢抑制、血压下降，大剂量导致呼吸、心搏停止。知母甲醇提取物对血小板聚集具有很强的抑制作用。

（3）知母有提高学习记忆功能的作用。

（4）知母所含杧果苷有利尿、利胆、抗精神抑郁、镇咳、祛痰作用。

[评述] 知母有滋阴降火之功，用于阴虚发热、骨蒸盗汗、五心烦热等症。

生地黄

[概述] 生地黄为玄参科植物地黄的根，栽培或野生，主产于河南、河北、内蒙古、东北等地。原植物多为栽培，或野生于山坡及路旁荒地，喜温暖气候，较耐寒，以阳光充足、土层深厚、疏松肥沃、中型或微碱性的砂质壤土最宜生长。其味甘、苦，

性寒，归心、肝、肾经。功效：清热凉血，养阴生津。临床用名生地黄。

[历代论述]《神农本草经》：味甘，性寒。主治折跌、绝筋、伤中，逐血痹，填骨髓，长肌肉。作汤除寒热积聚，除痹。生者尤良。

《名医别录》：大寒。主治妇人崩中血不止，及产后血上薄心、闷绝，伤身、胎动、下血，胎不落，堕坠，踠折，瘀血，留血，衄血，吐血，皆捣饮之。

《药性赋》：味甘、苦，性寒，无毒。沉也，阴也。其用有四：凉心火之血热，泻脾土之湿热，止鼻中之衄热，除五心之烦热。

《本草纲目》：《简易方》云：男子多阴虚，宜用熟地黄。女子多血热，宜用生地黄。又云：生地能生精血，天冬引入所生之处。熟地能补精血，麦冬引入所补之处。

《景岳全书》：味苦甘，气凉，气薄味厚，沉也，阴也。鲜者更凉，干者微凉。能生血补血，凉心火，退血热，去烦躁骨蒸，热痢下血，止呕血衄血、脾中湿热，或妇人血热而经枯，或上下三焦而热渴。总之，其性颇凉，若脾胃有寒者，用宜斟酌。

[用法用量] 水煎服，9 ～ 15g。

[使用禁忌] 本品性寒而滞，脾胃湿滞胀满便溏者，不宜使用。

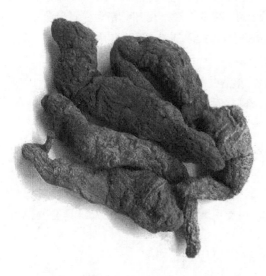

[现代药理研究]

（1）生地黄有降血糖作用。地黄能抑制试验性高血糖，也能使正常家兔血糖下降。用地黄醇浸膏溶液给兔皮下注射或灌胃，均可使血糖下降，皮下注射还能抑制党参所含糖类引起的血糖升高，肌内注射可抑制和预防肾上腺素引起的血糖升高。

（2）生地黄有抗炎、抗过敏作用。

（3）生地黄有抗氧化、抗衰老作用。

（4）生地黄对肾上腺皮质激素有离解作用。

[评述] 本品有滋阴凉血之功，常用于阴虚火旺之失眠、盗汗等症，使用时须注意其滋腻之性，防其碍胃伤脾。

参考文献

冯帆，王处渊，汪卫东. 失眠症中医心理认知过程探微 [J]. 中医杂志，2016, 51(21): 1828-1830.

顾思臻，窦丹波. 中医中药对 PCPA 失眠大鼠模型 HPA 轴相关单胺类神经递质及激素影响的研

究进展 [J]. 上海中医药大学学报 , 2015, 29(1): 83-86.

刘梦 , 吴凤芝 , 张蔚 , 等 . 基于网络药理学的四逆散与酸枣仁汤治疗失眠分子机制的比较研究 [J].
　北京中医药大学学报 , 2019, 42(1): 44-51.

覃甘梅 , 谢沛桃 , 唐周一豆 , 等 . 中药及其相关方剂治疗失眠应用探析 [J]. 吉林中医药 , 2018,
　38(7): 778-781.

周荣 , 胡万华 , 何金彩 . 中医药治疗亚健康失眠的研究进展 [J]. 江西中医药 , 2012, 3 (3): 74-77.

第14章 失眠症常用方剂

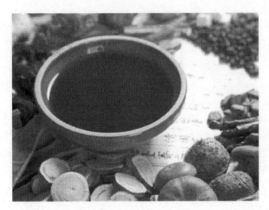

睡眠是人类生活的基本需求之一，但失眠却是临床的常见病及多发病，顽固性失眠迁延难愈，颇为棘手，严重危害患者的身心与生活。中医方药从多个方面进行诊治，其主要诊治角度包括从肝论治、疏肝和胃、化痰解郁、从肾论治、从痰论治、从火论治、清热养阴、从瘀论治、从胃论治、从心脾论治、从气血论治等。

第一节 历代失眠名方

二陈平胃散（《症因脉治》）

[组成] 熟半夏、白茯苓、广皮、甘草、苍术、厚朴。

[用法] 水煎服。

[主治] 胃有痰饮者，食滞中脘而致眠不安、辗转反侧。

[评述] 本方以祛痰燥湿药为主组成，配伍行气、健脾之品，使气顺痰消，脾健湿化，胃和则眠安。

人参养荣汤（《三因极一病证方论》）

[组成] 白芍药90g，当归30g，陈皮30g，黄芪30g，桂心30g，人参30g，白术30g，炙甘草30g，熟地黄9g，五味子4g，茯苓4g，远志15g。

[用法] 为散，每服四钱，加生姜三片，大枣二枚，水煎去渣，温服。

[功效] 益气补血，养心安神。

[主治] 劳积虚损, 呼吸少气, 行动喘息, 心虚惊悸, 咽干唇燥, 舌淡, 脉细弱无力。

[方解] 方中人参、熟地黄益气养血, 为君药。黄芪、白术、茯苓助人参益气; 当归、白芍药助熟地黄养血, 同为臣药。陈皮、桂心行气通阳, 使全方补而不滞, 五味子、远志宁神定志, 皆为佐药。炙甘草和中并调和诸药, 为使药。诸药合用, 共奏益气补血、养心安神之功。

[历代论述]《医方考》:"人参、黄芪、白术、茯苓、甘草、陈皮, 皆补气药也, 荣血不足而补气, 此《太易》之教, 阴生于阳之义也。阴者五脏之所主, 故用当归泽脾, 芍药调肝, 熟地滋肾, 五味益肺, 远志宁心, 五脏和而阴血自生矣。桂性辛热, 热者入心而益火, 辛者入经而利血, 又心为生脉之原, 故假以引诸药入心, 而养荣血于脉耳。"

[评述] 本方以十全大补汤为底, 加以陈皮增行气之功, 去川芎防其走窜, 是用于补虚更为平稳安和, 助眠之力温润柔婉。

人参清肺汤 (《太平惠民和剂局方》)

[组成] 地骨皮、人参、阿胶、杏仁、桑白皮、知母、乌梅、甘草、罂粟壳各等份。

[用法] 上为粗散。每服三钱, 水一盏半, 加乌梅、枣子各一枚, 同煎至一盏, 滤去滓, 食后临卧温服。两滓留并煎作一服。

[主治] 肺胃虚寒, 咳嗽喘急, 胸膈噎闷, 腹胁胀满, 迫塞短气, 喜欲饮冷, 咽嗌隐痛; 及肺痿劳嗽, 唾血腥臭, 干呕烦热, 声音不出, 肌肉消瘦, 倦怠减食。

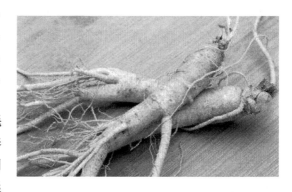

[评述] 本方所治病证为病久耗气伤阴之失眠, 以补气药人参与养阴药阿胶合用, 以补肺之气阴; 阴虚生内热, 故用地骨皮、知母、桑白皮滋阴清热, 乌梅、罂粟壳、杏仁敛肺止咳。诸药合用, 共奏益气养阴助眠之功。

大酸枣汤 (《千金翼方》)

[组成] 酸枣仁五升, 人参、茯苓、生姜 (切)、川芎、桂心各二两, 甘草 (炙) 一两。

[用法] 以水一斗二升, 煮枣仁取七升, 去滓, 纳诸药, 煮取三升, 分三服。

[主治] 虚劳烦悸, 奔气在胸中, 不得眠。

[评述] 方中以酸枣仁养血安神, 茯苓宁心安神, 桂心温阳散寒, 川芎活血行气, 人参大补元气, 又可宁神。诸药配伍, 则虚劳烦悸、不眠等症可尽愈。

上下两济丹（《辨证录》）

[组成] 人参五钱，熟地黄一两，白术五钱，山茱萸三钱，肉桂五分，黄连五分。

[用法] 水煎服。

[主治] 心肾不交，昼夜不能寐，心肾躁烦。

[评述] 黄连凉心，肉桂温肾，仅此二药，以免热者太热，寒者太凉，又以人参、熟地黄、白术、山茱萸等补药辅之，则心肾能交于顷刻也。

天王补心丹（《摄生秘剖》）

[组成] 生地黄120g，人参、丹参、元参、白茯苓、远志、桔梗各15g，五味子、当归、天冬、麦冬、柏子仁、酸枣仁各30g。

[用法] 上药为末，炼蜜为丸，朱砂为衣，空腹温水送服。亦可水煎服，用量按原方比例酌减。

[功效] 滋阴养血，补心安神。

[主治] 阴亏血少。虚烦少寐，心悸神疲，梦遗健忘，大便干结，口舌生疮，舌红少苔，脉细而数。

[方解] 本方重用生地黄，一滋肾水以补阴，水盛则能制火，一入血分以养血，血不燥则津自润，是为主药。玄参（元参）、天冬、麦冬有甘寒滋润以清虚火之效；丹参、当归用作补血、养血之助，以上皆为滋阴、补血而设。方中人参、茯苓益气宁心，酸枣仁、五味子酸以收敛心气而安心神；柏子仁、远志、朱砂养心安神，以上皆为补心气、宁心安神而设。两组配伍，一补阴血不足之本，一治虚烦少寐之标，标本并图，阴血不虚，则所生诸症可尽愈。方中桔梗，一般用为载药上行。

[历代论述]《医方集解》："此手少阴药也。生地、元参，北方之药，补水所以制火，取既济之义也。丹参、当归，所以生心血。血生于气，人参、茯苓所以益心气。人参合麦冬、五味，又为生脉散，益心主脉，脉为心之华盖而朝百脉，补肺生脉，所以使天气下降也。天冬苦寒入心而泻火，与麦冬同为滋水润燥之剂。远志、枣仁、柏仁，所以养心神，而枣仁、五味酸以收之，又以敛心气之耗散也。桔梗清肺利膈，取其载药上浮而归于心，故以为使。朱砂色赤入心，寒泻热而重宁神。读书之人，所当常服。"

[评述] 本方助眠效果显著，然朱砂使用须注意，切勿过量，及时根据服药使用情况调整用药。

仁熟散（《医学入门》）

[组成] 人参、枳壳、五味子、桂心、山茱萸、菊花、茯神、枸杞子各三分，柏子仁、熟地各一两。

[用法] 上为末，每服三钱，温酒调下。

[主治] 胆虚，常多畏恐，不能独卧，头目不利。

[评述] 方中人参补气宁心，柏子仁、茯神养心安神，五味子收敛心气，山茱萸、枸杞子、熟地滋补肾阴，桂心温补阳气，菊花清利头目，枳壳行气宽中。诸药配伍，尤其适用于上述诸症。

半夏秫米汤 （《灵枢》）

[组成] 秫米一升，制半夏五合。

[用法] 以流水千里以外者八升，扬之万遍，取其清五升，煮之，炊以苇薪火，沸，置秫米一升，制半夏五合，徐炊令竭为一升半，去其滓，饮汁一小杯，一日三次，稍益，以知为度。病新发者，覆杯则卧，含处则已矣；久之，三饮而已矣。

[主治] 痰湿内阻，胃气不和之失眠。

[历代论述]《温病条辨》："半夏逐痰饮和胃，秫米秉燥金之气而成，故能补阳明燥气之不及，而渗其饮，饮退则胃和，寐可立止。"

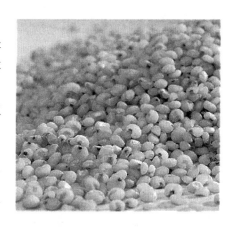

[评述] 半夏秫米汤由半夏、秫米二药组成，药味简单而意旨深厚。半夏性温味甘能通阳，降逆而通泄卫气，李时珍《本草纲目》言半夏能除"目不得瞑"，现代药理研究也表明，法半夏有良好的镇静神经中枢的作用；秫米性味甘凉能养营，益阴而通利大肠，李时珍说："秫米，治阳盛阴虚，夜不得眠半夏汤（即半夏秫米汤）中用之，取其益阴气而利大肠也，大肠利则阳不盛矣。"（《本草纲目》卷二十三谷部）；"流水千里以外……扬之万遍"者，即后人所谓甘澜水，其源远流长，能荡涤邪秽，疏通下达，取此煎药可以调和阴阳。半夏、秫米合用，而助以甘澜水，使本方有通有补、有升有降，共成补虚泻实、沟通阴阳、和利营卫之功。所谓"通其道而去其邪"，则"其卧立至"。故凡失眠病证，皆可以此方为基本方治疗。另可根据具体病情，做适当化裁，如心脾两虚加党参、炒白术，痰热扰心加黄连、淡竹茹，食滞胃脘加陈皮、六神曲等。方中半夏的用量较大，可为常用量的 4～6 倍，常可用至 40～60g。秫米，《类经》注为"糯小米也""北人呼为小黄米"。因药房不备，今医多遵吴鞠通意，代之以薏苡仁。

安寐丹 （《石室秘录》）

[组成] 人参三钱，丹皮二钱，麦冬三钱，甘草一钱，茯神三钱，生枣仁五钱，熟酸枣仁五钱，菖蒲一钱，当归三钱，五味子一钱。

[用法] 水煎服。

[主治] 心血少所致心经之病，怔忡，不寐。

[评述] 本方枣仁生熟并用，取其安神宁心之功；配之"生脉散"，佐以当归补血而兼补液；加（石）菖蒲开心窍，益心志，安心神，除烦闷；丹皮安神志，除烦热，补心气，安五脏。故该方能安心神而除烦躁，补心血而益心气，则怔忡得安，不寐得除矣。

归脾汤（《济生方》）

[组成] 白术 30g，茯神 30g，黄芪 30g，龙眼肉 30g，酸枣仁 30g，人参 15g，木香 15g，甘草 8g，当归 3g，远志 3g。

[用法] 加生姜 6g，大枣 3～5 枚，水煎服。或按上述调整剂量比例放大，作蜜丸，每丸约重 15g，空腹时，每次服一丸，开水送下，日服三次。

[功效] 益气补血，健脾养心。

[主治] ①心脾两虚。思虑过度，劳伤心脾，气血不足。心悸怔忡，健忘失眠，盗汗虚热，食少体倦，面色萎黄，舌质淡，脉细缓。②脾不统血。症见便血，以及妇女崩漏，月经超前，量多色淡，或淋漓不止，或带下。

[方解] 本方主治心脾两虚证。心藏神而主血，脾主思而统血。思虑过度，劳伤心脾，脾气亏虚，因而体倦、食少、虚热；心血暗耗，心神失养，则见惊悸、怔忡、健忘、不寐、盗汗；面色萎黄，舌质淡，苔薄白，均属气血不足之象。治当益气补血，健脾养心。方中以参、芪、术、草、姜、枣甘温补脾益气；当归甘辛温养肝而生心血，茯神、酸枣仁、龙眼肉甘平养心安神，远志交通心肾而定志宁心，木香理气醒脾，以防益气补血药滋腻滞气，有碍脾胃运化功能。故本方为养心与益脾并进之方，亦即益气与养血相溶之剂。

[历代论述]《医贯》："凡治血证，前后调理，须按三经用药。心主血，脾裹血，肝藏血，归脾汤一方，三经之方也。远志、酸枣仁补肝以生心火，茯神补心以生脾土，参、芪、甘草补脾以固肺气。木香者，香先入脾，总欲使血归于脾，故曰归脾。有郁怒伤脾，思虑伤脾者，尤宜。"

[评述] 本方配伍特点，一是心脾同治，重点在脾，使脾旺则气血生化有源。方中除用参、芪、术、草健脾补气外，尚有木香理气醒脾，使补而不滞。二是气血并补，但重在补气，意在生血，方中黄芪配当归，寓当归补血汤之意，使气旺则血有所生，血足则心有所养，心悸怔忡、失眠健忘诸症可愈。

朱砂安神丸（《医学发明》）

[组成] 朱砂 15g，黄连 18g，炙甘草 6g，生地黄 8g，当归 8g。

[用法] 上四味为细末，另研朱砂，水飞如尘，阴干，为衣，汤浸蒸饼为丸，如黍米大，每服十五丸，津唾咽之，食后服。现代用法：上药为丸，每次服 6～9g，睡前开水送下；亦可水煎服，用量按原方比例酌情增减，朱砂研细末水飞，以药汤送服。

[功效] 镇心安神，泻火养阴。

[主治] 心火偏亢，阴血不足。心烦神乱，失眠，多梦，怔忡，惊悸，甚则欲吐不果，胸中自觉懊侬，舌红，脉细数。

[方解] 本方证是因心火偏亢，阴血不足，以致心失所养，故心烦，失眠，怔忡等症皆为心火有余、阴血不足之证。舌红、脉细数皆由心经有热、阴血内耗使然。方中重用朱砂重镇以安心神，寒能胜热，以制浮游之火；黄连苦寒泻火，消除烦热。两药配伍，共奏泻火清热除烦之功。重镇以安神志之功，故用为主药。当归养血；生地黄滋阴；补其耗伤的阴血，为辅助药。甘草调和诸药。合组成方，一以泻偏盛之火，一以补不足阴血，达到心火下降，阴血上承；并用重镇安神、寒以胜热之品，成为标本两顾之方，于是心烦、失眠诸症乃可自愈。

[历代论述]《医学发明》："热淫所胜，治以甘寒，以苦泻之。以黄连之苦寒，去心烦，除湿热为君；以甘草、生地黄之甘寒泻火补气，滋生阴血为臣；以当归补其血不足，朱砂纳浮溜之火，而安神明也。"

[评述] 方中用朱砂、黄连泻心火，生地黄、当归、甘草补阴血养心气，用以治疗心悸、怔忡、失眠等症，然朱砂有毒，不宜大量服用，也不宜少量久服；孕妇及肝肾功能不全者禁用。

导痰汤 （《传信适用方》）

[组成] 半夏6g，南星3g，枳实3g，茯苓3g，橘红3g，甘草2g，生姜3g。

[用法] 水煎服。

[功效] 燥湿祛痰，行气开郁。

[主治] 痰涎壅盛，胸膈痞塞，或咳嗽恶心，饮食少思，以及肝风挟痰，呕不能食，头痛眩晕，甚或痰厥。

[历代论述]《医略六书》："卒中风邪，痰气闭塞，故胸膈痞满，迷闷不醒也。南星化风痰，枳实破滞气，合二陈治一切痰实为病。中风痰盛气壅者，洵可先用之以破气导痰，然后调其血气，而风无不解矣。"

[评述] 本方是二陈汤去乌梅、甘草，加天南星、枳实而成，天南星增半夏燥湿化痰之力，枳实助橘红理气化痰之功，故燥湿化痰理气之力较二陈汤为著，主治痰湿内阻、气机不畅之痰厥等症。

竹叶石膏汤 （《伤寒论》）

[组成] 竹叶15g，石膏30g，半夏9g，麦冬15g，人参5g，粳米15g，甘草6g。

[用法] 上七味，以水一斗，煮取六升，去渣，内粳米，煮米汤，汤成去米，温服一升，日三服。

[功效] 清热生津，益气和胃。

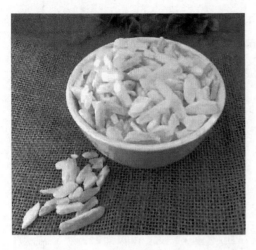

[主治] 伤寒、温热、暑病之后，余热未清，气津两伤。身热多汗，心胸烦闷，气逆欲呕，口干喜饮，或虚烦不寐，舌红苔少，脉虚数。

[方解] 本方所治病证，一是热病之后，余热留恋未清，故见心胸烦闷，低热有汗不解，气、津、阴夜渐耗，故有口干，舌红苔少之证；胃失和降，乃致气逆欲呕。本方以竹叶、石膏清热除烦为君；人参益气，麦冬养阴生津为臣；半夏降逆止呕为佐，甘草、粳米和中养胃。共收清热生津、益气和胃之功。使热去烦除，气津两复，胃气和调，诸症相继消失。

[评述] 方中用竹叶止烦热，石膏清胃热，半夏止呕吐，人参补病后之虚，又以麦冬补阴液，甘草调和诸药，粳米顾护胃气，诸药配伍，则烦热可除，气津两复，诸症消失。

血府逐瘀汤（《医林改错》）

[组成] 桃仁 12g，红花 9g，当归 9g，生地黄 9g，川芎 5g，赤芍 6g，牛膝 9g，桔梗 5g，柴胡 3g，枳壳 6g，甘草 3g。

[用法] 水煎服。

[功效] 活血祛瘀，行气止痛。

[主治] 胸中血瘀，血行不畅。胸痛、头痛日久不愈，痛如针刺而有定处，或呃逆日久不止，或饮水即呛，干呕，或内热瞀闷，或心悸怔忡，或夜不能睡，或夜寐不安，或急躁善怒，或入暮潮热，或舌质暗红，或舌面有瘀点，唇暗或两目暗黑，脉涩或弦紧。

[方解] 本方是王清任用以治疗"胸中血府血瘀"所致诸症，由桃红四物汤合四逆散加桔梗、牛膝而成。胸胁为肝经循行之处，瘀血在胸中，气机阻止，则肝郁不舒，故胸胁刺痛，日久不愈，急躁易怒。瘀久化热，气郁化火，故内热瞀闷，或心悸失眠，或入暮潮热，上扰清窍，则为头痛；横犯胃腑，胃失和降，则干呕呃逆，甚至饮水即呛。至于唇、目、舌、脉所见，皆为瘀血之症。故治当活血化瘀，兼以行气解郁。方中桃红四物汤活血化瘀而养血，四逆散行气和血而疏肝，桔梗开肺气，载药上行，合枳壳则升降上焦之气而宽胸，尤以牛膝通利血脉，引血下行，互相配合，使血活气行，瘀化热消而肝郁亦解，诸症自愈。

[历代论述]《岳美中医话集》："方中以桃红四物汤合四逆散，动药与静药配伍得好，再加牛膝往下一引，柴胡、桔梗往上一提，升常有降，血自下行，用于治疗胸膈间瘀血和妇女逆经证，多数病例而愈。"

[评述] 本方由桃红四物汤合四逆散加桔梗、牛膝而成，体现了活血祛瘀药与行气药相配伍的特点。其中活血祛瘀中寓养血之意，使祛瘀而不伤正，行气中又兼升降气机之功，则治疗更具有针对性。

当归六黄汤 （《兰室秘藏》）

[组成] 当归、生地黄、熟地黄、黄芩、黄柏、黄连各 6g，黄芪 12g。

[用法] 水煎服。

[功效] 滋阴泻火，固表止汗。

[主治] 阴虚有火，发热盗汗，面赤，心烦，口干唇燥，便秘溲黄，舌红，脉数。

[方解] 本方用治阴虚有火而致发热盗汗的证候。内热熏蒸形成阳盛阴虚，营阴不守，卫外不固，故发热，盗汗；虚火上炎，故见面赤心烦；火耗阴津，乃见口干唇燥，舌红脉数。方中当归、生地黄、熟地黄取其育阴养血，培本以清内热，是为主药；"三黄"泻火除烦，清热坚阴，用为辅药；佐倍量黄芪益气固表以止盗汗。纵观全方配伍，一是养血育阴与泻火彻热并进，以使阴固则能制火，热清则耗阴无由；二是益气固表与育阴泻火相配，乃为内外兼顾之方，以使营阴内守，内外固密，于是内热、外汗皆可相应而愈。

[历代论述] 《医方集解》："此足少阴药也。盗汗由于阴虚，当归、二地所以滋阴；汗由火扰，黄芩、黄柏、黄连所以泻火；汗由腠理不固，倍用黄芪，所以固表。"

[实验研究] 本方通过宿主对 MRSA（耐甲氧西林金黄色葡萄球菌）有间接抗菌作用。本方用于治疗各种原因导致的汗证均有较好的效果。本方用于治疗糖尿病自汗 26 例，总有效率达 88.5%。

[评述] 本方所治盗汗，由阴亏血虚而火旺所致阴亏血虚者，治宜滋补阴血，故用生地黄、熟地黄以滋阴、当归以补血；内火旺者，治宜泻火，故用黄连、黄芩、黄柏泻火，汗出过多，卫气亦虚，所以又以黄芪固表，如此则内外兼顾，内热外汗皆可愈。

补肝散 （《证治汇补》）

[组成] 生地黄、熟地黄、当归、白芍、石斛、牡丹皮、柴胡、甘草。

[功效] 养阴血，退虚热

[主治] 痿躄：疲劳伤肝，肝血暗耗，故筋失所养而疲困成痿。脉弦数虚涩。

[历代论述] 《医略六书》："方中生地滋阴壮水，专退疲劳之热；熟地黄滋阴补血，专资耗亡之阴；当归养血荣肝，白芍敛阴和肝，石斛益阴平热，丹皮凉血退蒸，甘草泻虚火以缓中，柴胡引诸药以入肝也，盖肝无补法，养阴滋血即所以补肝也，水煎温服，使阴血内充，则肝得所养而疲劳自已。"

[评述] 方中生地黄、熟地黄、石斛滋阴，以滋耗亡之阴，当归、白芍养血柔肝，

丹皮清热凉血，甘草调和诸药。诸药合用，共成养阴血、退虚热之功。

温胆汤（《集验方》）

[组成] 半夏、竹茹、枳实各6g，陈皮9g，甘草3g，茯苓5g。

[用法] 生姜五片，大枣一枚，水煎服。

[功效] 理气化痰，清胆和胃。

[主治] 胆胃不和，痰热内扰。虚烦不眠，或呕吐呃逆，以及惊悸不宁、癫痫等症。

[历代论述]《时方歌括》："二陈汤为安胃祛痰之剂，加竹茹以清膈上之虚热，枳实以清三焦之痰壅，热除痰清而胆自宁和，即温也。温之者，实凉之也。"《张氏医通》："胆之不温，由于胃之不清，停蓄痰涎，沃于清静之府，所以阳气不能调畅而失温和之性。故用二陈之辛温以温胆涤涎，涎聚则脾郁，故加枳实、竹茹以化胃热也。"

[评述] 本方清热而不寒凝，化痰而不燥，使痰涎消解，余热尽去，胆腑自然恢复其温和之气，故以温胆命方。

栀子豉汤（《伤寒论》）

[组成] 栀子十四个（劈），香豉四合（绵裹）。

[用法] 上以水四升，先煮栀子，得二升半，纳豉，煮取一升半，去滓，分为二服，温进一服。得吐者止后服。

[功效] 散胸中邪气、彻热，除烦止躁。

[主治] 伤寒汗吐下后，虚烦不得眠，心中懊侬，胸脘痞闷，饥不欲食，苔薄黄腻，脉数。

[历代论述]《伤寒来苏集》："栀子苦能泄热，寒能胜热，其形象心又赤色通心，故除心烦愦愦，懊侬结痛等症，豆形象肾，制而为豉，轻浮上行，能使心腹之邪上出于口，一吐而心腹得舒，表里之烦热悉出矣。"

[评述] 本方以栀子之苦寒清热，配宣散之豆豉，则清中有透，具有清宣郁热之效，药味虽少，但配伍紧凑，对于伤寒吐下后，虚烦不眠、心中懊侬等症可尽愈。

黄连阿胶汤（《伤寒论》）

[组成] 黄连、阿胶各9g，黄芩、白芍各6g，鸡子黄2枚。

[用法] 水煎三味，去渣，纳胶烊尽。再将鸡子黄加入搅匀，日三服。

[功效] 滋阴降火，清热除烦。

[主治] 少阴阴虚，心火复炽证。症见心烦不得眠，口燥咽干，舌红少苔，脉细数。

[方解] 方中黄连清心泻火；阿胶滋阴养血，共为君药。黄芩助君清热；白芍、鸡子黄助君补阴，均为臣药。诸药合用，共奏滋阴降火、清热除烦之功。

[历代论述]《绛雪园古方选注》："芩、连，泻心也，阿胶、鸡子黄，养阴也，各举一味以名其汤者，当相须为用也。少阴病烦，是君火热化为阴烦，非阳烦也，芩、

连之所不能治，当与阿胶、鸡子黄交合心肾，以除少阴之热。鸡子黄色赤，入通于心，补离中之气；阿胶色黑，入通于肾，补坎中之精。第四者沉阴滑利，恐不能留恋中焦，故再佐芍药之酸涩，从中收阴，而后清热止烦之功得建。"《医略六书·伤寒约编》："芩、连以直折心火，佐芍药以收敛神明，非得气血之属交合心肾，苦寒之味安能使水火升降？阴火终不归，则少阴之热不除。鸡子黄入通于心，滋离宫之火；黑驴皮入通于肾，益坎宫之精，与阿井水相融成胶，配合作煎。是降火归原之剂，为心虚火不降之尚方。"

[评述] 本方配伍以滋阴与泻火并用，黄连、黄芩清心泻火，阿胶、芍药、鸡子黄滋养阴血，诸药合用，共成滋阴降火，清热除烦之功。

酸枣仁汤（《金匮要略》）

[组成] 酸枣仁 15g，甘草 3g，知母 10g，茯苓 10g，川芎 5g。

[用法] 上五味，以水八升，煮酸枣仁得六升，内诸药，煮取三升，分温三服。

[功效] 养血安神，清热除烦。

[主治] 虚劳虚烦不得眠，心悸盗汗，头目眩晕，咽干口燥，脉细弦。

[方解] 本方在原书主治"虚劳虚烦不得眠"。心悸盗汗，口干咽燥，皆由肝血不足，血不养心。阴虚内热，故见虚烦不眠，心悸盗汗。

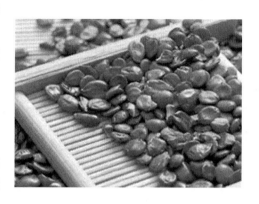

头目眩晕，是为血虚肝旺，虚阳上扰。方中重用、先煎酸枣仁，是以养肝血、安心神，为主药。佐以川芎调养肝血；茯苓宁心安神，知母补不足之阴、清内炎之火，具滋清兼备之功。甘草清热和药。诸药配伍，共收养血安神、清热除烦之功。心肝之血滋养有源，阴升阳潜，于是失眠与一切阴虚阳浮之症皆可自愈。

[历代论述]《古今名医方论》："经曰：肝藏魂，人卧则血归于肝。又曰：肝者，罢极之本。又曰：阳气者，烦劳则张，精绝。故罢极必伤肝，烦劳则精绝，肝伤、精绝则虚劳虚烦不得卧明矣。枣仁酸平，应少阳木化，而治肝极者，宜收宜补，用枣仁至二升，以生心血，养肝血，所谓以酸收之，以酸补之是也。故肝郁欲散，散以川芎之辛散，使辅枣仁通肝调营，所谓以辛补之。肝急欲缓，缓以甘草之甘缓，防川芎之疏肝泄气，所谓以土葆之。然终恐劳极，则火发于肾，上行至肺，则卫不合而仍不得眠，故以知母崇水，茯苓通阴，将水壮、金清而魂自宁，斯神凝、魂藏而魄且静矣。此治虚劳肝极之神方也。"

[评述] 本方用以治疗心肝阴血亏虚之不寐，其以酸枣仁为君因其病机在心肝，使用时可酌情加大酸枣仁的剂量，但同时须增加健脾运化之药以防过度滋腻。

礞石滚痰丸（《泰定养生主论》录自《玉机微义》）

[组成] 大黄、黄芩各 240g，礞石 30g（捶碎），用焰硝一两（放入小砂锅内盖之，铁线缚定，盐泥固济，晒干，火煅红，候冷取出）沉香 15g。

[用法] 水泛为丸，每服 5 ～ 9g，日 1 ～ 2 次，温开水送下。

[功效] 泻火逐痰。

[主治] 实热老痰。发为癫狂惊悸，或怔忡昏迷，或咳喘痰稠，或胸脘痞闷，或眩晕耳鸣，或绕项结核，或口眼䀮动，或不寐，或梦寐奇怪之状，或骨节卒痛难以名状，或噎息烦闷，大便秘结，舌苔黄厚，脉沉数有力。

[方解] 本方专治实热老痰。方中以硝煅礞石为君，取其燥悍重坠之性，善能攻逐陈积伏匿之老痰；以大黄之苦寒，荡涤实热，开痰火下行之路为臣，佐以黄芩苦寒泻火，善清上焦气分之热，复以沉香速降下气，亦为治痰必先理气之理。四药相合，下行攻逐之力较猛，为攻坠实热老痰之峻剂。

[历代论述]《成方便读》："通治实热老痰，怪证百病。夫痰之清者为饮，饮之浊者为痰，故痰者皆因火灼而成，而老痰一证，为其火之尤盛者也，变幻诸病多端，难以枚举。然治病者必求其本，芟草者必除其根。故方中以黄芩之苦寒，以清上焦之火；大黄之苦寒，以开下行之路，故二味分量为独多。单既成之痰，亦不能随火俱去，特以礞石禀剽悍之性，而能攻陈积之痰者，以硝石同煅，使其自上焦行散而下。然一身之主宰者，惟气而已，倘或因痰因火，病则气不能调，故以沉香升降诸气，上至天而下至泉，以导诸药为之使耳。"

[评述] 方中以硝煅礞石为君，攻逐陈积伏匿之老痰，以大黄之苦寒，荡涤实热，开痰火下行之路为臣，佐以黄芩沉香清热下气，以助降火逐痰之力，方中二黄用量最重，具有正本清源的作用。故善治实热老痰。

第二节　名医失眠效方

僵蚕二黄散（李宇航方）

[组成] 僵蚕 10g，姜黄 6g，天竺黄 3g，蝉蜕 10g，合欢皮 15g，远志 10g。

[方解] 僵蚕，味咸、辛，性平，取其化痰散结之功；姜黄，苦辛，性温，辛散，苦泄，温通，取其内行气血之功；天竺黄，甘寒清热豁痰，凉心定惊，二黄寒温并用，豁痰行气血，调畅升降之机；蝉蜕，甘寒、归肺、肝经，取其寒性而除肝经郁火之用；远志，辛苦温，辛升散阳，苦降泄阳，温通助气血运行，具安神定志、散郁化痰之功，此外，远志可交通心肾；合欢皮具解郁安神和血之功。方中寒温、甘苦辛咸并用，

意在升降气机，调和阴阳，使神有所主，神安则寐。本方重点在调治内脏，进而在调畅气机，痰消则气行通畅，气畅则不郁，不郁则无以化火，无火则神无所扰，故神安则寐。

[加减] 若肝胆火郁，见口苦目眩、心烦易怒、舌红苔黄、脉弦数者加柴胡 5g，黄芩 12g，川楝子 6g，栀子 12g，龙胆草 10g；若心肝火旺，肾阴不足，见心悸耳鸣、腰酸梦遗、五心烦热、口干尿赤者，加黄芩 10g，白芍 20g，酸枣仁 30g，首乌藤 30g；若心胆虚怯，症见坐卧不安、神志不宁、触事易恐、郁闷太息者，加竹茹 12g，枳实 10g，半夏 10g，云苓 20g，郁金 10g，浮小麦 15g；若阳明燥结、大便不通者，加生军 10g，杏仁 6g，桔梗 3g；若胃中不和，饮食停滞，见食少痞满、嗳气吞酸者，加神曲 12g，莱菔子 15g，陈皮 10g，连翘 3g。

[主治] 神经衰弱，神经官能症，梅尼埃病，更年期综合征等引起的各种顽固性失眠，以痰气交阻、气郁化火为主证。

补心安神膏（赵绍琴方）

[组成] 黄芪 60g，党参 30g，沙参 60g，生地黄 60g，当归 60g，赤芍 60g，白芍 60g，川芎 60g，阿胶 30g，黄芩 20g，黄连 10g，女贞子 30g，墨旱莲 60g，金樱子 60g，五味子 60g，远志肉 30g，生牡蛎 80g，珍珠母 80g，焦麦芽 60g，桑椹 60g，鲜葡萄 2500g，鲜苹果（切片）4000g，蜂蜜 150g，冰糖 60g。

[方解] 方中黄芪、党参健脾益气，女贞子、墨旱莲、金樱子、桑椹、五味子滋补肝肾，以达补心阴之效，此即"虚者补其母"，当归、赤芍、白芍、川芎、阿胶养血；生牡蛎、珍珠母重镇安神；沙参、生地黄、鲜葡萄、鲜苹果、蜂蜜生津增液，以润大肠，老年心虚便秘之人，尤为适宜。"胃不和则卧不安"，本方在大量滋补药中加入焦麦芽、远志、黄连、黄芩，一则可防补药滋腻碍胃，二则可消胃中积滞，疏理肠腑。

[加减] 若素有肺虚，燥热咳嗽，或血虚便秘者，加川贝母、麦冬、玉竹各 30g；痔疮便血者，加丹参 20g，炒地榆 60g，炒槐花 60g，干荷叶 30g；燥热干咳、舌瘦干红者，加紫菀 30g，如遇感冒及其他疾病发生，应立即停服此药，以免留邪。

[主治] 本方用于劳倦思虑过度而致心脾两虚的失眠证，或伴见脾虚食滞者，可见心悸健忘，肢倦神疲，纳食欠佳，面色少华，大便秘结，舌淡，脉细弱。

柴胡龙牡煎（陈苏生方）

[组成] 柴胡、制半夏、酸枣仁各 9g，牡蛎、龙骨、磁石各（先煎）30g，紫石英、首乌藤各 15g，朱茯神、北秫米（包煎）各 12g，合欢皮 24g，甘草 4.5g。

[方解] 本方中龙骨、磁石、紫石英以镇心安神。柴胡辛开，枣仁酸收，辛开酸收相济，亦寓调和之意，合朱茯神、首乌藤、合欢皮以宁心安神。由于考虑多种石药，其性沉降，易伤脾胃生生之气，故用半夏、北秫米以和胃气。此方融动静、升降、

开合于一炉，对因郁致长期失寐、神不内守、烦燥汗少者尤为合适。

[主治] 失眠。

潜阳宁神汤（张琪方）

[组成] 首乌藤 30g，熟酸枣仁 20g，远志 15g，柏子仁 20g，茯苓 15g，生地黄 20g，玄参 20g，生牡蛎 25g，生赭石（研）30g，黄连 10g，生龙骨 20g。

[方解] 本症多由五志过极，心阴暗耗、心阳亢奋所致。本方以黄连清心火，生地黄、玄参滋阴潜阳，更用生龙骨、生牡蛎、生赭石以潜镇阳气，使阳入于阴。然此病日久，思虑过度，暗耗心阴，故再用远志、柏子仁、熟酸枣仁、首乌藤以养心宁神。兼大便秘结为胃家郁热，即"胃不和则卧不安"，可少加大黄以泻热和胃。不寐常见初睡时忽然跳跃，似惊而醒，有以心虚胆怯而实非，乃阳亢阴亏，初入之时交合浅而脱离快，自然阴阳不能相济而复醒，故必须用黄连直折心火从而达到泻南补北、心肾交合、阴平阳秘之目的。

[主治] 心烦不寐，惊悸怔忡，口干舌燥，头晕耳鸣，手足烦热，舌红苔薄，脉象滑或弦数。

宁神酊（何筱仙方）

[组成] 黄精 180g，枸杞子、生地黄、白芍、首乌藤各 90g，黄芪、党参、炒酸枣仁各 60g，麦冬、红花、菊花、佩兰、石菖蒲、远志各 30g。

[方解] 方中黄精补脾润肺；枸杞子补肾益精，养肝明目；生地黄、麦冬滋阴养血；党参、黄芪补中益气，固气升阳；当归、白芍、红花补血活血祛瘀；菊花疏散风热，明目平肝；佩兰化湿和中；石菖蒲化痰湿，和中开窍；炒酸枣仁、首乌藤、远志养心安神，补肝益精。

[主治] 失眠症（神经衰弱）。

除痰安寐汤（印会河方）

[组成] 北柴胡 10g，法半夏 10g，淡枯芩 12g，炙青皮 10g，枳实 10g，制南星 6g，竹茹 12g，龙胆草 10g，栀子 10g，珍珠母 60g，礞石 30g，合欢皮 15g，首乌藤 30g，葛根 30g。

[方解] 本方系多方组合而成，上可溯源《黄帝内经》半夏秫米汤，下又能至现代实验室的实验证明，除痰药多有镇静作用，中可归功于"许学士的珍珠母丸"，故方中重用珍珠母。

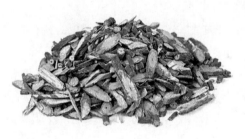

[加减] 头痛（痰厥头痛）甚者加钩藤、菊花各 30g，白蒺藜 15g，赤芍 30g，以舒挛镇痛；便秘者，加瓜蒌仁 12g，生大黄

6g；抽搐动风，加羚羊角粉（分冲）1g；狂言乱语，躁动不宁、幻听幻视者，属癫狂之症，加石菖蒲 10g，远志 6g，外加礞石滚痰丸 6～9g，上午 1 次服下，下午可得泻 2～3 次，睡前不可服此丸，以免影响睡眠。（方中珍珠母、礞石须先煎 30 分钟，距离吃饭 1 小时前后均可服用）

[主治] 由七情六郁而引起的失眠、烦躁、乱梦、头痛昏晕、多愁善感、疑虑妄想、惊悸夜游、无端喜怒悲啼涕泣及幻睡（即现代医学所称之癔病及神经官能症）等症。

丹参枣仁汤（董建华方）

[组成] 丹参、生龙牡、首乌藤、合欢皮、炒酸枣仁、柏子仁各 10g。

[方解] 方中丹参入血，既养心肝之血，又凉血分之热，从而起到安神作用，为本方主药，炒酸枣仁养肝血，柏子仁养心阴，以助补养之力，生龙牡镇静以增安神之功，首乌藤清虚火安心神，合欢皮化痰浊宁心神。

[加减] 若目眶发黑，加生熟地或女贞子；若虚烦性急，加山栀、白芍；若难以入睡，口苦舌尖红痛，加黄连或木通少许；若头晕目赤，加珍珠母；痰多，加茯神、石菖蒲；胸胁闷胀，叹息，加郁金、香附；大便不通，加枳壳、槟榔、瓜蒌；时有燥热，面红或眩晕耳鸣，加龟甲、磁石、石决明；五心烦热，加功劳叶、地骨皮、知母。

[主治] 心肝火旺、心肾不交之失眠。

高枕无忧丹（任达然方）

[组成] 生地黄 60g，酸枣仁 60g，煅磁石 45g，茯苓 60g，茯神 60g，黄连 10g，阿胶 60g，鸡子黄 4 枚，琥珀末 10g，知母 60g，川芎 4.5g，甘草 10g。

[方解] 方中酸枣仁养肝血，宁心神，配以川芎疏肝理气一收一散，相反相成；更以知母、黄连清热除烦，制川芎之辛燥；生地黄、阿胶、鸡子黄滋阴使亢阳有所附，茯苓、茯神宁心安神，煅磁石、琥珀镇心安神。诸药合用，具有滋阴清热、镇心安神之功。

[主治] 心烦不寐，头晕，耳鸣，健忘，五心烦热，舌红，脉细数。

枸杞枣仁汤（彭静山方）

[组成] 枸杞子 30g，炒酸枣仁 40g，五味子 10g。

[方解] 方用炒酸枣仁、枸杞子补肝肾、养心血；五味子敛心气、滋肾水。全方药少力专，滋肾补肝，养血安神。

[加减] 心律失常失眠较轻者，酸枣仁、枸杞子量宜相同；单纯失眠者，酸枣仁量宜大；胃酸过多者，去五味子，加白豆蔻 5g。

[主治] 心血不足、肾阴亏虚之失眠，

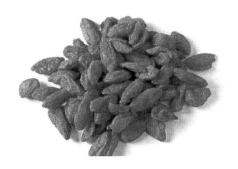

可见虚烦心悸，夜寐不安，梦遗健忘，舌红少苔，脉细数。

安神煎（徐景藩方）

[组成] 炒陈皮 6g，法半夏 10g，胆南星 6g，石菖蒲 6g，郁金 10g，朱茯神 15g，莲子心 6g，龙齿 20g，酸枣仁 15g，炙甘草 5g，麦芽 30g，大枣 10 枚，黄金首饰 6～10g。

[方解] 方用陈皮、半夏、朱茯神、甘草取二陈汤之意，燥湿化痰，同时朱茯神还有宁心安神之功；加胆南星增强化痰的作用，并能清热；石菖蒲、郁金、莲子心清心化痰解郁。现代药理研究，石菖蒲具镇静作用，龙齿镇心安神，酸枣仁宁心安神，麦芽健脾和胃消食，另以金属置药中煎煮，意在取其"微量元素"，须用真金。诸药合用，有燥湿化痰，清心安神之功。

[加减] 如有舌质红、口干者，可去陈皮，加天冬 12g，麦冬 12g，何首乌 12g。

[主治] 失眠并见胸闷、头痛、厌食等痰湿内停之象。

祛痰除火汤（印会河方）

[组成] 柴胡 9g，黄芩 15g，半夏 12g，青皮、枳壳、竹茹各 9g，珍珠母（先下）50g，龙胆草、栀子各 9g，首乌藤 15g。

[方解] 方用柴胡、黄芩、龙胆草、栀子以清泻肝胆郁火以安心神；半夏、竹茹清降痰火（热），青皮、枳壳降气以除痰火，珍珠母、首乌藤镇心肝以安神。合而用之，有除痰降火之功。

[加减] 心烦者，加莲子 3g；痰气交阻，胸闷阵烦，加胆南星、天竹黄各 9g；失眠头痛甚者，加礞石（先下）30g。

[主治] 失眠证属痰火郁结型。症见失眠乱梦，头脑昏胀而痛，心烦易怒，胁胀胃阻，白天困倦思眠，但不能睡，晚间精神倍增，连睡意也没有，脉弦滑或数，舌质红，苔白腻或黄腻，便干，多思善愁。

卧佛汤（冉雪峰方）

[组成] 酸枣仁 15g，鲜生地黄 50g，麦冬 15g，石斛 12g，杜仲、桑寄生、牛膝各 9g，丹参 15g，龟甲 50g，槐花米、钩藤、铁锈各 9g。

[方解] 方中以酸枣仁为君，统治失眠；生地黄、石斛、麦冬养阴清热利小便；杜仲、桑寄生、铁锈、钩藤安神降血压；牛膝、丹参活血化瘀，龟甲镇静兼养阴。诸药合用，共奏清热养阴、安神镇静之功。

[加减] 血压高者，加青木香 15g；虚热上逆者，加龙胆草、黄柏各 9g；胃呆少纳者，加厚朴 9g，广木香 6g；大便干燥者，加生大黄 6～9g，玄明粉 9～15g。

[主治] 失眠（阳亢性）症见肌肉丰满，颜面潮红，眼部充血，精神烦躁，容易激动，大便干燥。一般多伴有高血压者。

十一味温胆汤（徐有玲方）

[组成] 法半夏、陈皮各 9g，茯苓 15g，甘草、枳实各 6g，竹茹 12g，黄连、炙远志各 6g，石菖蒲 9g，首乌藤、珍珠母各 30g。

[方解] 本方由《备急千金要方》温胆汤加味而成。方中以温胆汤加黄连化痰清热为主，辅以远志祛痰安神。石菖蒲化浊逐痰并有抗惊厥作用；佐以首乌藤以养血宁心；珍珠母平肝潜阳。纵观全方，有一定的镇静催眠作用，尤长于调整胃肠功能，故为和胃安神之剂。

[加减] 临证运用，可随病（或证）灵活加减。

[主治] 痰热内扰、胃失和降所导致的失眠，或胆虚不寐，症见失眠，眩晕，惊悸，胸闷，口苦，苔腻，脉滑数等；神经衰弱，癔病，精神分裂症，更年期综合征，癫痫及冠心病等。凡符合痰热内扰、胆气虚弱、胃失和降之病机者，皆可选用。对于自主神经功能紊乱者，本方疗效亦佳。

镇静安神方（王季儒方）

[组成] 生龙骨、生牡蛎各 12g，珍珠母、石决明各 30g，莲子心 6g，龙胆草、旋覆花、代赭石各 10g。

[方解] 方用生龙骨、生牡蛎、珍珠母、石决明镇肝安神，莲子心、龙胆草一清心热，一清肝热，心肝不为热邪冲动则神自安；旋覆花、代赭石亦为平肝镇静之剂。

[加减] 头昏，加杭菊、白蒺藜、法半夏各 10g，橘皮 6g；记忆力差，加茯神 10g，远志 6g，石菖蒲 10g；精神蒙眬及烦躁苦笑无常，加十香丹 1 粒，小麦 30g，甘草 5g，大枣 5 枚，或加百合 30g；抽搐，加全蝎 5g，钩藤 12g；忧郁不解，加合欢花 10g。

[主治] 失眠，多梦，头昏，记忆力减退，精神萎靡，烦躁，心悸，有时晕厥，或苦笑无常，或神志蒙眬等症。

八味安神汤（郑侨方）

[组成] 熟地黄、山萸肉、茯神各 15g，炒酸枣仁 30g，琥珀、石菖蒲、白人参各 12g，炙甘草 9g。

[方解] 方用熟地黄、山萸肉补血滋阴，补益肝肾；茯神、炒枣仁益脾养肝，宁心安神；人参、甘草补脾益气；琥珀、石菖蒲强志益精，镇静安神。诸药合用，共奏滋阴补肾、强志益精、镇静安神之功。

[加减] 根据病情变化，灵活加减运用。如以心悸为主者，可加生龙骨、当归、肉苁蓉、枸杞子。

[主治] 心肾不交之心悸症和失眠症。心悸气短，健忘失眠，怔忡，脉细弱微急无力等症。

交阴安神汤（程爵棠方）

[组成] 何首乌、首乌藤、珍珠母各15g，丹参、茯苓、合欢花、酸枣仁、生龙骨、生牡蛎各9g，柴胡、五味子各6g。

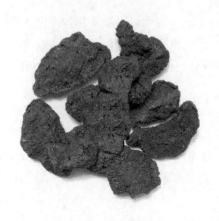

[方解] 方中君以何首乌、丹参养血安神；臣以生龙牡养阴潜阳，镇静安神，且牡蛎又有清热化痰之功；珍珠母降心火以安神，清肝热以潜阳；首乌藤善补肝肾之不足，尤能协调阴阳，对阴阳不交之失眠尤宜；合欢花养五脏、宁心神；酸枣仁善补心肝血虚以安神定志；佐以柴胡疏肝热，茯苓利水宁心；使以五味子养心益气，又能收敛心气。诸药合用，共奏滋阴潜阳、养血安神之功。使之阴充阳潜，邪去神安，诸症自解。用治失眠，颇显神效。

[加减] 若偏心肝血虚者，本方去龙牡，加当归、白芍各9g，并重用首乌、丹参、首乌藤养心柔肝；若偏肝肾阴虚者，去龙牡，或减轻用量，加生地黄、麦冬、枸杞子各9g，以滋补肝肾；兼痰火扰心者，去龙牡、何首乌、酸枣仁、五味子，加龙胆草15g，黄芩、黑山栀、竹茹、夏枯草各9g，青皮6g，以消痰火；兼痰湿中阻者，去龙牡、丹参、五味子，加清半夏、陈皮、枳实、竹茹、远志各9g，并重用茯苓以温化痰饮；阴虚火旺者，去龙牡、丹参、五味子、酸枣仁，加玄参、生地黄各15g，知母、黄柏各9g，以滋阴降火。

[主治] 失眠。症见彻夜不眠，或时而惊醒，醒后难以入睡，或似睡非睡，或白天困倦，欲睡不能，晚间则精神倍增，全无睡意；或伴有头昏目眩，善疑忌，多妄想，心悸易惊，或头胀，心烦，易怒，或腰膝酸软，心烦不宁，或气短乏力。脉细数或弦数，舌红少苔或白腻或黄腻。

明志汤（查玉明方）

[组成] 石决明、草决明各20g，远志、蝉蜕、生牡蛎、川芎各15g，菊花15g，蒺藜15g，荷叶10g。

[方解] 方中选二决明、牡蛎、蝉蜕为主，育阴潜阳；川芎、菊花、荷叶为辅，升清提神；蒺藜辛散苦泄，以散肝经风热；远志交通心窍，心安则寐。

[加减] 悲伤欲哭，加百合25g，五味子10g；忧郁善虑，加石菖蒲15g；潮热少津加丹皮10g，石斛5g；肢麻肌颤，加全蝎4.5g，天麻10g；惊而不安，加磁石25g，龙齿20g；急躁易怒，加代赭石25g；头痛，加蔓荆子、僵蚕各10g，大便稀溏，去二决明、牡蛎，加莲肉20g，山药25g；食少纳呆，加鸡内金、焦山楂各15g；恶

心呕吐，加芦根 25g；腹胀加金铃子 15g。

[主治] 神经官能症（失眠为主者），神经性头痛，更年期综合征。

五味安神汤（唐福安方）

[组成] 五味子 15g，首乌藤 30g，炙甘草 10g，石菖蒲 3g，灯心草 3g，珍珠母（先煎）30g。

[方解] 五味子性味酸温，功效为生津敛汗、滋肾涩精、敛肺止泻。因其味酸入肝，能收敛浮越之肝阳，而配合甘草有酸甘化阴之妙，使津液得充、肾阴得滋、肝阳既平、水火能济，则睡能寐、眠能安。辅以首乌藤有养心安神、补血通络之功，能治阴虚血少所致失眠。石菖蒲辛温，能化痰开窍宁神健胃，加入安神方中能增强疗效（成药安神补心丸即有此意）。珍珠母甘咸寒，能平肝潜阳安神。朱砂拌灯心草、甘淡微寒，能降心火、安神宁心。方中六药配伍，有平肝潜阳、清心降火、养阴滋肾、宁心安神之效。

[主治] 失眠，心悸，头痛，眩晕，耳鸣。

益肾健脑汤（陈克忠方）

[组成] 黄芪 20g，枸杞子 15g，黄精 30g，淫羊藿 24g，蚕蛾 9g，熟地黄 20g，刺五加 9g，当归 9g，山楂 30g，砂仁 9g，蜂王浆（兑服）3g。

[主治] 腰膝酸软，脑功能减退，性功能障碍，失眠多梦。

[方解] "肾藏元阴元阳"，"形不足者温之以气，精不足者补之以味"。故方中用枸杞子、蚕蛾、淫羊藿等以益肾填精补脾，又加刺五加、黄芪、蜂王浆等补肾益气之品以助之，意在"益火之源，以消阴翳"。由于阴阳互根，若单补其阳，不仅易伤元阴，且肾阳亦无所附，必须辅以熟地黄、黄精等滋阴之品，以益阴摄阳，此即"善补阳者，必于阴中求阳"之意。气血为人体生化之源，阴阳气血相互为用，故佐熟地黄、当归以气血双补、阴阳兼顾，使其阴生阳长、气运血生、脑充神健。以上诸药多为阴柔滋补之品，久服易滞脾碍胃，故使以砂仁、山楂，以调

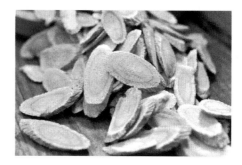

和脾胃。诸药配合共奏益气补肾、填精补髓之效，诚为健脑补肾强壮之良剂。

[加减] 伴有性功能减退者加赤芍 20g，川芎 15g，蜈蚣 1 条。

方剂为中医药的核心治疗单元，结合各个时代的中医的发展，基于中医理论衍生出不同的治疗方案，汉唐时以清热泻火类、滋阴养血类、重镇安神类、补气养心类、祛痰化饮类方为起步，随着后世医家对不寐病因病机的认识逐渐深入，出现了补益

气血类、滋阴潜阳类、补益肝肾类。从脏腑角度而言，明清医家高度重视从心藏神，肝藏魂论治不寐；养血安神治法受到重视，现代医家多从心从肝肾论治，总之，采用中医汤药治疗不寐病不用拘泥单方面的病症结合，其个体针对性强，为从多角度调治失眠提供了有效手段。

参 考 文 献

贾玉，贾跃进，郑晓琳. 中医对失眠认识的探讨及展望 [J]. 中华中医药杂志，2015, 30(1): 163-166.

孙明瑜，刘平. 脾（胃）主交通心肾理论在不寐方中的配伍运用 [J]. 中华中医药杂志，2011, 26(10): 2382-2384.

孙世光，井静，孙蓉. 基于中医传承辅助系统的失眠防治方剂组方配伍规律研究 [J]. 中国实验方剂学杂志，2015, 21(9): 208-211.

吴婷婷，宗寿健，王兴臣. 不寐的中医药治疗 [J]. 吉林中医药，2012, 32(3): 242-244.

武永刚，战文翔. 不寐方组配伍历史沿革 [J]. 山东中医杂志，2014, 33(7): 530-532.

第**15**章　特殊类型失眠症的中医治疗

第一节　梦　　魇

梦魇表现为一个长而复杂的噩梦，可以发生于夜间睡眠或午睡时，一般发生于后半夜。患者从不同程度的焦虑状态中惊醒，通常对一段由非恐怖性到恐怖性发展而来的或多或少延续的梦境有清晰的回忆，并由这种恐怖性的梦境所唤醒。越是接近梦的结尾，梦的内容越是离奇与恐怖。部分患者醒来之后，仍然心有余悸。恐怖或焦虑是梦魇的主要构成部分。梦境体验本身及随之发生的睡眠紊乱、精神与躯体障碍等，常常使得患者十分苦恼。

梦魇可发生于任何年龄，但以 3 ～ 6 岁多见，半数始发于 10 岁以前，约 2/3 的患者在 20 岁以前发病。有报道儿童的发病率高达 15%，成年人的发病率为 5% ～ 7%。梦魇的发生频率不等。在成年人中女性发生率较高，男女之比为 1∶4 ～ 1∶2，这种比例可能与女性更愿意承认做噩梦或更喜欢讨论梦魇有关，而在实际上女性的发生率未必比男性高。

一、疾病概念

隋代巢元方《诸病源候论·卒魇候》云："卒魇者，屈也，谓梦里为鬼邪之所魇屈。人卧不寤，皆是魂魄外游，为他邪所执录，欲还未得，致成魇也。忌火照，火照则魂魄遂不复人，乃至于死，而人有于灯光前魇者，是本由明出，是以不忌火也。"又《诸病源候论·魇不寤候》云："人眠睡则魂魄外游，为鬼邪所魇屈，其精神弱者，

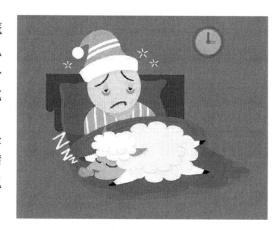

魇则久不得寤，乃至气暴绝，所以须旁人助唤，并以方术治之，乃苏。"

从其内容上分析归纳为四点：一是患者是在睡梦中；二是由于睡梦中正气不足邪扰心神而发惊魇；三是此种梦境造成了强烈的恐惧和躁动状态，大都能很快缓解，且能回忆其梦中经历；四是成年人与儿童均可发生，至于其提到不能火照，以及久不得寤，则是合并有其他情况，另当别论。唐代孙思邈《备急千金要方》云："凡人常卧，不宜仰卧，以手复心上必魇，不得卧，若暗中著魇不得以火照之，亦不得近前急呼，但捻下心上手，然后慢慢唤觉，以皂荚末或半夏末吹入彝中即醒。"这里主要讲了睡眠姿势不当，仰卧以手按压在胸口心上易发生梦魇，确是经验之谈，而且简介了处理方法，即发现患者梦魇时应移其手，并唤醒患者。《圣济总录》则提出："其寐也魂交，其觉也形开，若形数惊恐，心气妄乱，精神抑郁，志有摇动，则有鬼邪之气，乘虚而来，入于寝寐，使人魂魄飞荡，去离形干，故魇不得寤也。"着重强调了此病乃外受惊恐，心神被扰或外邪侵入，扰动心神，神魂不宁而致。近代张锡纯《医学衷中参西录》云："有其惊悸恒发于夜间，每当交睫甫睡之时，其心中即惊悸而醒，此多因心下停有痰饮，心脏属火，痰饮属水，火畏水迫，故作惊悸也。宜清心之药和养心之药并用，方用二陈汤加当归、菖蒲、远志，煎汤送服朱砂细末三分，有热者加玄参数钱，自能安枕稳睡而无惊悸矣。"提出了痰饮为病的看法。

二、发病机制

中医学认为，外受惊恐内伤心气致心神不宁则发为梦魇。其外受惊恐者，或因事有所大惊，或遇意外事故，或身处险境，或耳濡目染惊险场面，或看惊险奇特的影视图书，耳闻特殊音响，或惊奇怪诞之传闻异事，或年龄较小，不谙世事，而突遇、突闻、突见已所不知的怪诞事物、声音、图像等。诸多原因，惊自外来，日间有所见闻，感之于心而于夜寐之中触发怪梦，扰乱神明，恍惚惊怖，发为梦魇，或素有痰饮内停，或饮食不节，烟酒无度，积生痰热；或谋虑不遂；或郁怒不解，气机逆乱，火动于内，热扰神明；或热伤阴血，心血暗耗，神失所养，皆可发生梦魇。其主要病机为阴阳失调，心神不宁，元神被扰。神机暂时因梦而乱出现梦魇。

西医学认为，该病与多个因素有关，其中有20%～40%的梦魇患者存在分裂型人格障碍、边缘型人格障碍、分裂样人格障碍或精神分裂症症状，其中50%以上的患者并不符合精神病的诊断标准，但往往具有上述障碍的某些特征。精神因素受到精神刺激或经历了非同寻常的生活事件后，特别是创伤性或带有恐怖色彩事件可提高梦魇的发生率，并加剧其严重程度。此外有研究提示，高频率的终身性梦魇具有家族性，药物因素可能导致或加剧梦魇。

三、治疗方法

1. 中医药疗法

（1）对梦魇的辨证论治：首先，要针对其特点，注意分清虚实，主要运用脏腑辨证和气血津液辨证及经络辨证的理论，确定其病性、病位及虚实情况，分而治之。无论其何种原因，无论其是儿童还是成年人，主要是影响了心、脑、元神而发病，其病理变化总属阴阳失调、心神不宁发为梦魇。凡惊恐伤神，心气不足，阴血亏耗者为虚证，凡痰饮内停，痰热扰心或火郁气乱，热扰神明者总属实证，均责之于心、脑。其次，辨治时要分清标本缓急，凡新患，儿童、实证患者以治标为主，安神为先；凡病久，体弱年高之人，虚证患者应以治本为主，缓图为主。亦要注意虚中夹实，实中有虚，依其病史、体质、症状、舌脉分析判断，也可标本同治，虚实兼顾。

总的治疗原则为调整阴阳，补虚泻实。补虚则用补益心气、养血滋阴、宁心安神之法；泻实则用祛痰化饮、清心定惊，重镇安神之法。

（2）临床分型

实证

1）惊扰神明

证候：暴受惊恐，触发怪梦，梦中惊魇，魇发不止；或梦魇时作，心神不宁，寝寐不安，舌脉如常或魇时面色苍白，心悸，脉数。

治法：宁心定惊，重镇安神。

方药：朱砂安神丸加减。

全当归 12g，生地黄 15g，远志 10g，茯神 15g，石菖蒲 12g，灯心草 3g，朱砂粉（分冲）1.5g。

2）热扰心神

证候：郁怒不解或谋虑不遂，气机逆乱，心肝火盛；或儿童稚阳，阳热每盛或惊恐伤神，热生于内。症见夜睡不安，辗转反侧，心烦不寐；或睡而易醒，暴躁易怒，口苦而干，夜梦中卒发惊魇，醒后心虽明白，体不能动，气促心惊，舌红赤少苔或薄黄，脉数或弦数有力。

治法：清热安神，镇魇定惊。

方药：导赤散加减。

龙胆草 10g，川黄连 10g，黄芩 10g，炒栀子 10g，炒酸枣仁 15g，胆南星 6g，川芎 10g，生石膏 10g，鬼箭羽 15g，灯心草 3g。

3）痰饮内停

证候：肥胖多睡之人，素有痰饮内停或饮食不节，烟酒无度，积生痰热，或儿童素有内热，痰热互结。痰饮或痰热上扰心神而见睡梦多魇，魇时躁动、挣扎、哭喊惊叫等，醒后心惊，汗出，面容更变，伴痰多纳呆、失眠心悸等，舌红苔黄腻或白腻，脉沉滑。

治法：涤痰化饮，清热安神。

方药：二陈汤加味。

清半夏 10g，陈皮 10g，茯苓 12g，甘草 6g，石菖蒲 10g，远志 10g，苍术 12g，青礞石（研细）15g，痰热甚者加黄连 10g，玄参 10g。

虚证

1）心气不足，心神不宁

证候：外受惊恐，内伤心气或平素心虚胆怯之人，或年龄较小，不谙世事，接触荒诞离奇事物，心气虚损，心神不宁，发为梦魇，梦中恍惚，幽昧不明，惊醒后心慌、汗出、气短、神疲，舌红苔白，脉细无力。

治法：补益心气，安神除魇。

方药：清心补血汤。

人参 3g，当归 6g，白芍 6g，茯神 10g，炒酸枣仁 15g，麦冬 6g，川芎 6g，生地黄 10g，栀子 6g，甘草 6g，陈皮 6g，五味子 10g。

2）阴血不足，神失所养

证候：小儿形气未充或平素劳心思虑过多，损伤心脾；或失血过多，阴血不足，神失所养而发梦魇，伴有心慌气短，不寐健忘，自汗神疲，头晕目眩，面色无华或萎黄，舌淡苔少，脉沉细无力。

治法：补血养心，宁神除魇。

方药：当归补血汤、天王补心丹加减

当归 12g，炙黄芪 15g，柏子仁 10g，麦冬 10g，太子参 12g，丹参 10g，白芍 10g，川芎 10g，五味子 6g，茯神木 10g，炒酸枣仁 15g，阿胶珠 12g，炙甘草 6g，大枣 7 枚，茯苓 10g。

2.西医药物疗法　临床上治疗梦魇的药物虽然繁多，但有充足临床依据的只有哌唑嗪，哌唑嗪是高血压治疗药物，作用机制为选择性阻断突触后 α 肾上腺素受体，能降低心脏的前后负荷，多项随机对照试验显示，哌唑嗪能显著缓解治疗创伤后应激障碍相关梦魇，在美国睡眠医学研究会的梦魇指南中被推荐为一线中首选的治疗药物。但目前关于哌唑嗪治疗原发性梦魇、抑郁伴发的梦魇等缺乏临床依据。其他药物如可乐定、曲唑酮、利培酮及氟伏沙明在一些散在的研究中均显示对梦魇有一定的治疗效果，但临床证据均不充分。

3.非药物疗法

（1）针刺疗法

1）体针

主穴：厉兑、隐白。

辅穴：神门、心俞。

配穴：因惊而发者加神道、百会（灸）、商丘，热扰心神者加照海；痰饮内停者加丰隆、中脘；心气不足者加足三里、关元（灸）；阴血不足者加三阴交、膈俞（灸）；梦魇发作时或魇而不醒者刺水沟、合谷。对惊扰心神而发生梦魇者可取神庭、印堂、大敦、内关，用泻法以定惊安神；心气不足梦魇者可取膏肓俞、厥阴俞、心俞、气海、神门，用补法或加温和灸；对阴血不足而梦魇者可取三阴交、膈俞、血海、太溪，用补法或温和灸。

2）耳针：取皮质下、心、肝、神门，埋压王不留行籽或绿豆，用胶布固定，中等刺激，尤其睡前施加按摩，使之有感，每晚自行操作，3～5天一换。对梦魇频繁发作者也可于睡前点刺上述耳穴，留针，每晚一次或隔日一次。

3）皮肤针（梅花针）：取百会、安眠穴、心俞及曲泽至内关或大陵的前臂正中线以梅花针轻叩刺，皮肤微红为度。

（2）按摩治疗：对于一般成年人患者，可参照前失眠相关内容中按摩手法治之；梦魇发作当时，可掐其足跟处鬼眼穴及足大趾之隐白穴、大敦穴，用力适中，逐渐用力加压，以促其醒也，每处1～2分钟。另取水沟、合谷、内关掐按或点按，每穴1～2分钟，促其清醒。

（3）其他疗法：梦魇的非药物治疗包括意向排演法、清醒梦境、系统脱敏法、渐进式肌肉放松疗法，前面三种都属于认知行为疗法的范畴。意向排演法是非药物治疗中的一线疗法，意向排演法是基于梦是可习得性行为而发展起来的，梦魇患者可通过反复练习想象积极欢乐的梦境从而取代噩梦。大量文献研究显示，意向排演法不仅可以降低梦魇的发生率，而且可以有效改善睡眠质量和相关症状。清醒梦境疗法是近些年来发展的新技术，通过患者反复的自我询问可达到在睡眠中发生噩梦的同时意识到这其实是梦境的目的，从而控制自己的梦境，目前相关临床证据不够充分。系统脱敏法和肌肉放松法均结合了放松技术以达到缓解压力和焦虑的方式，这两者应用较广泛，但循证依据也不够充足。

第二节　梦　　交

梦交是梦证诸多病证中一类特指疾病，即梦境中出现性交内容，并以此种梦境为主的梦叫梦交。梦交证不论男女，皆可出现这种病证，但一般发病年龄均在青年以后。该病常伴有夜寐不安、精神烦扰、腹痛、腹胀等不适。偶发可见于正常人。若频繁梦交者，可使患者身心受到较大损害，引发他病。若妊娠期梦交还可致发胎动不安。故遇梦交之症，医者不应轻而视之。

一、疾病概念

梦交一证，始见于《黄帝内经》。汉代张机《金匮要略》云："夫失精家少腹弦急，阴头寒，目眩，发落，脉极虚芤迟，为清谷之血失精。脉得诸芤动微紧，男子失精，女子梦交，桂枝龙骨牡蛎汤主之。"张仲景在这里明确了两点：一是本病男女皆有；二是与"失精"，即男子之遗精，包括滑精和梦遗，二者应有所区别。《诸病源候论》中，将"虚劳溢精见闻精出"与"失精"和"梦泄精"的情况做了区别，并指出，"肾虚为邪所乘，邪客于阴，则梦交接"，"今肾虚不能制精，因梦感动而泄也"。说明"梦交接"与"梦泄"不同，即梦交者不一定梦遗。

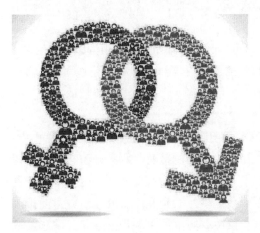

另外，有医家在分类上单指出了"与鬼交通候"和"梦与鬼交候"两种情况。《华佗神方》中明确提指："男女梦与鬼神交通，致心神恍惚者，用鹿角屑酒服三撮，日三。"《丹溪治法心要》一书中更指出梦交之因乃用心太过，心肾不交，相火旺动而造成火承阴虚，入客下焦，更由于"睡卧之间，因阴着物，由厥气客之，遂作接内之梦。"非常正确地指出外阴部受到刺激，则容易梦见性交内容。

《证治准绳》对梦交的认识上指出："肝聚病处为标。若由肾、肝二脏自得者，独治肾、肝，由阴阳离决，水火不交通者，则既济之。阴阳不相抱负者，则因而和之。阳虚者补其气，阴虚者补其血，阳强者泻其火。"提出了治疗原发病、泻肝、滋肾、交通心肾、调和阴阳、补气、养血、泻火等诸多治法。近人谢观《中国医学大辞典》中指出，"此证由正气虚弱，欲心妄动"，"宜用人参、茯神、远志以养气；生地、当归、酸枣仁以安神；朱砂、雄黄、沉香、麝香、安息香、鬼箭羽、鬼头骨以辟邪。并须移居于向阳之处，令多人伴之为佳。"亦为中肯经验之谈。

综合各家之说，可见其内容丰富，治法繁多，然不外虚实两类。需区别不同而治之。

二、发病机制

中医学认为，梦交证不外虚实两大类，病因主要有七，一是无病之人，欲念内动，或久旷之人，鳏寡独处，所欲不遂，或睡卧之中，外阴部摩擦刺激皆可造成心神发动，梦中交欢；二是久病体虚，或失血过多，或平素失于调养，气血虚，神气不足，发为梦交；三是素体阳亢之人，阳强火盛，热扰心神而梦交；四是心肾不交，水火不能既济，相火妄动，火乘阴虚，入客下焦所致；五是肝郁火盛，神魂不宁，上牵于魂梦，下动于宗筋，恍惚而梦交；六是脾胃素有湿热，注于下焦，湿热阻滞，清气不升，神机蒙蔽而梦于上，热扰精室而交于下；七是心肾阳衰，阳气不振，元神萎靡，神识恍惚而梦交。其病机主要为阴阳失调，气血不足，心神不宁，神气失养或内热火盛，相火妄动及所欲不遂，郁火内盛，神魂不宁以致发为淫梦，触动神机而致梦交。

三、治疗方法

1. 中医药疗法

对梦交的辨证论治：要针对其特点，注意分清虚、实两大类。首先，主要运用脏腑辨证、气血津液辨证和经络辨证的方法和理论，审证求因，审因论治，明辨虚实，分而治之。梦交病因虽多，但总以心、脑病变为主，以梦为核心，围绕这一特定梦境而发病，其病理变化不外乎心神不宁、神气虚衰，触动元神，神魂不宁而为梦。凡欲念邪思、牵扰意志、相火妄动、扰动心神、肝郁火盛或湿热下注者皆为实证；凡心气不足、亡血失精，正气虚弱，欲念妄动，心肾不足或心阳不足、心肾阳衰，元神不振者皆为虚证。均责之于心、脑、肝、肾。其次，辨治时要注意心理情志因素，依据病史、体质、年龄及其个人的具体情况，做心理分析和心理治疗，尤为重要。总的治疗原则为调整阴阳，补虚泻实，安神醒梦。补虚则用补心气、养肝血、滋肾阴、壮元阳、益脑髓等法；泻实则用泻相火、清心火、除肝热、祛湿热、镇心神等法。

（2）临床分型

1）气血两亏，神守虚衰

证候：梦交频作，兼见心悸气短，神疲乏力，头晕健忘，面色无华，舌淡，脉细无力。

治法：益气养血，宁神醒梦。

方药：妙香散加减。

黄芪 12g，人参 3g，茯苓 9g，朱茯神 9g，山药 9g，木香 6g，当归 12g，龙眼肉 12g，远志 9g，五味子 9g，首乌藤 12g。

2）心肾不交，相火妄动

证候：梦交频频，伴有心烦失眠，潮热盗汗，目眩耳鸣，腰膝酸软，舌红少苔，脉细数。

治法：交通心肾，滋阴降火，养神除梦。

方药：知柏地黄丸、交泰丸加减。

知母 12g，盐黄柏 12g，熟地黄 12g，山萸肉 9g，泽泻 9g，黄连 9g，肉桂 3g，茯神 9g，牡丹皮 9g，五味子 6g，远志 6g，炒酸枣仁 30g。

（3）阳气虚惫，元神不振

证候：梦交患病日久，日久成劳；梦交频发，阳气虚惫而致愁悲忧郁，喜怒无常，日渐消瘦，情绪低落，伴有畏寒肢冷，腰膝酸软，神疲乏力，倦卧嗜睡，口淡不渴，小便清长，舌质淡胖苔白，脉沉无力。

治法：温养心肾，宁神益智。

方药：《小品方》别离散加减。

炙附子（先煎）6g，炙天雄3g，干姜6g，细辛3g，石菖蒲12g，焦白术12g，桑寄生12g，鹿角胶（烊化）9g，桂心3g，益智仁9g。

2.针刺疗法　针对肝肾阴虚型梦交患者，可采用针灸治疗，治以滋补肝肾、养阴安神。

取穴：百会、印堂、内关、神门、合谷、血海、三阴交、太溪、太冲、中脘、气海、曲骨、横骨、中极、关元、心俞、肝俞、脾俞、肾俞、命门。

操作：患者坐位针刺百会，先迎督脉方向垂直刺入皮肤，达到帽状腱膜后，与皮肤呈15°，快速刺入10mm；印堂向下与皮肤呈30°平刺，心俞、肝俞、肾俞、脾俞、命门向下与皮肤呈30°刺入10～15mm，行捻转补法。再嘱患者仰卧位，曲骨、横骨、太冲、太溪快速进针，针感传至会阴部后，快速捻转1分钟，捻转频率200r/min以上。其余穴位常规针刺，留针20分钟。每天治疗1次，每周治疗3次，2周为一疗程，共治疗3个疗程。

第三节　梦　遗

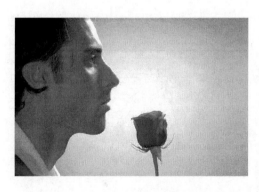

梦遗是指睡眠过程中有梦时遗精，醒后方知的病证。梦遗有虚有实，有先实而后虚。病程日久以虚证为多见或虚实夹杂。病位主要在肾。虚又分阳虚与阴虚。阳虚则精关不固，多由先天不足、自慰过频、早婚、房事不节而致；肾阴虚则因火旺精室被扰而遗精。前人认为"遗精不离肾病但亦当则之于心君"。明朝医家戴元礼在《证治备要·遗精篇》中说，"有用心过度心不摄肾以致失精者，有因思色欲不遂精色失位精液而出者"。时至清代，对于遗精，有医家指出，"有梦为心病无梦为肾病"，"梦之遗者谓之梦遗，不梦而遗者谓之滑精"，又将遗精分为梦遗和滑精，后世医家多沿用至今。临证辨治中很难将二者截然分开故统称之为遗精。

一、疾病概念

梦遗一证，始见于《黄帝内经》，当时称为"精时自下"，见于《灵枢·本神》，但当时亦未特指梦遗。汉代仲景《金匮要略·血痹虚劳病脉证并治》云："虚劳里急，悸，衄，腹中痛，梦失精，四肢酸痛，手足烦热，咽干口燥，小建中汤主之。"首先提出了"梦失精"，即梦遗的概念，并认为是虚劳所致。汉代华佗撰《华佗神方》中提出"遗精""心虚遗精""虚劳遗精"和"阴虚遗精"诸治疗方药，将"梦遗"单独列出，其后《医学纲目》将中医治疗总结为"先贤治法有五：其一，古法用辰砂、磁石、龙骨之类，镇坠神之浮游是也。其二，思想结成痰饮，迷于心窍而遗者，许学士用猪苓丸之类，导引其痰是也。其三，思想伤阴者，洁古珍珠粉丸用蛤粉、黄柏，降火补阴是也。其四，思想伤阳者，谦甫鹿茸、苁蓉、菟丝子等，补阳是也。其五，阴阳俱虚者，丹溪治一形瘦人，便浊遗精，作心虚治，用珍珠粉丸、定志丸服之。定志丸者，远志、菖蒲、茯苓、人参是也"。即安神、治痰、补阴、壮阳及阴阳双补五法，但以治心治脑、安神定志贯彻始终。近代张锡纯《医学衷中参西录》中则进一步指出："梦遗之病，最能使人心肾经虚弱。此病若不革除，虽日服补肾药无益也。至若龙骨、牡蛎、萸肉、金樱诸固涩之品，虽服之亦恒有效，而究无确实把握。"并且更明确地说明"此乃脑筋轻动妄行之病"。指出用镇静之西药治疗，并称：虽为麻醉脑筋之药，而少用之时可以安脑筋。若再与龙骨、牡蛎诸药同用，则奏效不难矣。而且举出了中西药合用之方剂，首要说明此证与脑的关系。总之，历代医家对梦遗一证做了详尽论述，为临床治疗确立了辨病辨证依据和诸多治疗方法，可以借鉴。

二、发病机制

中医学认为，梦遗一证其属实者多由于少壮之人，情动于中，所愿不得，意淫于外，心动神摇，扰动精室，此其一也；二是心有所慕，或感之于心，致心经热盛，心火动则精窍开；三是劳心思虑，五志过极，化火成痰，痰火扰心；四是气郁伤肝，枢机不利，肝胆火盛，神魂不宁，魂梦相感而成；五是饮酒厚味，或脾胃不足，聚湿生热，湿热下注，扰动精室而致。总结其实证有满溢、心火、痰热、肝热、湿热五种。其属虚者：一是思虑伤心，心气不足；二是虚劳失血，肝血不足，神魂失养；三是饮食劳倦所伤，中气不足，心脾虚陷，清阳不升，精窍开泄；四是病久之后，或久节房欲，使心火亢于上，肾水亏于下，心肾不交，相火妄动；五是阴虚水亏之人，精动而梦，梦扰不宁而遗；六是禀赋不足，或久病伤阳，下元虚惫，精关不固；七是阴损及阳，阳损及阴，阴阳两虚，精气不固，神髓不足，脑失所养，则神动而遗。总结其虚证有心气虚、肝血虚、中气虚、心肾不足、阴虚、阳虚、阴阳两虚七种。不论虚实，其总的病机为阴阳失调，心脑失司，神魂发动，梦扰神机，精室被扰，精窍开泄。

西医学认为，引起梦遗主要是皮质中枢、脊髓中枢的功能紊乱及因生殖系统某些疾病所致，主要有三个方面：首先是精神因素，由于性的要求过分强烈不能克制，特别是在睡眠前思淫引起性兴奋长时间使性活动中枢神经受到刺激而造成遗精；其次是体质虚弱因素，各脏器的功能不够健全，如大脑皮质功能不全，失去对低级性中枢的控制而勃起中枢和射精中枢的兴奋性增强也会发生遗精；最后是局部病变因素，性器官或泌尿系统的局部病变（如包茎、包皮过长、尿道炎、前列腺炎等）可以刺激性器官而发生遗精。

三、治疗方法

1. 中医药疗法

（1）对梦遗的辨证论治：要针对其特点，分清虚实，正确运用脏腑辨证和经络辨证理论及气血津液辨证，确定其病性、病位及虚实情况，依据不同证型分而治之。但本证不论何种原因，不论久暂虚实，其病机总属阴阳失调，心脑失调，神魂发动，梦扰神机，精室被扰，精窍开泄，其病位均责之于心、脑、肝、肾及精室。凡精满自溢、心火亢盛、痰热上扰、气郁肝热、湿热下注者总属实证，凡心气虚、肝血不足、中气下陷、心肾不交、阴虚精动、阳虚不固，以及阴阳两虚者总属虚证，应详加辨析，并要分清标本缓急，结合病史、体质、症状、舌脉综合判断治疗。

总的治疗原则为调整阴阳，补虚泻实，调整神机，除梦止遗。泻实则用清心、泻热、清肝、祛痰、清利湿热等法，补虚则用益气、养血、升提、交通心肾、滋阴温阳、阴阳双补等法。

（2）临床分型

实证

1）心经热盛，扰动精室

证候：夜梦频作，梦遗而伴心烦，失眠，小便黄赤，舌红少苔或薄黄苔，脉数有力。

治法：清心泻火，重镇安神，除梦止遗。

方药：安神定志丸加减。

黄连 10g，黄芩 10g，麦冬 10g，莲子心 10g，茯神 10g，远志 6g，煅龙齿 12g，石菖蒲 10g，栀子 6g，知母 10g，竹叶 3g，地骨皮 12g。

2）痰火内蕴，扰动精室

证候：梦遗频作，夜梦不宁，胸闷脘胀，口苦痰多，小便热赤，阴部作胀，舌红苔黄腻，脉滑数。

治法：化痰清火，宁神止遗。

方药：黛蛤散加减。

猪苓 12g，清半夏 10g，黄芩 12g，青黛（包煎）10g，橘红 10g，远志 10g，胆南星 6g，海蛤壳 12g，竹茹 10g，茯苓 12g。

3）肝胆火盛，神魂不宁

证候：梦泄，伴有阳物易举，烦躁易怒，胸胁不舒，面红目赤，口苦咽干，小便短赤，舌红苔黄，脉来弦数。

治法：清肝泻火，安魂止遗。

方药：龙胆泻肝汤加减。

龙胆草 10g，黄芩 10g，柴胡 10g，生地黄 12g，炒栀子 10g，当归 10g，木通 6g，泽泻 10g，车前子 12g，珍珠母（先煎）20g，首乌藤 20g。

4）湿热下注，精室被扰

证候：困倦嗜睡，昏倦多梦，梦遗频作，伴口苦或渴，小便热赤，脘闷纳呆，苔黄腻，脉濡数。

方药：二妙丸加减。

黄柏 12g，苍术 10g，白术 10g，苦参 10g，生牡蛎（先煎）30g，草豆蔻 6g，石菖蒲 12g，荷叶 6g，泽泻 12g，砂仁 3g，佩兰叶 10g。

5）心神妄动，梦动精遗

证候：少壮未婚，鳏夫独居，意愿不遂，或精满而溢，心神妄动，梦动精遗，梦泄频频，梦扰不宁，或多惊挣，舌脉如常。

治法：安神定志，镇坠浮神，除梦止遗。

方药：安神定志丸加减。

生龙骨（先煎）30g，生牡蛎（先煎）30g，茯神 12g，远志 9g，石菖蒲 12g，珍珠母（先煎）20g，煅磁石（先煎）15g，浮小麦 30g。

虚证

1）心气不足，神虚梦遗

证候：梦遗，兼见气短、易惊、乏力、神倦、自汗等，舌淡苔白，脉虚无力。

治法：补心益气，宁神息梦。

方药：茯神散加减。

人参 6g，茯神 12g，茯苓 12g，柏子仁 10g，石菖蒲 12g，炒薏苡仁 15g，龙眼肉 10g，益智仁 10g。

2）肝血不足，神魂失养

证候：魂梦不安，梦遗时作，形疲目暗，眼花耳鸣，爪甲不荣或两目干涩，夜盲等，舌质红或淡，苔白，脉沉弦细或沉细。

治法：补肝养血，安魂除梦。

方药：补肝汤，酸枣仁汤加减。

当归 12g，白芍 12g，川芎 10g，炒酸枣仁 15g，麦冬 12g，云茯苓 12g，知母 10g，西洋参 3g，炙甘草 6g。

3）心脾两虚，气失统摄

证候：梦遗频作，神倦嗜睡，乏力食少，气短头晕，便溏或自汗，舌质淡而齿痕，苔薄白，脉弱无力。

治法：益气升提，升阳醒梦止遗。

方药：补中益气汤加减。

人参 9g，陈皮 10g，升麻 6g，炙黄芪 12g，当归 10g，莲须 10g，芡实 12g，炒白术 12g，远志 10g，柴胡 10g，益智仁 10g，炙甘草 12g。

4）心肾不交，相火妄动

证候：梦中遗精，伴头昏眩晕，心烦心惊，梦扰不宁，体倦乏力，小便短黄而热，舌红，脉细数。

治法：交通心肾，清热止遗，壮水制阳。

方药：三才封髓丹、知柏地黄丸加减。

天冬 10g，生地黄 10g，熟地黄 10g，山萸肉 10g，知母 10g，黄柏 10g，黄连 12g，五味子 10g，石菖蒲 10g，茯神 9g，砂仁 3g。

5）肝肾阴虚，精关不固

证候：夜寐不安，梦遗频作，腰酸耳鸣，头晕目眩，神疲乏力，手足心热，口舌干燥，舌红少津，脉沉弦细数。

治法：壮水制火，安神固涩。

方药：知柏地黄丸加减。

知母 12g，黄柏 12g，熟地黄 12g，牡丹皮 9g，山茱萸 10g，茯神 10g，芡实 12g，山药 12g，金樱子 9g，制首乌 12g，女贞子 12g，莲须 10g，首乌藤 10g。

6）阳气虚衰，下元不固

证候：梦遗频频，倦怠嗜卧，畏寒肢冷，面白，多梦健忘，精神萎靡不振，小便清长，舌淡苔白，脉沉细而弱。

治法：温阳养神，固元止遗。

方药：右归丸加减。

益智仁 10g，乌药 6g，石菖蒲 10g，柏子仁 10g，远志 10g，沉香 3g，生龙骨 15g，山萸肉 10g，炒杜仲 10g，煅牡蛎 15g。

7）阴阳两虚，脑髓失养

证候：梦遗频作，身体羸瘦，神疲气怯，腰酸膝软，伴有阳痿、早泄等，或健忘少智，精神疲惫，精力涣散或面色少华，夜尿多，神疲嗜睡，舌质淡红少苔，脉细无力。

治法：填精益髓，双补阴阳，壮神醒梦。

方药：百补交精丸及玉锁固真丹等方加减。

肉苁蓉 10g，煅龙骨 15g，沉香 3g，茯神 12g，五味子 10g，熟地黄 12g，远志 10g，山萸肉 10g，巴戟天 6g，炒杜仲 10g，柏子仁 10g，益智仁 10g，石菖蒲 10g，鹿角胶（烊兑）6g，龟甲胶（烊兑）6g。

2. 针刺疗法　治疗君火上炎、水火不济之梦遗，予以祛心火、调肾水之治法。

治疗选穴：关元、三阴交、少冲、隐白、厉兑、大敦。针关元，给予局部得气 1 分钟后出针，三阴交埋针固定，余穴三棱针点刺放血 1～2 滴，每天 1 次，针治 1 个月。

按语：治疗以关元纳藏阴精；少冲、隐白、厉兑、大敦点刺以去心火、火去神宁则肾安；加之三阴交埋针以调补肝、脾、肾三阴，诸穴相配，疾病得愈。

第四节　噩　梦

噩梦是指睡眠中出现纷繁梦境的症状，且多见恐怖惊奇之象，白天可见神疲乏力。梦，指睡眠中由于外界或体内的微弱刺激导致神失静谧，魂不归附而呈现种种幻象的意识形态。而梦境之中，梦幻纷纭，而且多是惊怖险恶之内容，反复缠绵，甚则入睡即噩梦不断，影响睡眠质量，次日醒来觉头昏不适、神倦不安者称为噩梦。正常人偶或得梦，醒来无特殊不适，则无须在意。

有研究发现，噩梦在儿童中的发生率高达 90％以上，在成年人中也不低于 78％；约有 2/3 的成年人在某个时期或许会做噩梦，有许多人每周做一个或数个噩梦。一项对精神病患者的调查表明，患者越焦虑，噩梦就越多，认为噩梦与睡眠不佳有关。很多研究表明：噩梦是对紧张应激的反应，比如，生活压力增加时，人们报告做噩梦更为频繁。Krakow 认为干扰性的梦和噩梦在普通人群中很普遍，且在被诊断

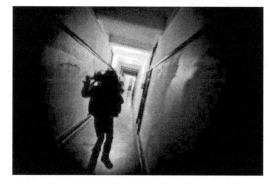

为 PTSD（创伤后应激障碍）的患者中，其发生率为 60％。即便是创伤体验被激活，且在高共病率的情况下，被诊断为 PTSD 的被测试者中噩梦的发生率为 70％。可见，创伤后出现噩梦已成为人们应激时的一种常见的心理现象。

一、疾病概念

中医学关于噩梦的记述早在《黄帝内经》中就已十分详尽，其中以《灵枢·淫邪发梦》内容最多，其次为《素问·方盛衰论》及《灵枢·本神》亦兼论及，就其病因病机、脏腑阴阳、症状表现及虚实情况均做了论述，一直指导着后世有关梦证的临床治疗。例如，其中就阴阳划分上如"阴气盛则梦大水而恐惧，阳气盛则梦大火而燔焫，阴阳俱盛则梦相杀"。从病因上如"甚饥则梦取，甚饱则梦予"。从脏腑上如"厥气客于心，则梦见丘山烟火，客于肺则梦飞扬，见金铁之奇物；客于肝则梦见山林树木，客于脾则梦见丘陵大泽，坏屋风雨；客于肾则梦临渊，浸居水中"。《金匮要略》云：心气虚者，其人则畏，今目欲眠，梦远行而精神离散，魂魄妄行。乃指梦乃心疾，气血不足之证。《备急千金要方》中提到了治疗"梦寐恐畏""魇梦参差"等大镇心散、小镇心丸等方剂，宋代陈言《三因极一病证方论》中指出温胆汤可治疗"梦寐不祥"。宋代《太平惠民和剂局方》中平补镇心丹、远志丸等方剂也用于治疗"夜多异梦，如坠崖谷""梦寐不祥，登高涉险"。清代喻昌《医门法律》云："心初受气，夜卧心惊……梦见先亡。"清代沈金鳌《杂病源流犀烛》云："凡人形接则为事，神遇则为梦。神役乎物，则魂魄因而不安，魂魄不安，则飞扬妄行，合目而多梦。又况七情扰之，六淫感之，心气一虚，随感而应，谚云，日之所接，夜之所梦，询有然也。"皆认为是心神疾病，六淫七情，外接事物，感应为变而成梦。清代王清任《医林改错》中既指出"夜睡梦多"乃瘀血为患，又开创脑髓说。近人秦伯未《中医临证备要》也提出"以心神不安为主。"综合来看，历代对醒梦一证记述颇多，逐渐认识了心脑为患的现实，可供临床参考。

二、发病机制

噩梦一证，究其原因，一由感受外邪，一由体内阴阳失调，脏腑功能及气血偏盛偏衰，或由劳虑劳神，或由惊恐伤神。诸多因素，约有四种情况：一是外界刺激，或因季节气候变化，或因形体在睡眠时姿势不确，体滞为梦，就如"春梦发生，夏梦高明""飞鸟衔发则梦飞"，均指此类而言。二是内伤七情，尤以惊恐，思忧太过居多。三是脏腑功能失调，因其虚实变化而出现不同之梦境。四是气血阴阳偏盛偏衰，无论气血不足、阴虚、阳虚，或气滞血瘀、阴寒阳盛，还是气失和降、痰饮内停等均可造成噩梦之发生。

西医学认为，噩梦与以下四种模型相关：首先是精神分析模型，该模型假设梦在情绪发展中有重要功能，噩梦不是这种功能修正的反应，就是这种功能失败的反应。弗洛伊德最初关于梦的理论假定噩梦是变形的（受虐）愿望满足，并包含早期力比多冲动的焦虑情绪，其目的是保护睡眠。其次是威胁刺激模型，该模型是一种进化理论模型，认为在梦及噩梦的产生中存在一个威胁及恐惧的中心角色。还有 REM 睡眠期解离模型及情感网络功能失调模型。

三、治疗方法

中医药疗法

1. 对噩梦的辨证论治：在临床上要正确运用脏腑辨证、八纲辨证和气血津液辨证的理论，分清虚实，并要结合梦境内容特点，审证求因，分而治之，因为本证可由多种疾病所引发，须分清主次，凡以通梦为主者当治梦，凡梦为兼证者应积极治疗原发病，原病既除，则噩梦自消，这是需要注意的。凡心气不足、心神失养、肝血不荣、心脾两虚、心肾不交、肝肾不足之噩梦者均属虚证，凡心肝火旺、肝阳上亢、胃气不和、痰郁内热、虫积扰神、血瘀阻窍者总属实证。治疗上应分清标本缓急，急则治标，缓则治本，亦要分清主次，专治与兼治结合，并要针药结合，配合心理疗法及其他治疗。其总的治疗原则为补虚泻实，调整阴阳，安神健脑，宁魂安魄，定惊除梦。

2. 临床分型

实证

（1）心肝火盛

证候：夜睡不安，整夜噩梦纷纷，多惊善怒，晨起头痛头晕，心烦口苦，胁胀不舒，口干饮冷，便秘溲赤，舌红苔黄，脉数或弦数。

治法：清心平肝，泻火安神。

方药：龙胆泻肝汤、导赤散加减。

黄连 9g，龙胆草 9g，炒栀子 10g，生地黄 12g，麦冬 12g，灯心草 3g，木通 6g，竹叶 6g，莲子心 6g，知母 9g，炒酸枣仁（分冲）15g。

（2）肝阳亢盛

证候：入睡则神魂不宁，噩梦纷纭，梦惊善恐，头痛眩晕，血压偏高，目涩口干，耳鸣耳聋，肢麻震颤等，舌红苔薄黄，脉弦有力。

治法：平肝潜阳，安魂除梦。

方药：镇肝熄风汤、天麻钩藤饮加减。

天麻 9g，钩藤 15g，石决明（先煎）20g，珍珠母（先煎）30g，菊花 12g，牡丹皮 10g，炒栀子 10g，生地黄 10g，麦冬 12g，首乌藤 30g，生龙齿（先煎）15g，茯神 10g。

（3）痰郁热结

证候：卧则梦多，或梦境飞扬，或为恼怒，或杂梦妄为，伴有头痛眩晕，胸闷心悸，体胖痰多，情志郁怒，舌红苔黄腻，脉弦滑有力。

治法：清热化痰，以宁神魂。

方药：黄连温胆汤加减。

黄连 10g，陈皮 10g，清半夏 10g，白茯苓 12g，枳壳 12g，竹茹 10g，天竺黄 10g，川贝母 9g，胆南星 10g，石菖蒲 12g，竹沥水 10ml。

（4）胃气不和

证候：睡卧不宁，神惊酿梦，纷扰不已，脘腹胀满，食积不化，嗳腐吞酸，恶心欲吐，口臭呃逆，或便溏，或便干，或不思饮食，舌红苔腻，脉滑有力。

治法：和胃通腑，调气安神。

方药：保和丸、越鞠丸加减。

枳实 12g，白术 12g，神曲 12g，厚朴 9g，清半夏 10g，莱菔子 15g，莲子心 6g，生槟榔 12g，甘松 12g，石菖蒲 12g。

（5）虫扰心神

证候：多见于小儿，夜睡不安，噩梦纷纷，或伴夜惊、梦惊，平素腹痛阵作，消瘦，嗜食泥土异物，鼻痒，泛吐清涎或吐虫，面部白色虫斑，白睛蓝色斑点，唇内粟粒样点状颗粒，舌面红点，脉沉。

治法：祛虫安神，安魂除梦。

方药：乌梅丸加减。

乌梅 9g，川椒 6g，胡黄连 9g，生槟榔 12g，贯众 15g，细辛 3g，苦楝皮 12g，香榧子 3g，木香 6g，琥珀粉（分冲）1.2g。

（6）瘀血阻窍

证候：夜眠不安，梦多怪异，荒诞不经，纷乱难断，炮火争战，刀光剑影，伴有头痛如刺，眩晕抑郁，急躁多怒，多惊易恐，面青眶黑，舌质紫暗，或有瘀点瘀斑，脉涩。

治法：活血化瘀，健脑调神。

方药：通窍活血汤。

生地黄 12g，当归 12g，赤芍 12g，川芎 10g，桃仁 12g，红花 10g，柴胡 10g，茯神 12g，石菖蒲 12g，枳壳 12g，琥珀粉（分冲）1.5g，白芷 12g。

虚证

（1）心胆气虚

证候：入眠常有梦扰，梦境惊恐不祥，或易噩梦惊醒，平素善惊易恐，心绪不宁，心悸不安，形神虚怯，舌淡苔薄白，脉细弱或虚弦。

治法：补益心胆宁神。

方药：酸枣仁汤、温胆汤加减。

炒酸枣仁 15g，党参 12g，麦冬 10g，五味子 10g，茯神 12g，生龙齿（先煎）

15g，远志 10g，石菖蒲 12g，陈皮 10g，清半夏 10g，炙甘草 10g。

（2）心肝血虚

证候：虚烦难眠，卧则多梦，乱梦纷扰，伴有心悸怔忡、爪甲不荣、面色少华、头晕目花，月经涩少等，舌红少苔，脉细。

治法：补血养肝，宁神安魂。

方药：琥珀养心丹、四物汤加减。

熟地黄 12g，生地黄 12g，白芍 12g，当归 12g，川芎 10g，龙眼肉 12g，炙首乌 12g，炒酸枣仁 20g，柏子仁 10g，首乌藤 30g，琥珀粉（分冲）1.5g。

（3）心脾两虚

证候：夜眠不实，噩梦纷杂，梦境中或风雨，或烟火等，神魂飘忽不定，醒后难忆，伴精神萎靡，头晕目花，健忘怔忡，困倦乏力，食欲不振，气短神疲，舌淡苔薄白，脉沉细弱。

治则：补益心脾，荣脑养神。

方药：归脾汤加减。

人参 6g，黄芪 15g，白术 12g，龙眼肉 15g，炒酸枣仁 30g，茯神 12g，远志 10g，当归 12g，木香 6g，莲子肉 10g，生姜 3 片，大枣 6 枚。

（4）心肾不交

证候：虚烦，入睡困难，睡则梦多，噩梦纷扰，梦境喜笑恐畏，纷杂而至，男多梦遗，女多梦交，次晨醒来头昏耳鸣，精力不支，伴腰膝酸软，潮热盗汗，咽干颧红，舌红少苔，脉细数。

治法：交通心肾，健脑静神。

方药：交泰丸、天王补心丹加减。

黄连 9g，肉桂 3g，天冬 10g，麦冬 12g，生地黄 10g，熟地黄 12g，当归 10g，太子参 12g，五味子 10g，远志 10g，石菖蒲 12g，柏子仁 10g，朱砂粉（分冲）1.5g。

（5）肝肾不足

证候：卧则梦境纷纭，或落山谷，或伏水中，或花草树木，怪异纷至，时时恐丧，醒则眩晕耳鸣，视物昏花，两目干涩，腰膝酸软，形体消瘦，精少，经闭，虚烦心悸，午后颧红，舌红少苔，脉细或弦细。

治法：滋补肝肾，宁神定志。

方药：龟鹿二仙膏、安神定志丸加减。

枸杞子 12g，炙何首乌 12g，女贞子 12g，墨旱莲 12g，远志 9g，茯神 12g，黄精 15g，石菖蒲 12g，益智仁 9g，当归 12g，龟甲胶（烊化另兑）12g，鹿角胶（烊化另兑）12g。

第五节 遗 尿

遗尿症是指年龄≥5岁的儿童每月至少1次夜间不自主排尿,并持续3个月以上。根据遗尿发生的特点,可将遗尿症分为原发性遗尿症和继发性遗尿症。原发性遗尿症是指没有6个月以上的不尿床期,同时须除外泌尿系统、神经系统等器质性疾病。原发性遗尿症占儿童遗尿症的80%～90%。继发性遗尿症指已有6个月或更长时间的不尿床期后再次出现尿床。根据遗尿症的临床表现还可将其分为单症状性夜遗尿和非单症状性夜遗尿,前者指患儿仅有夜间遗尿,无日间下尿路症状,后者指患儿还伴有如尿急、尿频等下尿路症状。据统计,约有16%的5岁儿童、10%的7岁儿童和5%的11～12岁儿童患有夜遗尿。

一、疾病概念

遗尿,是指在睡眠中小便自遗,醒后方知的疾病,也称尿床。此证多见于儿童,但成年人中亦有发生者。发生在小儿者则是指3岁以上,又称"夜尿症"。就其名称而言,古代医家论及此者,有"遗溺""尿床""失溲""小便不禁""小便失禁""尿失禁"等多种名称。有时混淆在一起,应予分辨。其一,有广义与狭义之分,其中"遗溺"多为广义概念,即不论睡眠中的遗尿还是清醒时的尿失禁,皆有称"遗溺"者;其二,一般"尿失禁""小便失禁""小便不禁"一般理解为清醒状态下不能控制排尿而遗出,或虽意识不清醒,但均在昏睡、昏迷、中风、热病神昏、癫痫发作时出现的并发症状,则不在本节范围讨论;其三,关于"失溲"一般是指高热昏迷,温热病严重阶段时的尿失禁,也属于广义范围里的遗尿,不在本节范围讨论。本节所讨论的仅限于发生在睡眠时的遗尿。就遗尿本身而言,也分有梦和无梦,但不论有梦与否,均是睡眠中小便自遗,醒后方知。

早在《黄帝内经》中已有论述,当时称为"遗溺"。遗尿一词的称谓最早见于《伤寒论》,"三阳合病,腹满身重,难以转侧,口不仁,面垢,谵语遗尿。"另外,还提到了"失溲",如"若被下者,小便不利,直视失溲。"但这里的遗尿、失溲之说主要指外感热病的危重阶段出现的尿失禁,与本节所论遗尿不同。本节所论之遗尿,俗称为尿床,首见于隋代。《诸病源候论》中"遗尿候"云:"遗尿者,此由膀胱虚冷,不能约于水故也。"又在"尿床候"中更具体指出:"夫人有于眠睡不觉尿出者,是其禀质阴气偏盛,阳气偏虚者,则膀胱肾气俱冷,不能温制于水,则小便多,或不禁而遗尿。夜卧则阳气衰伏,不能制于阴,所以阴气独发,水下不禁。故于眠睡而不觉尿出也。"对其症状、病因病机做了初步阐述,而且还单列出"小便不禁候"和"产后遗尿",将小便失禁和产后由于分娩损伤膀胱的遗尿做了明确区分。

其后《三因极一病证方论》一书中"遗尿失禁证治"对小便失禁、妇人产伤遗尿的情况做了论述，同时明确提出"小儿胞冷尿床"，而且成年人也可发生。《丹溪心法》云："小便不禁者，属热属虚。热者，五苓散加解毒。虚者，五苓加四物。"《证治要诀》中将小便频数、尿多、小便不禁和遗尿区分论证，指出：睡着遗尿者，此亦下元冷，小便无禁而然。宜大菟丝子丸，猪胞炙碎煎汤下。后世界医家经多年经验积累总结发现，"按此证多由肾、小肠、膀胱三经气虚所致；而内经有推及肺、肝、督脉者，盖因肺主气，能下降生水而输于膀胱，肺虚则不能为化气；肝、督二经之脉，并随阴器系廷孔，病则荣卫不至，气血失常，不能约束水道之窍，故皆遗溺不止"。特别指出肝经及督脉两经均循阴器系廷孔，与遗尿之发生关系密切。印会河《中医内科新论》中更认为无梦而遗尿者乃阳气虚不能固摄小便引起，需与有梦遗尿相区别，有梦遗尿者"睡梦中自认为如厕，但醒后却是尿炕。这种遗尿，是由梦引起的，与神不内守有关"。综合来看，前人经验为我们临床治疗提供了许多新见解，确有指导意义。

二、发病机制

1. **膀胱虚冷，失于约束**　历代众多医家把"膀胱虚冷、不能约束"认为是小儿遗尿症的主要病机之一。《诸病源候论》中论述遗尿的发病机制，认为"膀胱虚冷而不得约束水道而遗尿"。明代徐春甫在《古今医统大全》里再次重点论述："小儿遗尿者，由膀胱有冷，不能约于水故也。"宋代的严用和在《济生方》也曾论及膀胱虚冷是导致小儿遗尿的发病机制之一。

2. **肾气不足，下元亏虚**　先天肾气不足，首先会导致后天发育迟滞、落后，体质也偏于虚弱，易于发生遗尿；其次肾气不充无以温养下元，下焦寒气自生，肾阳虚衰，从而遗尿；盖脑髓由肾精所化，肾精充足，则髓海得养，脑为所养，若肾精不足，髓海空虚，则脑失所养而主宰失职，继而遗尿；再者肾又主藏精，肾气不足而封藏失职，表现遗尿。肾与冬气相通应，冬季为四季中最寒冷的季节，自然万物呈现静谧闭藏，此时小儿人体当以肾阴气为旺，冬寒伤肾，则遗尿易发且缠绵难愈。

3. **肺气虚寒，上不制下**　肺又称华盖，主敷布津液以通调水道。正如《医灯续焰》所言："肺居最上而通调水道，下输膀胱。遗尿小便数者，盖肺气虚冷，失通调之职不能制下也。"肺对津液的输布、排泄具有调节和疏通的作用。若肺气虚弱，肺气宣发肃降失常，水液代谢失常，肾主水功能亦受累及，从而遗尿。

4. **脾土不温，上下皆虚**　《本草思辨录》曰："金生于土，土不温者上必虚，上虚则不能制下……遗尿小便数者下虚也，皆由于中之不温也。"脾主运化水液，为水液升降输布的枢纽，若脾土不温，脾失运化，则将水液转输上不达于肺，水精输送下不至于肾，最终影响肺和肾的功能，肾失气化，肺气虚冷，日久两脏必虚，肾失固摄，不能约束水道而遗尿。

5. 心火亢盛，心肾失交　遗尿的小儿大多睡眠较沉、较深，常常难以将其彻底唤醒，甚者需要家长用力推摇患儿初醒，然起床后神志迷蒙不知所乎，至次日全然不知昨日唤醒之事。许多遗尿的小儿曾多次梦见自己欲解小便，于是不由自主直接遗尿于床榻。我们分析病机，小儿多为纯阳之体，"真水未旺而心火已炎"，心常有余，阳常有余，阴常不足，大胆推出部分小儿遗尿的发生与心火过盛有关。心火独亢于上而伤及肾水，肾水不济心火，日久肾阴暗耗，心肾不交。心为君火当主阳，肾主水当主阴，肾水无力抗衡君火则阴阳交感失衡，多梦烦扰，欲醒不能而遗尿。肾水失于心火之温煦则水寒不能约束水道亦致遗尿。"遗溺者为心肾传送失度也"也印证了此病机。

6. 肝经湿热，下迫膀胱　《保婴撮要》曰："亦有热克于肾部，干于足厥阴之经……故液渗于膀胱而旋溺遗失也。"强调了肝经湿热与小儿遗尿的联系。肝主疏泄且性恶抑郁。遗尿小儿可见学习压力过重而郁郁寡欢、情绪低落抑郁，伴见叹气连连，愁眉不展。日久肝失疏泄，气机不通，则易累及水道通利。又因肝内藏相火，主升、主动，疏泄功能不及，气郁化火。水道不利夹火，所致肝经湿热，热迫膀胱而遗尿。"火性急速，逼迫而遗"也是同理论证此观点。

现代医学认为，关于儿童遗尿（NE）的发病机制和病因学十分复杂，主要有以下几个方面：①家族遗传因素，遗传分析显示儿童遗尿症具有较为复杂的遗传异质性，家族史为阳性的患儿遗尿症状较阴性患儿更严重。国外研究发现，倘若双亲中有一个既往有遗尿症病史，则下一代发生遗尿症的概率高于正常人的 5～7 倍。②心理因素，不良的心理因素可能会诱发儿童继发性遗尿（SNE）的发生，但同样对儿童原发性遗尿（PNE）的发病也有明显的助推作用。一方面，临床观察到部分难治性儿童遗尿症追问病史时，发现其幼年时曾经历较为强烈的精神刺激，如突发的惊吓、恐惧，均会导致患儿遗尿症状，经治疗稍加缓解一段时间后又遇事复发，症情时好时坏，难以治愈。另一方面，部分 PNE 患儿也因为长期遗尿得不到有效规范的治疗而产生的焦虑、压抑等负面情绪进而导致其遗尿症病情加重与反复发作。③中枢睡眠觉醒功能障碍，睡眠觉醒功能障碍是指患儿在进入睡眠状态后膀胱膨胀所产生的神经冲动无法将患儿唤醒，导致其在非清醒状态下直接排尿。PNE 患儿处于睡眠过深状态，难以因感受膀胱充盈等外界刺激而觉醒。目前睡眠觉醒功能障碍已被广泛认同，为儿童遗尿症的重要发病机制之一。④夜间抗利尿激素（ADH）分泌不足，抗利尿激素通过作用于远曲小管和集合管来加强对水分子的重吸收，进而能保留住水分使得浓缩尿成为高渗尿。NE 患儿因垂体释放的 ADH 分泌量不足而致尿量增加却不可控，进而发生遗尿。其他因素还有膀胱功能异常、隐性脊柱裂、便秘、微量元素缺乏、包茎、大脑发育迟缓、泌尿系反复感染、肾脏疾病、癫痫、蛲虫症、阻塞性睡眠呼吸暂停综合征等。

三、治疗方法

1. 中医药疗法

（1）对于遗尿的辨证论治：首先分清虚实寒热，依据其证候特点运用脏腑辨证和经络辨证理论，分析其病位，审证求因，分而治之。凡小儿形气未充、脬气不固、脾肺气虚、中气下陷、肾督不足、下元虚冷、肝肾阴虚、魂扰不宁者总属虚证；凡内热扰神、热郁火迫、湿热内蕴者总属实证。总的治疗原则为补虚泻实，分别采用固脬、益气、升提、补肾、固元、滋阴、清热、泻火、利湿、宁神、安魂等法治之。

（2）临床分型

虚证

1）脬气不固，脑髓未充

证候：多见于小儿 3 岁以上，经常夜间遗尿，醒后方知，偶有夜晚不安，夜惊，夜梦如厕，醒后已晚，舌脉无明显异常。

治法：益智健脑，固脬止遗。

方药：缩泉丸加味。

益智仁 10g，山药 12g，乌药 10g，石菖蒲 10g，山萸肉 10g，覆盆子 12g，五味子 6g，桑螵蛸 10g，猪脬炙研适量或羊肚煎水，再以水煎药。

2）脾肺气虚，中气下陷

证候：睡中遗尿，兼见气短神疲，面色㿠白，小腹时有胀坠，乏力困倦，舌质淡红，脉虚无力。

治法：补益脾肺，益气升提，壮神止遗。

方药：补中益气汤加减。

人参 6g，炙黄芪 12g，炒白术 12g，陈皮 10g，升麻 6g，柴胡 6g，益智仁 10g，石莲子 12g，金樱子 10g，菟丝子 12g，炙甘草 6g。

3）肝肾阴亏，虚热内扰

证候：睡中遗尿，形体消瘦，夜寐不宁，心烦溲频，五心烦热，舌红苔薄或少苔，脉弦细数。

治法：调补肝肾，安魂固摄。

方药：滋水清肝饮加减。

生地黄 10g，山茱萸 9g，归身 10g，山药 12g，牡丹皮 10g，杭白芍 12g，柴胡 6g，炒栀子 6g，五味子 10g，桑螵蛸 10g，生龙齿（先煎）15g。

4）肾督不足，下元不固

证候：夜睡遗尿，腰膝酸软，脊背酸楚，健忘，阳痿遗精，舌淡苔白，脉细无力。

治法：补益肾督，固元止遗。

方药：肾气丸加减。

菟丝子 12g，枸杞子 10g，狗脊 12g，山药 12g，熟地黄 12g，山萸肉 10g，补骨脂 12g，怀牛膝 12g，石菖蒲 10g，五味子 6g，覆盆子 12g。

5）肾阳衰微，下元虚冷

证候：夜间频频遗尿，神疲怯寒，腰膝酸软，畏寒背冷，小便消长，神倦嗜卧，舌淡苔白，脉沉无力。

治法：温肾壮阳，固元涩尿，振奋神机。

方药：济生菟丝子丸、缩泉丸、斑龙丸加减。

菟丝子 12g，益智仁 10g，山药 12g，乌药 6g，炙附子 6g，五味子 10g，鸡内金 6g，桑螵蛸 12g，荜澄茄 10g，肉苁蓉 12g，补骨脂 10g，鹿茸片 1.5g。

实证

1）热郁火迫，内扰神机

证候：夜间遗尿，多伴梦而遗，睡卧不宁，夜惊多梦，心烦口苦，渴喜冷饮，舌红裂纹或舌尖红，苔薄黄，脉数有力，或实，或弦。

治法：清热泻火，清心止遗。

方药：清心莲子饮加减。

黄连 10g，萆薢 12g，石莲子 12g，石菖蒲 10g，麦冬 10g，灯心草炭 3g，地骨皮 12g，桑螵蛸 10g，知母 10g，黄柏 10g，琥珀粉（分冲）1.5g。

2）湿热内蕴，热扰神魂

证候：夜间遗尿，或先患淋浊之疾后转而遗尿，梦境可有可无，兼见小便频数，尿赤尿热，渴不欲饮，身体困重，舌红苔腻或黄腻，脉滑或濡滑，濡数。

治法：清利湿热，固摄安魂。

方药：龙胆泻肝汤、桑螵蛸散加减。

龙胆草 10g，栀子 10g，苦参 10g，黄芩 10g，柴胡 10g，当归 10g，桑螵蛸 10g，石菖蒲 10g，金樱子 12g，芡实 12g，煅龙骨 15g。

2.西医药物疗法

（1）目前国内外药物治疗儿童遗尿症以醋酸去氨加压素（DDAVP）为首选，它的作用在于加强抗利尿作用。基于患儿因夜间 ADH 分泌不足所致尿量明显增多不可控的发病机制，DDAVP 通过补充其夜间 ADH 水平，降低血浆渗透压，增加尿渗透压，从而减少尿量，达到治疗遗尿的目的。适用于 6 岁及以上遗尿症儿童，年幼儿慎用。临床上 DDAVP 的治疗效果值得肯定，但同时其副作用也不应忽视。研究显示，DDAVP 会引起儿童疲劳、眩晕、恶心、胃痛、颅内压升高、电解质紊乱（常见低钾血症或低钠血症）和肝肾功能损害等不良反应，且发生率随着患儿年龄的增长而相对升高。

（2）抗胆碱能药物治疗遗尿症的机制是通过作用于毒蕈碱受体，松弛膀胱平滑肌与逼尿肌来治疗因膀胱功能性容量偏小或逼尿肌过度活跃导致的遗尿，其是合并有不稳定膀胱遗尿症的首选药物。临床上使用率较高的药物为盐酸奥昔布宁、托特罗定和索利那新。研究显示 USB 遗尿症儿童在连续服用奥昔布宁 1 个月后有效率可达 88.2%。托特罗定与索利那新近年来作为新型更具优势的抗胆碱能药物应用于 NE 儿童。但抗胆碱能药物不良反应也较多，如排尿困难、便秘、口干、心率加快、瞌睡、高眼压、皮肤潮红瘙痒等。对膀胱排空障碍或残余尿量增多的 NE 患儿不建议单纯应用，可考虑联合 DDAVP 用药。

（3）三环类抗抑郁药常选丙米嗪、阿米替林等作为治疗药，该类药通过刺激大脑皮质，同时增加垂体后叶 ADH 的分泌，使患儿尿量减少，容易被唤醒起床排尿。它们曾是治疗儿童遗尿的主要药物，但因存在会致共济失调、躁狂、瞳孔扩大等明显不良反应，目前临床已不作推荐使用。

3. 非药物疗法

（1）针刺疗法

1）体针

主穴：肾俞、膀胱俞、关元、三阴交。

辅穴：八髎、大敦（灸）。

配穴：气海、中极、气海俞、阴陵泉。

加减法：若脾肺气虚、中气下陷者，加足三里（灸）、百会。若肝肾阴虚者，加太溪。若肾气不足、下元不固者，加腰阳关（灸）、命门（灸）。若肾阳虚、下元虚冷者，灸气海、关元穴。若热郁火迫、内扰神机者，加神门、复溜泻之。若湿热下注者，加大赫、水道或涌泉。若神衰失守者，加水沟。

灸法：取气海、关元、阴陵泉、大敦、行间，行温和灸，每穴 2 ～ 3 分钟。

2）皮内针埋藏：取麦粒形皮内针，消毒后斜刺入列缺、三阴交穴，以胶布固定埋藏，留针时间依季节而定，夏季 4 天左右，冬季 1 周。

3）七星针：取肾俞、关元、气海、曲骨、三阴交，备用穴选中极、膀胱俞、太溪，以七星针（梅花针）轻叩刺，交替使用上述穴位，至皮肤微红为度，每日 1 次或隔日一次，10 次为 1 个疗程。

4）耳针：取膀胱、肾、皮质下，以图钉或皮内针埋藏，或埋压王不留行籽、绿豆等，以胶布固定，每天定时按压 3 ～ 5 次，睡前更宜按压，以局部胀感为度，7 ～ 10 天为 1 个疗程。

（2）按摩推拿治疗

主穴：推补肾水穴 10 分钟，揉外劳宫 4 分钟，掐曲骨穴 7 次，捏挤神阙穴。

配穴：推补脾土穴 7 分钟，揉乙窝风穴 4 分钟，逆运内八卦穴 2 分钟，推四横纹穴 4 分钟。7 ～ 10 天为 1 个疗程。

（3）生物反馈治疗：生物反馈治疗应用于儿童遗尿症在国外报道较多，近年来国内也逐渐应用。生物反馈治疗的原理是将人体内通常无法察觉、极其微弱的生理病理活动的信息通过现代生理科学仪器放大，形成可见的波形或声音，治疗者借助听觉、视觉来了解自身变化，并根据变化训练自己实现自主意志控制。生物反馈治疗应用于儿童遗尿症则是通过反复训练患儿盆底肌的收缩，不断强化盆底肌群，增强骶神经兴奋性，提升逼尿肌反射弧传导速度，使得患儿在睡眠中能及时将膀胱充盈状态信息反馈至大脑皮质来唤醒患儿排尿，实现治疗的目的。但治疗需要相关的科学设备，适用于膀胱功能存在异常并且具有良好依从性与理解力的年长儿。生物反馈治疗旨在调整括约肌与逼尿肌收缩的协调性、协助建立正常的尿流曲线、改善患儿的尿量及最大尿流率。

（4）认知行为疗法：相比国外遗尿报警器的应用，国内治疗更多采取认知行为疗法，即通过一些干预方法反复训练遗尿症儿童以求达到治疗目的。如排尿控制训练（憋尿锻炼）、尿液中断练习、定时唤醒、清洁训练、奖励机制等。但是认知行为疗法是需要获得患儿家长及患儿的高度配合。其他的行为训练还包括注意晚餐汤水摄入量、控制睡前饮水量、少吃寒性利尿的食物等。

参 考 文 献

莫延松，李忠祥，董自敏，等 . 二仙止遗散敷脐治疗遗尿症 32 例疗效观察 [J]. 北京中医药，2019, 38(6): 603-605.

牛朝阳，毛德西，张文学，等 . 从调五脏论治老年性遗尿 [J]. 中医杂志，2019, 60(20): 1787-1789.

邱鸿钟，梁瑞琼 . 基于中医整体观的失眠症治疗方案探讨 [J]. 新中医，2015, 47(9): 250-251.

徐晓楠，惠疆锦，陈菁华，等 . 去氨加压素、警铃及联合方案治疗儿童单症状夜遗尿症疗效的网状 meta 分析 [J]. 临床儿科杂志，2019, 37(1): 55-62, 77.

杨赛花，李晓驷 . 创伤与噩梦的相关研究进展 [J]. 上海精神医学，2011, 23(6): 360-363.

尹绍锴，于海波 . 针刺治疗梦魇 [J]. 深圳中西医结合杂志，2016, 26(10): 63-64.

张星平，刘在新，黄刚 . 根据失眠症状表现不同归属五脏辨识探析 [J]. 中华中医药杂志，2009, 24(5): 554-557.

赵军，陈有明 . 桂枝加龙骨牡蛎汤治疗梦交 1 例 [J]. 中国社区医师（医学专业半月刊），2009, 11(211): 137.

周亮，时慧，石程，等 . 青春期梦交案 [J]. 中国针灸，2018, 38(4): 430.

第**16**章　名医失眠症诊疗经验

第一节　历代医书对于失眠的记载

一、先秦至三国时期的医学文献

1. 马王堆汉墓医书　有关不寐病证的记录，目前最早的记录为《足臂十一脉灸经》乙本，其曰："脉：是胃脉也……不食，不卧，强欠，三者同则死。"

2.《黄帝内经》《黄帝内经》中称不寐为"目不瞑""不得卧"。《灵枢·大惑论》中说"卫气不得入于阴，常留于阳，留于阳则阳气满，阳气满则阳跷盛，不得入于阴则阴气虚，故目不瞑矣"。而《素问·逆调论》也曾描述为"阳明者胃脉也，胃者，六腑之海，其气亦下行，阳明逆，不得从其道，故不得卧也"和"胃不和者卧不安"等。

3.《难经》《难经·四十六难》有"老人卧而不寐，少壮寐而不寤者，何也？然：经言少壮者，血气盛，肌肉滑，气道通，营卫之行，不失其常，故昼日精，夜不寐"等相关描述。

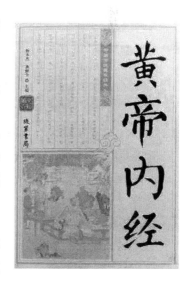

4.《伤寒论》和《金匮要略》　汉代的医学家张仲景所著的《伤寒杂病论》一文对《内经》的内容起到了补充作用，使得失眠症在临床分型上与治疗方面上进行了更为明确的深入探讨。《伤寒论》一文中写道，"下之后，复发汗，昼日烦躁不得眠……干姜附子汤主之"，"得少阴病者，得之于二三日以上者……不得卧，用以黄连汤主治之"，又写道，"得太阳病者，二三日以上，不能卧而但欲起者……有寒分"。在《金匮要略·血痹虚劳病脉证并治》中写道："虚劳者和虚烦者不得眠，以酸枣汤治之。"

在《金匮要略·痰饮咳嗽病脉证并治》中写道："至阴易喘而不得卧，加以短气者，其脉象平顺也。"在《金匮要略·百合狐惑阴阳毒病证治》中又写道："狐惑者为病也，状若寒痛，陌陌欲寐，目闭不能……蚀于喉为狐，蚀于阴为惑……其面目亦赤、亦黑、亦白。蚀于上部而声音喝者，以甘草泻火汤治之。"到目前为止，其在临床医学上依然广泛应用。

二、晋唐五代时期的医学文献

晋代王叔和《脉经》曾用"不得卧""不眠"和"卧不能安"等名称表述本病。隋代巢元方著《诸病源候论》中用"眠寐不安"和"卧不安席"等记录该病。而唐代孙思邈《备急千金要方》中也曾描述为"寝卧不安""起卧不安"等，但以"不得眠"和"不得卧"表述最为常见。王焘《外台秘要》中首次用"失眠"表述不寐，"夫今诊时行，始于项强赤色，次于失眠发热，中于烦躁思水，终于生疮下痢，大齐于此耳"。

三、宋辽金元时期的医学文献

宋辽元金时期不寐病证多表述为"不得卧"和"不得眠"。而《太平圣惠方》《圣济总录》《丹溪手镜》《儒门事亲》《证类本草》和《世医得效方》等曾以"不寐"描述之，部分医书以专门章节论述。

四、明清时期的医学文献

这一时期医学著作中仍以"不得卧"和"不眠"等称谓为主，但"不寐"也逐步被广泛采用。张景岳著《景岳全书》、洪金鼎著《医方一盘珠》和陈士铎著《辨证录》等医书中均将"不寐"列为单独章节进行论述。

第二节　现代名老中医治疗失眠的经验

一、邓铁涛经验

国医大师邓铁涛教授认为，失眠总的病机是阳盛阴衰，阴阳失交，临床上可见心脾血虚、心胆气虚、心肾不交的虚证，亦见痰热、内火、瘀血之实证，其中以痰阻为最多见，故多从痰论治。邓老常以温胆汤变通化裁，加补气运脾之品以绝痰源，结合南方气候特点，枳壳、橘红因温燥而减量使用，再根据病情，或加重镇之剂，或合养血之方，或佐甘缓之品。邓老认为，瘀血与失眠有一定的关系，如女性患者闭经后出现狂躁不寐，即为瘀血内阻、气机逆乱所致，故主张在临床治疗失眠时，将活血化瘀视为重要的一环。邓老在临床上多喜用补气活血法，重用补气药，配合活血药以消瘀散癖。邓老认为，失眠患者多为脑力劳动者，常因性格内向，寝食俱减或思虑太过，日久多致脾胃虚弱，气血不足，心脾两虚，所以认为久患失眠者，多属心脾血虚，常喜用归脾汤合甘麦大枣汤加减以养心安神、补中缓急。同时，久患失眠之人往往虚实错杂，多脏同病，治其实则虚者更虚，治其虚则壅滞邪气，多种治法同用，又显药力不专。故凡遇此类，邓老多采用中药内服配合中药外洗之法，内服中药治其本，外洗浴足治其标，既能标本同治，又不致药力分散。其外洗方为川芎、桃仁、艾叶、赤芍、续断、防风、羌活、丹参、红花、生葱条、米酒、米醋。煎水浴足，每晚1次。

二、路志正经验

国医大师路志正教授认为，足少阳胆经与心脉相通，心主神志的作用有赖于胆的决断调节。同时少阳胆腑藏精汁，主疏泄及决断，其内寄相火，影响人体的精神、情志和思维。若胆腑受邪，可致气郁化火，痰浊内生，上扰心神而失眠。故路老治疗失眠，善在辨证用药的同时运用温胆宁神之法。临证遣方常以温胆汤为主方，以恢复胆腑清净宁谧温和中正之性为中心，随症增减。路老认为，胆之实与胃相通，疏胆当以和胃为法，故常伍以鸡内金、谷芽、麦芽、佛手、枳壳、紫苏梗、荷梗、素馨花、旋覆花、茵陈、青蒿、黄芩、娑罗子等使胆气通于心；清心可以清胆，宁心可以宁胆，故常佐黄连、竹沥汁、莲心、郁金清心安神，或炒酸枣仁、麦冬、炒柏子仁、首乌藤养心安神，或生龙骨、生牡蛎、紫石英等镇心安神，以达标本兼治之效。

三、方以正经验

方以正教授为贵州著名老中医。方老认为，失眠与瘀血密切相关。血气者，人之神，脑唯有血气滋养，精髓充实，才能神清寐安，若气血乖违，瘀阻脉络，则心失血养，夜卧不寐，即如《医林改错》所云"夜睡梦多是血瘀"。他认为，临床所见不寐患者，每以情志变化，精神刺激为主因，引起肝气郁滞，脾运失常，以致气虚血瘀，或气滞血瘀，或痰瘀互结，或瘀热扰心，故以化瘀宁神四法治之。一法治以益气活血，养心安神。用于心气不足，运血乏力，气虚致瘀，心失血养者。表现为入夜难寐，登高则心慌足软，胸中憋闷，心神恍惚，遇事善忘，面色无华，舌胖淡紫，苔白，脉弦细。方以补阳还五汤合养心汤加减，药用黄芪、人参、川芎、当归、赤芍、柏子仁、地龙、炙远志、丹参、龙眼肉、五味子、紫石英、茯神。若益心气而不应者，则当兼治肾，峻补肾精，以交通心肾，加入熟地黄、大枣皮、龟甲等。二法治以疏肝调血，宁心安神。用于肝气郁结、气滞血瘀者。表现为入夜乱梦纷纭，夜寐易惊，胸胁胀闷，急躁易怒，或情绪抑郁，心悸头晕，面色晦暗，脉弦细或弦涩。方以酸枣仁汤合柴胡疏肝散增减，药用炒酸枣仁、川芎、知母、茯神、柴胡、香附、延胡索、郁金、当归、丹参、琥珀粉、赤芍、甘草。若入睡困难者，佐用珍珠母、龙齿、牡蛎以潜阳育阴，以助安神。三法治以涤痰化瘀，镇心安神。用于治疗痰瘀交阻，扰及心神者。表现为彻夜难眠，头晕目眩，胸闷胁痛，口流涎沫，性情怪癖，或心胸烦乱，舌红苔腻，脉弦滑而数。方宗十味温胆汤合安魂汤（《医学衷中参西录》）加减，药用法夏、茯苓、枳实、胆星、远志、五味子、川芎、红花、生龙牡、代赭石、陈皮、龙眼肉、琥珀粉。四法治以凉血散瘀、清心安神。用于治疗心火亢盛伤及阴血，瘀热内扰，心失血养者。可表现为心烦神乱，性情暴躁，夜不能寐，胁肋疼痛，面赤口苦，口唇青紫，舌尖红，或舌面有瘀斑，方宗清心莲子饮（《太平惠民和济局方》）合朱砂安神丸加减，药用朱砂、生地黄、麦冬、石莲肉、黄连、赤芍、紫石英、当归、地骨皮、车前子、丹参、炙远志、柏子仁、茯神。

四、洪治平经验

洪治平教授是全国第三、四批老中医药专家学术经验继承工作指导老师。洪老认为，虚证失眠，多因心肾亏虚，致心肾不交，神不得安。此时，心之虚火不宜用如黄连之类的苦寒之品直折其火，因肾水不足，故当重补肾水，滋肾精，不可单用肉桂类燥热温阳之品。洪老自创促眠饮，治疗不寐心肾不交之证，其方药为熟地黄、枸杞子、桑椹、莲子心、百合、茯神、首乌藤、炒酸枣仁、柏子仁、合欢皮、石菖蒲、龙眼肉。顽固性失眠，多因肝胆火郁，痰热内扰，如《古今医统大全·不寐候》所云"痰火扰乱，心神不宁，思虑过伤，火炽痰郁而致不眠者多矣"。洪老将顽固性失眠分为因痰致病和因病致痰两类。因痰致病者为痰湿内生，郁而化热，痰热内扰，心神不宁，而致难以入眠，其根源在于痰湿，故治以直折痰热，药用黄芩、苦参、栀子、石菖蒲、远志等以清热化痰、除烦安神。因病致痰者源于不寐日久，心烦易躁，郁怒伤肝，肝失条达，克伐脾土，肝脾违和，生湿聚痰或劳心伤脾，脾不健运，宿食停滞，酿生痰热。治以化痰安神兼疏肝解郁，药用半夏、远志、枳实、石菖蒲、茯苓、合欢花、郁金等以安神解郁、化痰除烦。

五、孙光荣经验

孙光荣教授倡行"中和"学术思想，认为四中和是机体阴阳平衡稳态的基本态势，中和是中医临床遣方用药诊疗追求的最高佳境。气血失和乃生万病。失眠为机体气血中和稳态的失衡。肝郁化火，痰瘀扰心，水火不济，气血亏虚，心神失养……都导致气血平衡稳态失和，心神不宁而失眠，而阳盛阴衰，阴阳不交是失眠的根本病机。根据"重阴必阳，重阳必阴"，阴阳互根，气血相长的中医理论，对血虚肝旺而致阳无以潜，阴阳不能相感的失眠，善以补气血调阴阳之法，常用人参、黄芪以扶正益气，丹参以理血，组成一组对药，使补气以生血，补气以升清，气血互生，阴阳相长，气血中和，而使失眠得愈。

六、王正君经验

王正君教授认为，治疗失眠重在调整阴阳，失眠是由内伤或外感多种因素共同作用的结果，其中阴阳失调在失眠发病机制中占有重要地位，故治疗上以补虚泻实、调整阴阳为原则，其用方为六味地黄汤加减，意在使肾、肝、脾三阴并补而重在补肾阴，补泻并用，同时酌情加养心安神之酸枣仁、首乌藤，安神定志之白芍、远志，使阴阳平衡，心神得安。王老认为，睡眠与诸脏腑均有重要关系，各个脏腑功能的失调均可导致失眠。对肝郁气机不畅，致魂不能藏而生不寐者，多选逍遥散或柴胡加龙骨牡蛎汤加减。对"胃不和则卧不安"者，选归脾汤加减，兼有胃腑积滞者，则以通腑消滞为法，方用调胃承气汤加减。对心肾不交而致失眠者，方选交泰丸、酸枣仁汤加减。因心胆气虚而失眠者则以安神定志丸加减。王老指出，女子不寐勿忘调理冲任。女性失眠不但具有普遍的共性，又有其特殊性。女子在经、孕、产、乳阶段，均可导致气血不足致无以奉养心神，而生虚烦、失眠、多梦，故治疗当选用归脾汤加减。女子绝经前后，生理上发生显著变化，易致阴阳失调、肝郁气滞、虚热内扰等，引发或加重失眠，因此以养血滋阴、疏肝宁神为大法，多选用四物汤、酸枣仁汤加减。王老指出，长期失眠若不能得到缓解，可耗伤气血，致脏腑气血亏虚，神无所养，临床多见寐而易醒，心悸气短，精神倦怠，治宜养血安心，常用归脾汤加减以补虚固本。

七、吴立文经验

吴立文教授是国家中医药管理局第三批老中医药专家学术经验继承工作指导教师，吴老治疗失眠常用四法。一法为清心。认为火热上扰，治宜清心为先。不论由实火、虚火所致失眠者，均应注意清心。实火者，多为心、肝火盛上扰心神。心火上扰，治当清心泻火，用黄连导赤散加味，药用黄连、生地黄、竹叶、通草、栀子、麦冬、川牛膝、生龙骨、生牡蛎等。肝火上扰，治当清肝泻火，兼以清心除烦，一般多用黄连导赤散加牡丹皮、栀子、夏枯草以清肝宁心。二法为交通心肾。认为阴虚火旺，是较为多见的失眠病机。对阴虚失眠，多以张仲景百合地黄汤为基础加味。百合地黄汤是《金匮要略》治疗百合病的用方，方中百合可养心阴，清心安神；生地黄养阴清热，既入心经，滋阴清热，又可滋养肾阴。二者合用，可用以治疗心肾阴虚之失眠。对心阴虚为主者，合天王补心丹加减以滋阴养心安神，药用百合、生地黄、麦冬、当归、白芍、柏子仁、酸枣仁、五味子。心肾阴虚火旺者，合黄连阿胶汤加味，药用百合、地黄、白芍、阿胶、麦冬、玄参、黄连、黄芪、鸡子黄、柏子仁、五味子。三法为养血化瘀。认为血失其和可引起失眠，故既要重视因血虚而心神失养，又要注意因血瘀不能养神所致失眠。血虚证候为主者，以四物汤合酸枣仁汤加减，重用熟地黄、当归、白芍，减川芎，加何首乌或首乌藤。属心脾气血两虚者，以归脾汤加减，酌加何首乌、阿胶等养血之品以增强养血安神之功。因血瘀而致不寐者，则以血府逐瘀汤加丹参，再酌加安神之品。四法为清热化痰，和胃降逆。吴老认为，现今因过用辛热肥甘或嗜酒，使痰热内蕴，上扰心神之失眠日趋多见，此类失眠当以清热化痰为主，多选用温胆汤为主方，重用竹茹，加瓜蒌、竹沥汁等以增强清热化痰之效，同时要兼用和胃降逆之法，调理脾胃，使胃气和降，痰热下行，常注重运用半夏。

在失眠治疗中，吴老强调安神药应合理选用。血虚者多选酸枣仁、大枣、首乌藤。阴虚者多选加柏子仁、百合、酸枣仁。痰热者多选加合欢皮、远志，或适当重用茯苓。兼血瘀者可加琥珀以化瘀安神。肝阳上亢所致失眠应选用重镇安神之生龙骨、生牡蛎、磁石等。失眠之虚证在补虚治疗的同时，亦可选加重镇安神药物，但不宜重用。

八、杨明会经验

杨明会教授是军医国医名师，推崇《内经》"胃不和则卧不安"之说，提出《内经》"卫气不能由阳入阴"而致失眠的病机理论及胃为卫气由阳入阴之枢机的主张，认为失眠的病因主要为饮食、七情、劳逸失常，基本病机为脾胃功能失调，升降失司，痰浊、湿食、郁热内阻，胃气失和，阳明经脉不畅，卫气由阳入阴枢机不利，同时浊邪上扰神明，因此治疗失眠以"和胃安神为要，助卫循行为本"，创制"和胃安神方"，该方以法半夏、生薏苡仁、陈皮、石菖蒲、白术、柴胡、黄芩、首乌藤、甘草为组成，达和胃安神之效。经临床研究表明，此方可以改善失眠患者的睡眠质量和临床症状，优化睡眠结构，调节脑内神经递质水平，提高生活质量，临床使用安全有效。

九、张炳秀经验

张炳秀是国家中医药管理局第三批老中医药专家学术经验继承工作指导老师。张老通过综合分析临床常用方剂之有效验案，以方统证，常以温胆汤、天王补心丹、柴胡加龙骨牡蛎汤、逍遥散四大类证统之，随证化裁。温胆汤类证为七情所伤，气机紊乱，痰热交阻，烦躁不安所致失眠。胆属木，为洁净之腑，失其常则木郁不达，胆主决断，痰热内扰则胆怯易惊，失眠多梦。张老认为《三因极一病证方论》之温胆汤，其功效不但清热化痰、和中安神，还可壮胆，组方中正平和，易随证加减。天王补心丹类证或因阴虚血少，心失其养，或因五志过极，心火内炽，扰动心神，或因思虑太过，心血暗耗，无以奉心。常由久病不愈，耗灼营阴，心血不足，失于濡养所致的心烦不寐，药用天王补心丹，取二冬清气中之火，当归甘生心血，玄参咸补心血，丹参寒清血热，更借桔梗、远志为舟楫向导，外合黄连折心火，阿胶滋阴血，而达标本兼顾之效。柴胡加龙骨牡蛎汤类证为失眠兼胸胁苦满，善恐易惊，以柴胡加龙骨牡蛎汤化裁，寒温并用，泄补兼施，佐以养心安神之属，可奏疏肝利胆、清热安神之功。逍遥散类证为妇人失眠兼有忧思郁怒，多愁善感，或禀性刚烈，正值阴血亏虚之围绝经期，以丹栀逍遥散养血疏肝、解郁安神。

十、张崇泉经验

张崇泉为国家中医药管理局第三、四批全国名老中医药专家学术经验继承工作指导老师。张老认为，失眠的治疗有四要。一要四诊合参，首辨虚实。失眠的病机总属本虚标实，临床所见多是虚实夹杂之证，故失眠的辨证当遵循《内经》"邪气盛则实，精气夺则虚"的原则，通过望、闻、问、切四诊合参，首辨虚实。虚证多属气血阴阳不足，心失所养而失眠。实证多属火热、气滞、痰湿、瘀血扰乱心神而致失眠。二要明确病位，把握病机。张老认为，失眠的产生不仅与心相关，还与脾、肝、肾有密切关系。其病机为虚证多属脾虚气弱，心失所养或肾阴、肾阳亏虚，心肾不交或气阴两虚，心神不宁；实证多属素体阳亢，脑络瘀滞，风火上炎，或是肝旺乘脾，肝风上扰，或痰湿内生，肝火痰热，扰动心神。三要补虚泻实，方证对应。张老根据病机灵活给药，遵循《内经》"虚者实之，实者泻之"的原则，虚证补其不足，辅以益气、温阳、养阴、补血、健脾、补肝、益肾等法。实证则泻其有余，辅以疏肝解郁、清肝泻火、消食和胃、清化痰热、活血通络等法。常选用归脾汤、六味地黄丸、天王补心丹、温胆汤加减处方。四要重祛瘀。认为失眠日久不论虚实，均可"入络"生瘀。故张老治疗失眠日久者，每加丹参、川芎、当归、葛根、鸡血藤等活血养血，并佐以黄芩、人参等益气扶正，使气行则血行，血行则瘀消。

十一、朱良春经验

朱良春教授治疗失眠有三大特色。特色一，以半夏、夏枯草治失眠。朱老认为，肝血肝阴两虚，或肝胃不和，或土壅木郁，胃失和降，可致心失所养，气机逆乱，肝阳偏亢，上扰神明而失眠。朱老取《内经》"半夏秫米汤"可"降其气，即所以敛其阳"之理，自拟"半夏枯草煎"，由姜半夏、夏枯草各12g，生薏苡仁（代秫米）60g，珍珠母30g为基本方，对肝血不足者加当归、白芍、丹参。心阴不足者加柏子仁、麦冬、琥珀粉。吞心气虚者加大剂量党参。有痰热之象者加黄连。脾肾阳衰，或兼夹阳痿者加大蜈蚣2条、鸡血藤45g。特色二，以温补镇摄治失眠。朱老根据其师总结的经验，即"有些失眠患者，单纯用养阴、安神、镇静药效果不佳时，适当加入桂附一类温阳兴奋药，每每奏效"。制定了"甘麦芪仙磁石汤"，治疗顽固性失眠虚多实少，脾肾两虚或心脾两虚，药用甘草6g，淮小麦60g，炙黄芪30g，淫羊藿

12g，五味子 6g，灵磁石 15g，枸杞子 12g，丹参 12g，远志 6g，茯苓 15g，彻夜不眠加蝉蜕 5g。特色三，以达胆和胃治失眠。朱老认为《三因极一病证方论》之"温胆汤"有燥湿化痰、清热除烦、和胃达胆之功。朱老对湿热内蕴或胆虚痰热失眠者，予以温胆汤加龙胆草；对胆寒虚烦、心胆虚怯失眠者，用温胆汤加钩藤、葛根、紫苏叶、龙骨、牡蛎以散敛升降；对气郁生痰，痰气相搏发为失眠者，则予以温胆汤加龙骨、生牡蛎。

十二、王翘楚经验

王翘楚教授以"天人相应"理论为指导，诊治失眠求其本。王老认为，中医"天人相应"理论是指导当今失眠症临床诊治的最根本的理论。当今失眠症发病率日趋上升的一个主要原因，就在于不尊重自然界阴阳消长的规律。故王老在诊治失眠时，强调起居要与自然界阴阳消长规律相合，嘱患者一定要早睡早起，一般晚上 9 点至凌晨 5 点或晚间 10 点至凌晨 6 点为正常睡眠时间，而其中夜间 10 点至凌晨 3 点则又是人的最佳睡眠时间。此时的睡眠，符合自然界阴阳消长规律，也符合现代脑电图深慢波睡眠的最佳时间。王老认为，失眠症的发病原因主要在脑，不在心。认为失眠症的主要原因均源于脑的正常生理活动功能受到干扰，而首先表现于肝，再波及其他脏腑。故立从肝论治法，认为"五脏皆有不寐"，以治肝为先，王老"从肝论治"时常分治以八证三型。八证即肝木偏旺、肝阳上亢、肝郁瘀阻、肝胃不和、肝气横逆、肝郁化火、肝肾两亏、胆气虚怯。三型即虚型、实型、虚实夹杂型。以上证型中，肝木偏旺为各类失眠的发病基础，而肝郁瘀阻为最多见之证型，故治则多重平肝解郁、活血安神。

总之，名老中医治疗失眠的经验有其各自不同的偏重，或强调治本调阴阳，或以脏腑论治，从胃、从肝，或以祛邪为要，清痰热、化瘀血。这些经验丰富和发展了中医治疗失眠的理论和方法，是我们深入认识失眠的宝贵财富。

第三节　现代医家治疗失眠的经验

一、南京中医药大学附属医院老年科韩旭教授治疗失眠验案举隅

1.麻黄附子细辛汤　患者，女，68 岁，2017 年 3 月 15 日初诊。主诉：失眠伴日夜颠倒半年余，加重 2 周。患者家属诉其白日精神萎靡，倦怠乏力，久坐后每每欲睡，夜间兴奋，不能入寐。每晚口服"艾司唑仑"1 片，效果不佳。刻下：患者昏沉，时时欲睡，反应迟钝，畏寒肢冷，口淡不欲饮食，双下肢水肿，舌淡胖、苔白润，

脉沉细。证属阳气虚衰、阴寒内盛，治宜温阳利水、宁心安神。方用麻黄附子细辛汤加减，处方：麻黄 10g，细辛 10g，制附片 15g，桂枝 10g，干姜 10g，黄芪 20g，茯苓、茯神各 20g，炒白术 10g，猪苓 10g，泽泻 10g，大枣 5 枚，生姜 3 片。上方 7 剂，每日 1 剂，早、晚两次水煎温服。2017 年 3 月 22 日二诊：患者水肿渐消，白天精神明显好转，夜闹仍存。宽慰家属，前方仅是开路方，尚未达到最佳用量，原方改麻黄为 15g，干姜为 20g，大枣为 10 枚，续服 7 剂，嘱门诊随诊。2017 年 3 月 29 日三诊：患者白天精神大好，入睡较前容易，夜间可安睡 4 小时，双下肢水肿已消，原方去猪苓，加路路通 15g，鸡血藤 15g，调治 2 个月，患者夜闹渐去，夜间可安睡 4～5 小时。按："麻黄附子细辛汤"出自《伤寒论》，是治疗"少阴病，始得之，反发热，脉沉者"之太阳少阴同病之方，组方短小精湛，功在温经散寒、助阳解表。临床运用麻黄附子细辛汤，应跳出有无恶寒发热的框框，凡证属阳气虚衰、阴寒内盛者，无论有无外感表证均可以此方为基础方。《伤寒论》云"少阴之为病，脉微细，但欲寐也"，"但欲寐"即表现为迷迷糊糊似睡非睡的状态，是少阴病阳气虚衰的表现，患者畏寒肢冷、口淡不欲饮食，均为阳气虚衰、阴寒内盛之象，故以麻黄附子细辛汤为主方，证药相对，疗效显著。临床运用麻黄治疗昏睡、嗜睡等症状，取其振奋心阳之效，使其白天恢复精神，活力耗尽，夜间自然安寐。现代药理学研究也表明，麻黄具有明显的中枢兴奋作用，可改善头晕、嗜睡、困倦等清阳不升引起的症状。患者阳气虚衰，水饮内生，饮为阴邪，反之阻遏阳气，如此恶性循环。正所谓"离照当空，阴霾四散"，麻黄、附子、细辛三药相配，温补阳气，助阳化气，气化则水行，水肿渐消。

2. 乌梅丸　患者，男，55 岁，2016 年 5 月 12 日初诊。主诉：反复失眠半年，加重 1 个月。患者诉近半年睡眠较浅，似睡非睡约 3 小时，每于凌晨 2 点左右醒后再难入睡，曾多次于当地各医院寻求中西医药物治疗，效果不佳。刻下：患者精神欠佳，注意力分散，形寒肢冷，上肢时有麻木，左侧为甚，伴有烦躁，口苦，小便不黄，大便稀溏。舌质红，苔薄黄，脉沉弦，苔薄白，脉沉弦。证属肾阳亏虚于下，肝郁化火于上，上热下寒，心肾不交。治以清上温下、交通心肾为法。方用乌梅丸加减，处方：乌梅 10g，制附片 10g，细辛 3g，肉桂 3g，干姜 3g，黄连 6g，黄柏6g，党参 12g，当归 12g，生龙骨 30g，生牡蛎 30g，路路通 15g，生甘草 5g。上方 7 剂，每日 1 剂，早、晚 2 次水煎温服。2016 年 5 月 19 日二诊：患者药后烦躁大减，左侧肢麻好转，夜寐改善一般，给予原方加炒酸枣仁 30g，首乌藤 15g，续服 7 剂。2016 年 5 月 26 日三诊：患者睡眠较前深熟，醒后可再寐，精神状况大好。后按原方调理 1 个月余，夜寐安好，余症皆消。按："乌梅丸"首见于《伤寒论·辨厥阴病脉证并治》，长期以来被认为是虫证通用方、驱蛔杀虫之专方。柯韵伯在《伤寒来苏集·伤寒附翼》中指出："厥阴以乌梅丸为上。仲景此方，本为厥阴诸证之法，叔和编于吐蛔之下，令人不知有厥阴之主方，观其用药，与诸症符合，岂只吐蛔一症耶？"吴谦于《医宗金鉴》中更明确地指出"此方治上热下寒之主方"。笔者深受启发，临床运用乌梅丸加减化裁治疗厥阴证上热下寒型失眠，疗效显著。该患者每于凌晨 2 点左右早醒后再难入睡，符合"厥阴病，欲解时，从丑至卯上"的病机特点，临诊观其病例时发现，患者此前治疗失眠多服用酸枣仁汤、黄连阿胶汤等滋阴泻火类汤剂，但患者烦躁口苦的同时，伴有畏寒、肢冷，是典型上热下寒的表现，单纯滋阴、泻火，反而使阳气渐虚，病情愈重。运用乌梅丸加减化裁上清肝火，下温肾阳，以乌梅为君，"味酸，平，主下气，除热烦满，安心"（《神农本草经》），黄连、黄柏性味苦寒，附片、干姜性味辛热，寒热并用，上热明显者减少干姜、制附片用量，加黄芩增强泻火之力，下寒较甚者，佐以巴戟天、淫羊藿等温补肾阳之品。

3. **半夏秫米汤** 患者，女，68 岁，2017 年 5 月 3 日初诊。主诉：入寐困难两年余。患者诉初期口服"艾司唑仑"等药物辅助入睡，可安睡 4～5 小时，近两年来口服催眠药也无济于事，每晚仅睡 3 小时，醒后难寐。观其病例，患者此前曾先后服用"酸枣仁汤、温胆汤"加减化裁的中药汤剂，效果不佳。刻下：患者难以入寐，寐后易醒，寐时 2～3 小时，时有梦魇，易惊醒，神情倦怠，烦躁抑郁，盗汗，舌红苔中厚根黄腻，脉弦略数。辨证属营血虚耗、阴阳失交。治以调和阴阳、滋阴养血、潜镇安神之法。方用半夏秫米汤加减，处方：清半夏法半夏各 15g，北秫米 25g，焦栀子 10g，醋柴胡 15g，淡子芩 10g，夏枯草 15g，淡豆豉 10g，煅龙骨 30g，煅牡蛎 20g，麦冬 20g，百合 10g，炒白芍 15g，生甘草 5g。上方 7 剂，每日 1 剂，一天 2 次，晚饭及睡前 2 小时温服。2017 年 5 月 10 日二诊：患者药后烦躁好转，无不适，夜寐未见明显改善，宽慰患者，急性病应当机立断，慢性病当有方有守，原方改清半夏、法半夏各为 30g，续服 7 剂。2017 年 5 月 17 日三诊：患者心情明显舒畅，入睡较前容易，寐中偶有盗汗，嘱患者白天可适当运动或做一些体力劳动，有利于睡眠，原方去淡豆豉，加浮小麦 30g，五味子 10g，续服 14 剂，后患者精神大有改善，自觉夜寐明显好转，寐时可达 4～5 小时，盗汗不显。按："半夏秫米汤"原名"半夏汤"，最早出于《灵枢·邪客》，有"阴阳已通，其卧立至"之效。笔者认为学习经方，非浅闻寡见所能及，明理之后，临证之时，当重视古方新用。患者为老年女性，失眠日久，营血内耗，阴乏于内，阳盛于外，当治以泻阳滋阴、养血安神为法。方用半夏、秫米，取其滑腻之性，开窍夺关，疏通阴阳之道路，使阴阳调和。并重用半夏，取清半夏法半夏各 30g，效从吴鞠通"半夏一两降逆，二两安眠"之理论。此外，患者饱受失眠痛苦，多方治疗无效，内心焦虑烦躁，故在阴阳失交的基础上，合并肝郁气滞，郁而化火的表现，佐以柴胡龙骨牡蛎汤加减，取疏肝利胆、重镇安神之功，佐少量黄芩，取小柴胡汤和解少阳之意。对于肝阳偏亢兼有眩晕之失眠症，配伍夏枯草，"散结之中，兼有和阳养阴之功，失血后不寐者服之即寐"（《重庆堂随笔》）。与半夏合用，戏称之为二夏汤。原方最后加麦冬、百合以养阴生津，炒白芍柔肝养血，共达安神之效。

4.调气养神汤 患者，女，49 岁，2017 年 4 月 12 日初诊。主诉:失眠 3 个月余。患者诉半年来因工作繁忙，经常加班至深夜，且出差频繁，饮食休息不规律，未予以重视。3 个月前，自觉时失眠症状较前加重，伴有心悸，头晕间作，乏力，现为求进一步治疗，慕名前来。刻下：患者神志清，精神欠佳，形体丰腴，时感心悸，胸闷气短，乏力纳谷欠佳，脘腹胀满，大便稀溏不成形，夜寐不安，舌质淡红，苔薄白，脉弦细稍滑。心电图示：窦性心律；ST-T 改变；T 波低平。证属心肝血虚，心神失养，兼有气滞。治以益气补血、养心安神之法。方用调气养神汤加减，处方：龙眼肉 24g，炒酸枣仁 30g，柏子仁 15g，生龙骨 30g，生牡蛎 30g，生地黄 18g，天冬 12g，甘松 10g，炙远志 10g，石菖蒲 10g，仙鹤草 30g，生麦芽 10g，焦山楂 15g，六神曲 15g。上方 7 剂，每日 1 剂，一天 2 次，晚饭及睡前 2 小时温服。2017 年 4 月 19 日二诊：患者诉药后睡眠稍有好转，夜梦减少，心悸、乏力大减，精神状况较前改善，纳食渐佳。嘱患者改善生活习惯，顺应自然，配合中药效果显著，原方续服 7 剂，门诊随诊。2017 年 4 月 26 日三诊：患者诉睡眠明显改善，心悸不显，大便较前好转，已成形，近日食后偶有腹胀感。原方加佛手 10g，绿萼梅 6g，续服 14 剂，巩固疗效。按："调气养神汤"出自张锡纯所著《医学衷中参西录》。"治其人思虑过度，伤其神明，或更因思虑过度，暗生内热，其心脏之血消耗日甚，以致心火肝气上冲头部，扰乱神经，致神经失其所司，知觉错乱，以是为非，以非为是，而不致于癫狂过甚者"。本方多为张锡纯治疗精神错乱、癫狂不甚者而设，笔者认为熟读经典，知根知底，当能融会贯通，临床运用此方化裁治疗心肝血虚兼有肝郁型不寐症，方中以龙眼肉为君，其为心脾要药，色赤以入心经，滋养心血，兼能饱和心气，配合酸枣仁专病专药，敛心气，安心神；龙骨、牡蛎性善收敛，"心气耗散，肺气息贲，肝气浮跃，肾气滑脱，用之皆为捷效"，敛正气不敛邪气，两药相配以安魂魄；远志、石菖蒲取其开心窍、利痰涎之功用，以通神明；甘松芳香，甚开脾郁，少加药中，甚醒脾气；麦芽炒用消食，生则条达肝木、顺肝之性，加强理气之功；仙鹤草又名"脱力草"，调补气血、恢复体力。全方养心血、安心神、调肝疏肝，随证加减，以应无穷之变。

心得体会:突破常规剂量以收沉疴之效，中药之秘不告人者，即在药量，自古以来，药量均是方剂的重要组成部分，药量变化决定了药物君臣佐使、主治功用。同一药物因用量不同，出现不同的效果或产生新的功能，但临床需要其发挥特定疗效时，往往需要打破常规剂量，重剂起沉疴。例如对于顽固性失眠患者，一般用药只是杯水车薪，矢虽中的，而力不及彀，当增加剂量，以收奇效。李丽娟等以半夏泻心汤重用清半夏 40g 治疗失眠患者，发现其入睡容易，且睡眠时间及质量均明显好转。全小林运用酸枣仁 90～120g 治疗长期顽固性失眠，突破教科书 10～20g 常规剂量，以达速安心神、力挽沉疴之效。但是发挥药物的最大作用，并不是一味的盲目增加剂量，例如重用半夏有安眠之效，可过量的半夏有中毒的风险，可加重对肾脏的损害，因此值得深思的是在临床实践中须因人而异，以辨证论治为基础，重视药物配伍、药性制约，效从张景岳所云"治病用药，本贵精专，尤宜勇敢……但用一味为君，二三味为佐使，大剂进之，多多益善。夫用多之道何在？在乎必赖其力，而料无害者，即放胆用之"。

实践证明，坚持中医思维治疗失眠常可取得佳效。中医学对失眠的认识源远流长，"卫气不得入于阴，常留于阳，留于阳则阳气满，阳气满则阳跷盛，不得入于阴则阴气虚，故目不瞑矣"（《灵枢·大惑论》），从阳气不得入阴的角度提出阴阳失交发为不寐；"老者之气血衰，其肌肉枯，气道涩，五脏之气相搏，其营气衰少而卫气内伐，故昼不精，夜不瞑"（《灵枢·营卫生会》），从营卫化身匮乏的角度提出营卫不和发为不寐。"阴阳失交、营卫不和"的基本病机指导后世医家对不寐症的辨证论治。中医学的优势在于"整体观念"，其中"五脏一体观"认为五脏是一个整体，皆能藏神，相互影响。激烈的竞争压力引起情志郁结，导致肝失疏泄，化火上炎，扰动心神；嗜食肥甘、暴饮暴食的饮食习惯，酿生痰热，痰热上行扰乱心神，痰热内蕴，胃不和则卧不安。其次"形神一体论"，形为身体，心主神明，强调形体与心神的统一，顺四时，节阴阳，和于术数，节其饮食，常以起居，不妄劳作，自然形神两安。中医药治疗失眠重在调整脏腑气血阴阳、补虚泻实，从根本上调和阴阳，使机体达到"阴平阳秘"，恢复正常生理功能，使失眠得以痊愈，无成瘾性、依赖性等不良反应，安全可靠。

二、何华辨证论治失眠

何华教授多从脾胃论治失眠，故多以健运脾胃为则，以保和丸合经典方加减。

1. 肝郁化火证　平素抑郁、多思多虑，如小事生气、吵架等，导致肝气郁结，日久则化火生热，热扰心神，心神不宁。症见：不寐多梦，头晕、胀，口干苦，目赤耳鸣，不欲饮食，便秘尿赤，舌质红、苔黄厚或黄腻，脉弦数。治当理肝清火、镇心安神。何华教授多用丹栀逍遥丸合保和丸加减，方药组成：牡丹皮15g，栀子15g，炒黄芩10g，泽泻15g，柴胡10g，当归10g，赤芍10g，陈皮10g，竹茹12g，炒鸡内金20g，甘草6g。

2. 痰热内扰证　平素喜食肥甘厚腻，导致脾失健运，胃失和降，则生湿生痰，日久则聚痰生热，化火扰心，心神不宁。症见：心烦不寐，头重目眩，泛恶嗳气，舌苔腻，脉滑。治当清热化痰、和中安神。何师多用黄连温胆汤合保和丸加减，方药组成：黄连6g，炒枳实10g，竹茹12g，茯苓15g，陈皮10g，清半夏12g，炒鸡内金20g，炒莱菔子15g，甘草6g。

3. 心虚胆怯证　平素胆小怕事，易惊易恐，胆主决断，心胆气虚，神明失守。症见：

虚烦不寐，胆怯心悸，乏力，气短自汗，舌淡，脉弦细。治当补气健脾、镇惊安神。何师多用安神定志丸合保和丸加减，方药组成：党参15g，石菖蒲10g，制远志10g，茯苓15g，龙骨（先煎）30g，茯神15g，川芎10g，炒酸枣仁30g，陈皮10g，炒鸡内金20g，炒莱菔子10g，甘草6g。

4.心火炽盛证　偏食辛辣刺激之物，有火内生，心经火旺，热扰神明。症见：心烦不寐，口舌生疮，小便短赤，舌尖红，脉数有力。治当清心泻火、宁心安神。何师多用朱砂安神丸合保和丸加减，方药组成：朱砂6g，黄连6g，当归10g，生地黄15g，陈皮10g，竹茹12g，炒鸡内金20g，炒莱菔子15g，甘草6g。

5.心脾两虚证　平素脾胃虚弱，纳食少，营养不良，心主血脉，脾统血，两者皆虚，脉络气血化生不足，运行失司，导致神不守舍。症见：不易入睡，多梦易醒，神倦食少，头晕目眩，面色少华，舌淡，脉细弱。治当补益心脾、养血安神。何师多用归脾汤合保和丸加减，方药组成：党参10g，白术20g，黄芪15g，当归10g，茯神15g，制远志10g，炒酸枣仁30g，木香10g，茯苓15g，陈皮10g，炒鸡内金20g，炒莱菔子15g，甘草6g。

三、叶品良辨证论治失眠

叶品良教授认为，失眠多由情志不舒，肝郁气滞，少阳枢机不利所致。情志不舒，肝郁气滞，少阳枢机不利，气郁津凝，邪正相争，胆胃不和，扰动心神所致失眠，常伴有潮热汗出，烦躁，苔白或黄、微腻，脉弦等症。以和解法为治疗大法，务求少阳枢机通利，气津通调，以小柴胡汤合五苓散为基本方：柴胡15g，半夏15g，党参15g，炙甘草6g，黄芩10g，生姜6g，大枣6g，桂枝15g，茯苓15g，猪苓15g，泽泻15g，白术12g。实为从本论治，目的在于阴阳平和，升降并用，肝脾同调，使少阳枢机通利，气津和畅，则失眠等症自除，从而恢复机体健康，体现了中医学"同病异治"的思想。柴苓汤为小柴胡汤和五苓散的合方，其中，柴胡汤出自《伤寒论》，为和解少阳的主方，方中柴胡透泻少阳之邪，并疏泄气机之郁滞，使少阳半表之邪得以疏散；黄芩清泻少阳之热，与柴胡相配，一升清阳，一降浊阴；佐以半夏、生姜和胃降逆止呕；党参、大枣益气健脾。诸药寒热并用，和解少阳，实现表里同治，邪正兼顾，升降并调，气津兼治。五苓散也出自《伤寒论》，具有利水渗湿、温阳化气之功效。小柴胡汤和五苓散合方称为柴苓汤，方名首见于南宋杨士瀛《仁斋直指方论》，方剂组成则在元代危亦林《世医得效方》中有明确记载。二方合用时以柴胡、黄芩疏泄少阳胆热；党参、白术、半夏益气健脾；生姜、茯苓健脾利湿；白术、茯苓、桂枝通阳化气、利水渗湿；甘草调和诸药。二方同用和解太、少二阳，调和肝脾，化气利水布津，共达扶正祛邪之效。并嘱患者在服药期间饮食清淡，忌辛辣刺激、鱼虾海鲜等。典型病案：朱某，女，55岁。患者失眠，睡眠质量差，潮热汗出，烦躁，舌质淡红，苔白微腻，脉弦滑。方选柴苓汤合酸枣仁汤加减，方药组成：柴胡15g，黄芩15g，南沙参30g，生姜10g，大枣10g，炙甘草10g，猪苓15g，茯苓15g，陈皮15g，法夏15g，白术15g，泽泻15g，枳壳15g，桔梗15g，焦神曲10g，焦麦芽10g，焦山楂10g，桂枝15g，白芍15g，煅龙骨30g，煅牡蛎30g，炒酸枣仁15g，知母15g，川芎30g，合欢皮30g，远志10g，竹茹10g。水煎服，每天1剂，共4剂，服药后诸症好转。按：此案失眠系肝郁血虚，少阳枢机不利，胆热郁积，血虚不养心神引起，治当养血疏肝，和解少阳，疏泄郁热，宁心安神。方用柴苓汤为基础，加南沙参、酸枣仁、合欢皮、远志、大枣滋阴养血、宁心安神；桂枝、白芍调和营卫；合白术、泽泻通阳化气、疏泄郁热；龙骨、牡蛎镇静安神；枳壳、桔梗、竹茹、陈皮、法夏祛痰和胃。全方共奏养血疏肝利胆、通阳化气行水、化痰清热安神之效。

四、江顺奎教授对茯苓四逆汤有自己的独到见解

江顺奎教授是"云南省名中医""云岭名医"。其从医30余年，临床经验丰富，熟读经典，首推《伤寒论》，临床运用也是独辟蹊径，治疗不寐，方小而效宏。患者，男，45岁。2016年2月26日初诊。主诉：夜寐不安10余年。患者10余年来入睡困难，夜间易醒，醒后不易复眠。纳可，平素自感胃脘部胀闷不适，食后明显，偶有烦躁，畏寒，四末欠温，神疲乏力，小便可，大便溏，一日一行。舌淡胖，苔白，脉沉，双尺脉细弱。既往："胆囊息肉"病史。余无特殊。诊断：不寐（脾肾阳虚，心肾不交）。拟方茯苓四逆汤加减，处方（颗粒剂）：附子5g，干姜5g，茯苓15g，人参5g，黄芪15g，酸枣仁15g，柏子仁10g，丹参15g，龙骨15g，牡蛎15g，炙甘草5g，首乌藤10g。7剂，1剂/日，开水冲服。二诊：2016年3月4日，自诉入睡困难较前明显缓解，夜间醒后易于复眠，胃脘部胀闷感明显改善，精神可，二便调。舌红苔白，脉缓。证治同前，上方加减：附子6g，干姜10g，茯苓15g，人参5g，黄芪15g，酸枣仁15g，五味子5g，丹参15g，龙骨15g，牡蛎15g，炙甘草5g，首乌藤10g。7剂，1剂/日，开水冲服。三诊：2016年4月15日，1个月来，夜眠安，纳可，精神调，偶有便溏。上方继服3剂。后未见来诊。按语：茯苓四逆汤出自仲景《伤寒论》第69条：发汗，若下之，病仍不解，烦躁者，茯苓四逆汤主之。本条论述了汗下后阴阳两虚的证治。汗下之法本为祛邪而设，使用不当，则损伤人体正气，仲景创立本方，从此而来。发汗太过，外虚其阳气，攻下太过，或不当下而下，内耗其阴液，合而为患则至阴阳两伤，反增烦躁。"病仍不解"非指太阳表证。仲景之《伤寒论》论述简略，后世研读此书多用"以方测证"之法。茯苓四逆汤以四逆汤为底方，重用茯苓四两，再加人参一两。四逆汤由附子、干姜、甘草组成，为少阴阳虚寒化证之代表方，亦为回阳救逆之代表方，主少阴寒化证阴盛阳衰而至的四肢逆冷，故名四逆。且太阳与少阴相表里，故可知本条主为太阳误治，损伤阴阳之气，病传少阴而设。

不寐总病机为阳不入阴。导致这一结果的原因可以有很多。综合本例患者症状、舌脉等方面，可知其患病之根本原因在脾肾阳虚，心肾不交。故用茯苓四逆汤为主方，温肾固阳为本，重用茯苓伐水健运中焦顾护后天以滋养先天，稍佐人参以益气养阴，阴阳双补。外加龙骨、牡蛎潜敛阳气回归肾水，肾精得固则上济心火，心肾相交则心神得安而自眠安。以上诸药均在用于治本，再加酸枣仁、柏子仁、首乌藤宁心安神；黄芪、丹参益气活血治其标。诸药共用，标本同治，收效良好。

五、李世君教授辨证论治、循经取穴，针灸治疗失眠

李世君教授结合自身多年的临床实践经验，总结了针对失眠不同兼证的对穴，疗效显著，称之为"李氏对穴"，常用的有：①足三里、中脘，足三里为胃之下合穴，中脘为胃之募穴，两穴合用可调理脾胃，共资后天；②内关、膻中，气会膻中，内关为心包经之络穴，两穴合用可宽胸理气，助心安神；③丘墟、足临泣，丘墟为胆经原穴，足临泣为输穴，两穴合用可疏肝利胆；④间使、神门，间使为心包经经穴，神门为心经的原穴，两穴合用可宁心安神；⑤合谷、太冲，配伍称之为"开四关"，可使气血条达。李世君主任还将耳穴中的神门、心配伍为对穴。耳与经络脏腑有着密切的联系，如《灵枢·口问》所载："耳者，宗脉之所聚也。"《证治准绳》载："肾为耳窍之主，心为耳窍之客。"临床中对于失眠伴有严重抑郁症者，李世君主任以点刺舌放血的方法来治疗，部位以舌尖和舌边为主。中医学认为，舌为心之苗，舌尖主心，舌边主肝胆，点刺放血可宣散气血，起到疏肝理气、泻心火的作用。

典型病例举隅：李某，女，67岁，于2016年9月2日就诊。主诉：入睡困难1个月余。病史：1个月前因家庭琐事，发生口角，遂出现入睡困难，伴有心烦胸闷、易惊胆怯、胸胁胀痛、头胀痛情绪低落、喜叹息。在天津市某医院就诊，经颅脑CT、心电图检查均未见异常，给予口服艾司唑仑片1mg，1次/日，睡前服用，服药后入睡困难明显改善，但于服药4天后发生持续性入睡困难、纳呆。舌质红，苔薄白，脉弦细。中医诊断：不寐；西医诊断：失眠。治法：解郁安神，疏肝健脾。取穴：百会、四神聪、风池、内关、膻中、神门、间使、合谷、中脘、足三里、三阴交、太冲、丘墟、足临泣，用平补平泻法。治疗过程：针刺第1天，抑郁、焦虑情绪明显缓解，头痛明显减轻；针刺治疗1周后，入睡困难明显缓解，患者诉睡眠质量提高，神清气爽；针刺治疗2周后，诸症基本消失，巩固治疗1周，病情痊愈。嘱患者避风寒，慎起居，调畅情志，清淡饮食，劳逸结合。随访至今，未再复发。

参 考 文 献

姜敏．王琦教授辨体—辨病—辨证相结合学术思想与临床经验总结及治疗慢性失眠的临床研究[D]．北京：北京中医药大学，2011.

刘丽 . 李世君针刺治疗失眠经验总结 [J]. 亚太传统医药 , 2017(18): 109-110.

吕书奇 , 何华 . 中医对失眠的诊治 [J]. 中国中医药现代远程教育 , 2019(06): 92-94

唐蕾 , 韩旭 . 经方治疗不寐症验案举隅 [J]. 环球中医药 , 2019(01): 115-117.

谢庆 , 侯敏 , 张子玥 . 江顺奎应用茯苓四逆汤治疗不寐经验总结 [J]. 中医药导报 , 2018(13): 105-106.

杨捷 , 叶品良 , 曾萍 . 叶品良运用柴苓汤加减治疗失眠经验 [J]. 湖南中医杂志 , 2017(02): 29-30.

叶文怡 . 何若苹教授治疗不寐经验总结 [D]. 杭州 : 浙江中医药大学 , 2016.